W0352809

Larsen · Wolff · Hager-Forstenlechner

Medical Yoga

Die Autoren

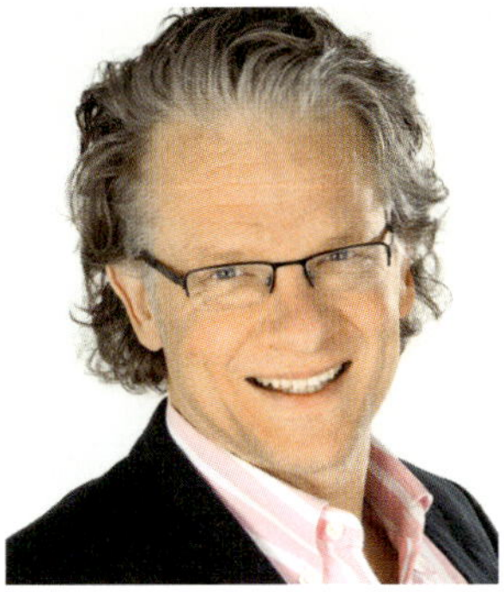

Dr. med. Christian Larsen ist ärztlicher Leiter des Spiraldynamik® Med Centers Zürich. Sein Ziel: Patienten weitest möglich von körperlichen Einschränkungen befreien und Kindern ihr natürliches Wissen um Körperkoordination wach halten. Bereits in seiner Jugend begann Christian Larsen Yoga zu praktizieren, 1975 führte ihn eine mehrmonatige Yoga-Studienreise erstmals nach Indien. Seither ist er über zehnmal nach Indien zurückgekehrt. Viele Jahre war er als Dozent für die Schweizerische Yoga Gesellschaft SYG, heute Yoga Schweiz Suisse Svizzera, und für den Berufsverband Deutscher Yogalehrer, BDY, tätig – zum Thema „Anatomie und Präzision im Hatha Yoga“.

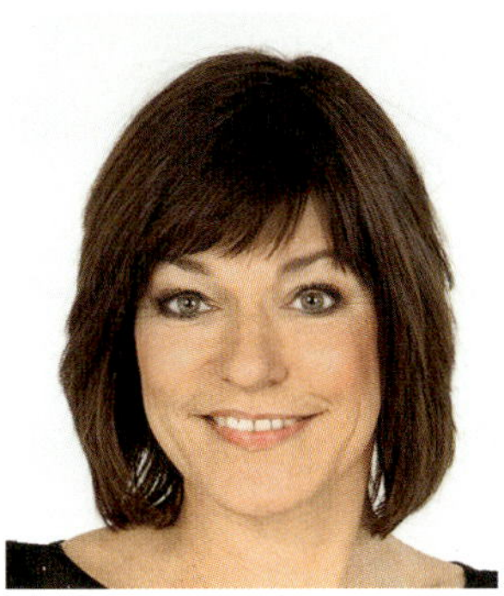

Christiane Wolff ist Yogalehrerin (BDY/EYU). Sie ist eine der ersten zertifizierten TriYoga®-Lehrerinnen in Europa, staatlich geprüfte Sport- & Gymnastiklehrerin und Pilates-Instruktorin. Sie ist national und international tätig in Präventionsprogrammen, im Rahmen von Fortbildungsveranstaltungen und Yoga-Reisen. Darüber hinaus bildet sie Yoga- und Pilatestrainer/innen aus und ist bekannt durch zahlreiche Buch- und DVD-Veröffentlichungen. Ihre Liebe zum fachlichen Detail sowie eine Vernetzung unterschiedlicher Sichtweisen und Philosophien sind ihr ein besonderes Anliegen. www.christiane-wolff.de

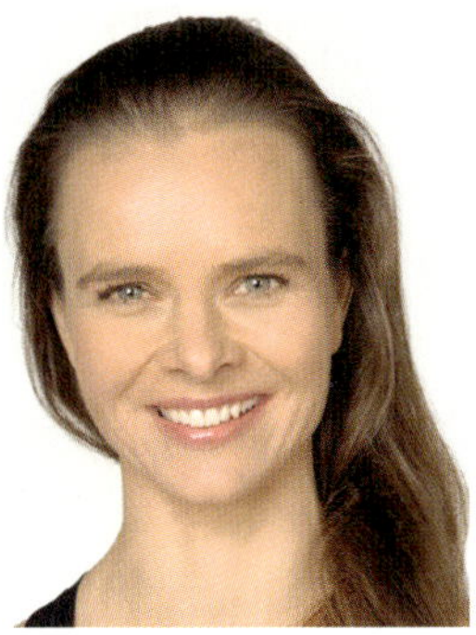

Eva Hager-Forstenlechner ist Yogalehrerin, Tänzerin, Juristin und Expertin der Spiraldynamik®, spezialisiert auf die Verbindung von Spiraldynamik® und Yoga. Neben ihrer internationalen Unterrichts- und Ausbildungstätigkeit leitet sie gemeinsam mit ihrem Mann Ekkehard ein Spiraldynamik® Zentrum für Yoga und Bodymind in Salzburg/Österreich. Die beiden leben in inspirierender Patchwork-Familie mit 3 erwachsenen Kindern. www.spiraldynamik-yoga.at

Dr. med. Christian Larsen · Christiane Wolff
Eva Hager-Forstenlechner

Medical Yoga

Anatomisch richtig üben

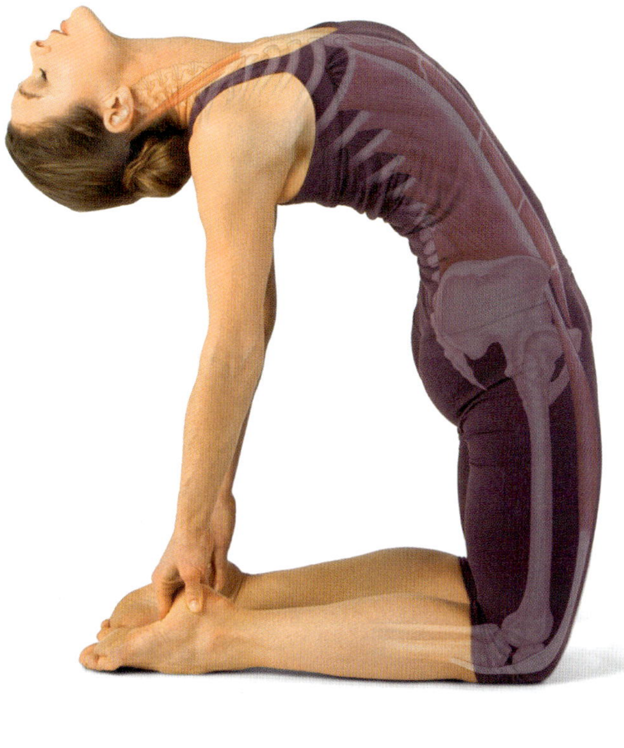

TRIAS

YOGA-SEQUENZEN

Das Yoga-Flow-Erlebnis: aufeinander abgestimmte Asanas verknüpfen sich zu einem harmonischen und fließenden Bewegungsablauf. Das ist Meditation in Bewegung. Jede der sieben Übungsfolgen unterstützt eine bestimmte Körperregion – wählen Sie die für sich passende aus.

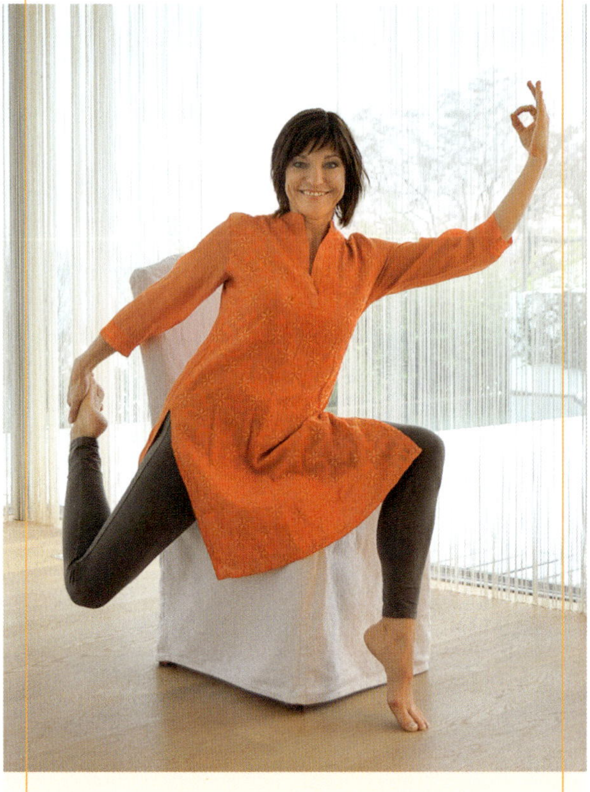

Medical Yoga – der gesunde Weg

Im Medical Yoga verbindet sich das jahrtausendealte Yoga-Wissen mit den modernen Erkenntnissen der Spiraldynamik. Auf der Grundlage von Evolutionsforschung, Anatomie und moderner Medizin entsteht so eine Anleitung für anatomisch richtige Bewegungsabläufe. Entdecken Sie die Gesetze der Natur, die archaischen Bewegungsprogramme, die im Körper jedes Menschen von Geburt an angelegt sind, und wenden Sie sie auf die klassischen Körperübungen des Hatha-Yogas an. So wird der Körper zum Übungsfeld und die Bewegung zu einem heilenden Weg zu sich selbst. Sie gewinnen innere Stabilität und Balance, entwickeln Kraft und bleiben beweglich bis ins hohe Alter.

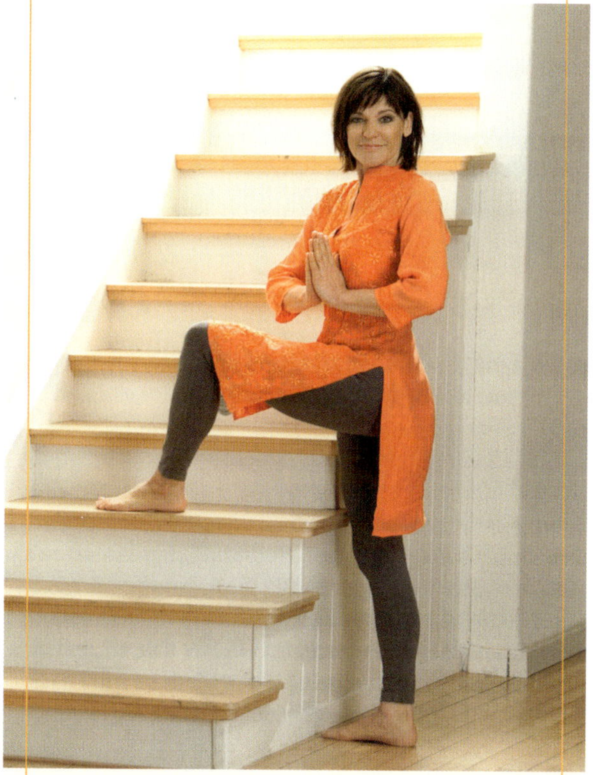

Krähe, Hund & Co. – die Asanas

Lernen Sie Schritt für Schritt die wichtigsten Asanas und ihre Variationen kennen. Mit präziser Ausrichtung und Konzentration auf die Details erleben Sie den eigenen Körper, seine Grenzen und Schwächen, aber auch seine Stärken. Dabei zeigt jede Asana spezifische Wirkungen auf den Bewegungsapparat und die inneren Organe. 3D-Grafiken zeigen Ihnen, welche Körperstrukturen bei der jeweiligen Asana besonders gefordert sind. Mit diesem Wissen ausgestattet, finden Sie auch bei vorhandenen Beschwerden die passenden Übungen. Leichte Abwandlungen machen die Asanas alltagstauglich: So wird die Bushaltestelle, die Küche und sogar das Büro zum Übungsraum.

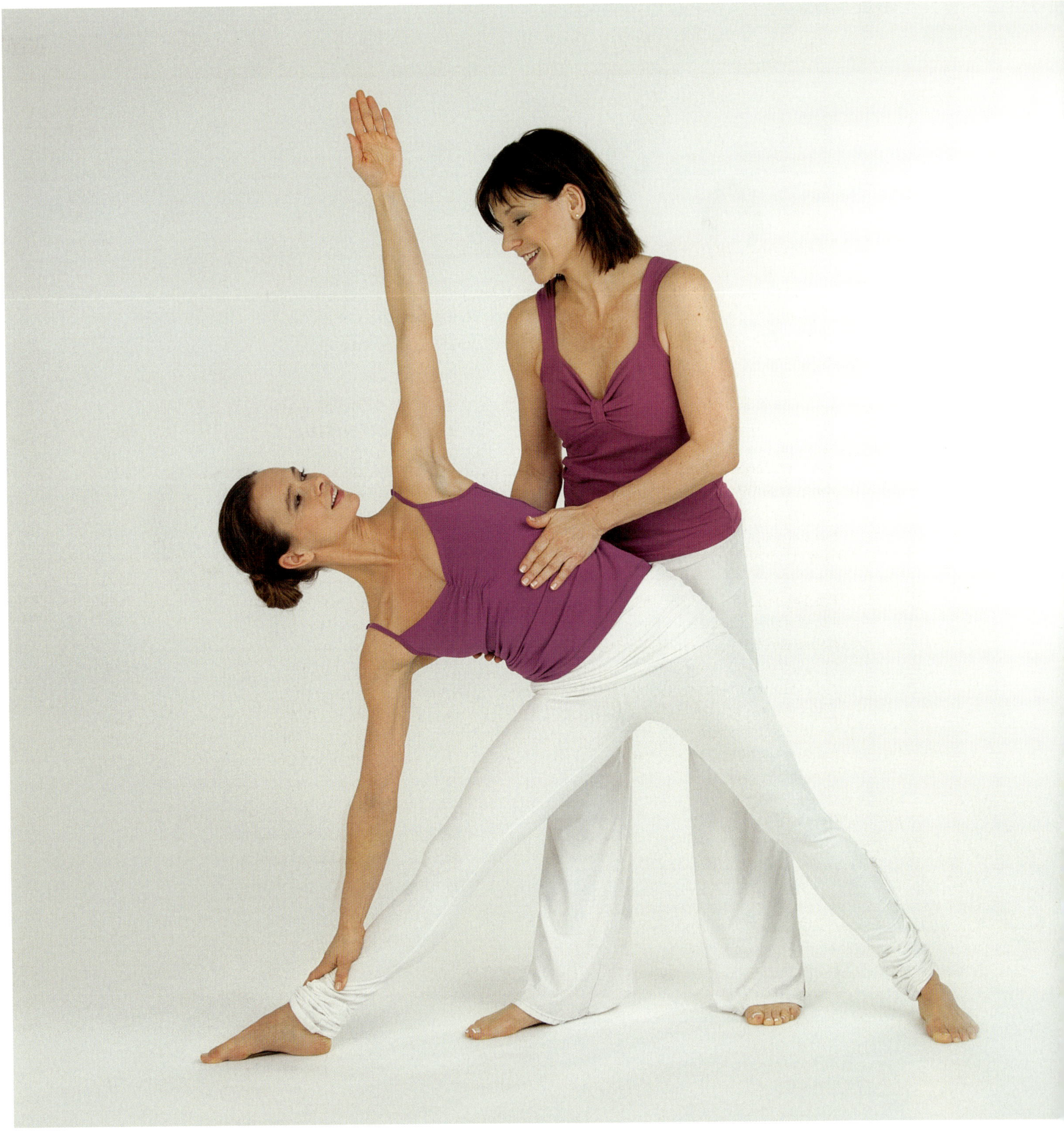

Vorwort

Medical Yoga hat eine besondere Vorgeschichte, bei der sich mehrere persönliche Lebensstränge ineinander verweben: Mit 15 Jahren begann ich, regelmäßig Yoga zu praktizieren. Mit 18 Jahren fuhr ich auf dem Landweg quer durch Persien und Afghanistan bis nach Indien, um mich dort in den Vorgebirgen des Himalajas den Quellen des Yoga anzunähern. Das war 1975, eine Studienreise der Ashtanga Yoga Akademie mit Peter Oswald.

Ein zweiter Strang war das Medizinstudium. Ein dritter die Mitentwicklung der Spiraldynamik® als ein anatomisch-funktionelles Bewegungs- und Therapiekonzept, basierend auf den Spiralprinzipien der Natur. Die modernen Formen des traditionellen Yoga und die junge Bewegungswissenschaft Spiraldynamik® verschmolzen zu einem transkulturellen Crossover intelligenter Bewegung und fanden in europäischen Yogakreisen Beachtung und Verbreitung – beispielsweise durch den BDY, den Berufsverband Deutscher Yogalehrer, oder die Yoga Schweiz Suisse Svizzera (ehemals SYG).

Die Begegnung und langjährige Zusammenarbeit mit Eva Hager und Christiane Wolff – zwei hochkompetente Yogalehrerinnen mit außerordentlichem Tiefgang – haben das Fundament für das Buch gelegt. Die Praxis von Medical Yoga weckt unseren ursprünglichen Sinn für anatomisch richtige Stellungen und einen natürlichen Bewegungsrhythmus. Fokussiert auf den eigenen Körper – unser erstes Instrument – lernen und entfalten wir Balance und Resonanz. Sie erleben verfeinerte Wahrnehmung, Kraft ohne Anstrengung, Beweglichkeit zielgenau, wo sie benötigt wird, Wohlbefinden und innere Achtsamkeit. Ich wünsche Ihnen viel Erfolg und Gesundheit mit Medical Yoga.

Namaste

Dr. med. Christian Larsen

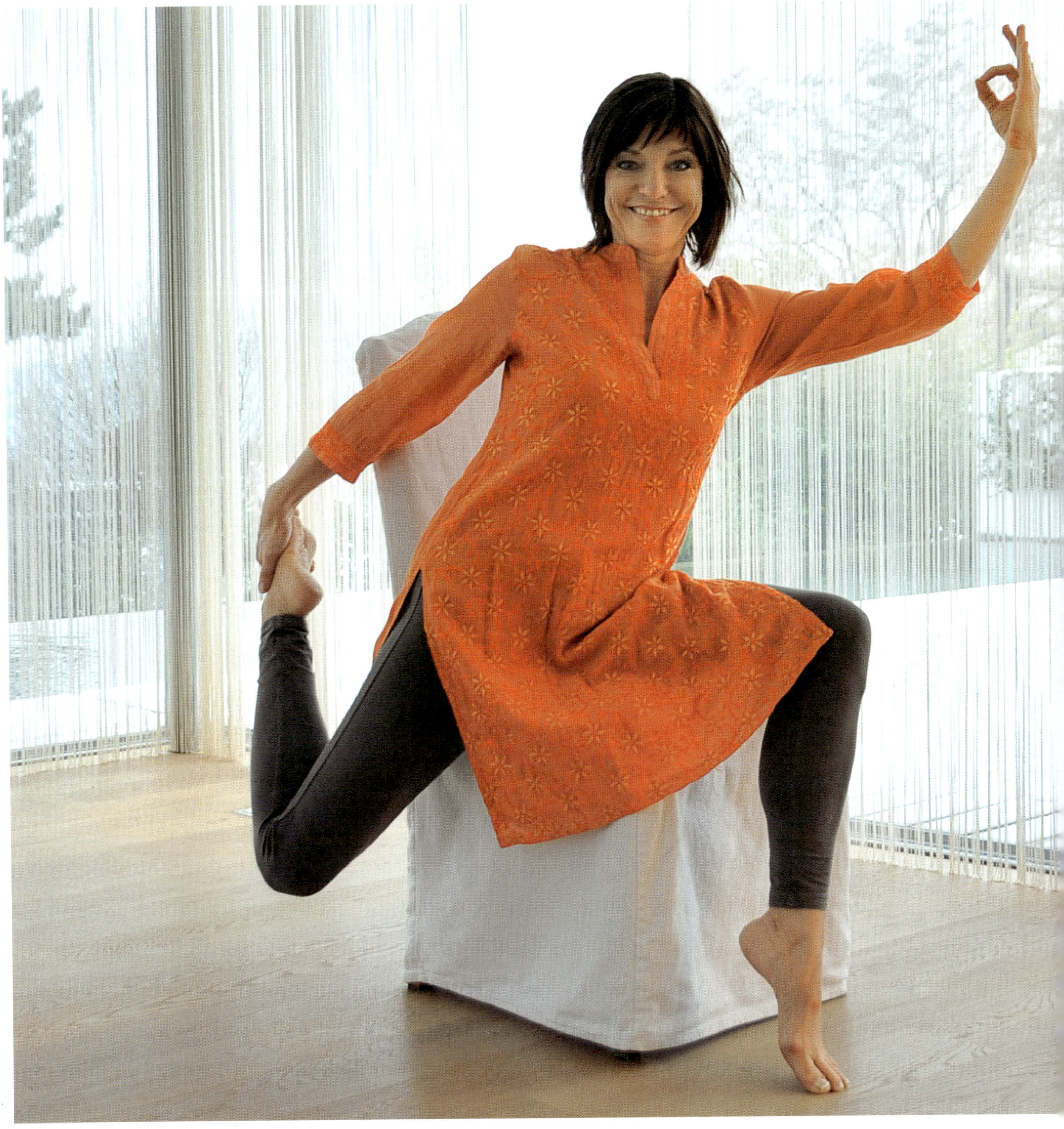

Medical Yoga

Zur Ruhe kommen, Energie tanken, körperliche Beschwerden lindern und verhindern – all das bietet Medical Yoga. Hier verbinden sich das jahrtausendealte Wissen der Yogis mit den Erkenntnissen aus der Evolutionsforschung, der Anatomie und der modernen Medizin. Das Ergebnis: eine alltagstaugliche Gebrauchsanweisung für den Körper.

Spiraldynamik und Yoga – ein Traumpaar

Kraft, Beweglichkeit und Ausdauer, Dynamik und Ruhe, Spannung und Entspannung, Atmung und Achtsamkeit, Herausforderung und Routine – all das umfasst Yoga, eines der ältesten und intelligentesten „Fitness-Systeme“ der Welt. Damit ist es heute so aktuell wie zu seiner Entstehung vor mehr als 3000 Jahren.

Bis vor 100 Jahren gingen in unseren Breiten nahezu 100% der Bevölkerung einer beruflichen Tätigkeit nach, die mit Bewegung verbunden war – Bauer, Handwerker, Kutscher, Briefträger. Heute arbeiten über 80% der Menschen in sitzender Position und verbringen einen Großteil ihres Lebens sitzend vor dem Bildschirm im Büro, zu Hause vor dem Fernseher oder unterwegs im Auto. Die Herausforderung für den Körper ist enorm: Statische Haltearbeit stresst die Muskulatur viel mehr als dynamisch-rhythmische Bewegungsarbeit. Verspannungen und Schmerzen sind programmiert. Dabei bestätigen die moderne Neurowissenschaft und die Psychologie den Wert von Bewegung und Achtsamkeit auf ganzer Linie. Bewegung ist essenziell für die Gesundheit – das Risiko von Herz-Kreislauf-Krankheiten, Diabetes, Übergewicht und Krebs lässt sich direkt mit regelmäßiger körperlicher Aktivität verringern. Bewegung ist essenziell für die normale Entwicklung des Kindes, für das Lernen in allen Altersstufen und für den Erhalt der Selbstständigkeit im Alter. Achtsamkeit ist eine viel zu selten genutzte Wunderwaffe gegen Stress, fördert die Persönlichkeitsentwicklung und öffnet das Tor zu Menschlichkeit und spiritueller Entwicklung. Genau hier setzt Yoga an: bei Achtsamkeit in Bewegung.

Medical Yoga – Anleitung für den Körper

Medical Yoga verbindet das jahrtausendealte Wissen der Yogis mit den Erkenntnissen der modernen Medizin. Wie wirkt eine bestimmte Asana, welche anatomischen Strukturen spricht sie konkret an? Jeder Yoga-Praktizierende beginnt den Yoga-Weg mit seinen eigenen individuellen Voraussetzungen – viele wollen raus aus der Gedankenspirale, abschalten, zu sich kommen, andere schmerzt oft der Rücken, das viele Sitzen am Schreibtisch verspannt den Nacken oder es liegt sogar eine handfeste Krankheit am Bewegungsapparat vor. Dann stellt sich die Frage: Aus der Vielzahl der existierenden Yoga-Übungen – welche wähle ich aus? Und wie verändert sie meinen Körper? Was kombiniere ich, damit ich „mein Thema“, also z. B. Knieschmerzen oder verspannte Schultern, bearbeiten kann? Medical Yoga gibt darauf Antworten.

Aber Yoga ist ein ganzheitlicher Weg, der Schwerpunkt liegt auf der Praxis, dem Erleben. Daher bietet das medizinische Basiswissen nur den theoretischen Hintergrund für die eigene Yoga-Praxis. Es soll den Blick öffnen für neue spannende Körpererfahrungen – auch jenseits der gerade aktuellen Themen und Beschwerden.

Im Medical Yoga geht es darum, die Gesetze der Natur im eigenen Körper nachzuvollziehen und zu erleben. Wer die Prinzipien natürlicher Bewegungsabläufe kennt, bewegt sich mit der Anatomie – und nicht gegen sie. Ein Blick auf die Evolution erweitert das Wissen um die natürlichen Bewegungsabläufe und zeigt: Intelligente, also anatomisch richtige Bewegung ist uns in die Wiege gelegt – wir haben sie nur verlernt. Ein Gespür für diese archaischen Bewegungsprogramme zu entwickeln ist das Ziel. Nur so wird es Ihnen gelingen, die Essenz der Yoga-Übungen zu erfahren. Ohne Blick fürs

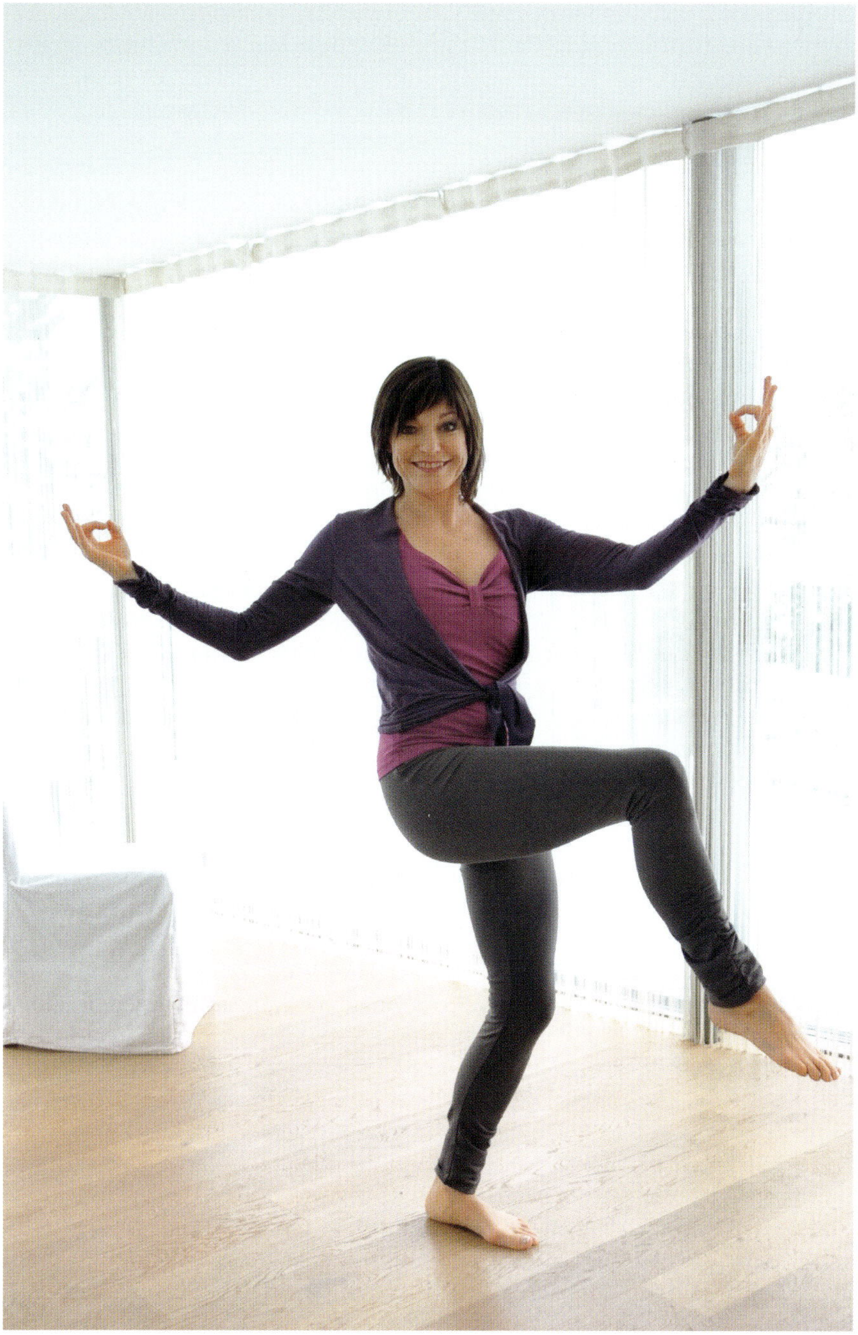

Ganze bleiben Sie an den technischen Details der Bewegungsausführung kleben. Kurzum: Medical Yoga liefert Ihnen *eine* Anleitung für den Körper – und nicht tausend Anleitungen für noch mehr Übungen. Medical Yoga zeigt Ihnen das Prinzip, wie Sie anatomisch richtig in die Yoga-Haltung kommen oder wie Sie sich natürlich in den Yoga-Flows bewegen. Dazu nutzt Medical Yoga die Erkenntnisse der Spiraldynamik.

Spiraldynamik – eine intelligente Bewegungslehre

Die Spirale – auch Helix genannt – ist ein Grundbaustein des Universums: Spiralgalaxien, Wirbelwind und Wolkenwirbel, Wasserstrudel und Pflanzenwachstum, Muscheln und Geweihe – Spiralen wohin das Auge schaut. Auch in der menschlichen Anatomie ist die Spirale das Grundprinzip: Muskelfasern, Bindegewebe, Haut – alles besteht aus einfachen oder komplexen Spiralstrukturen. Die Forschergruppe der Spiraldynamik – ein Team von Ärzten, Therapeuten, Bewegungsforschern und Yogalehrern – hat sich in den letzten 20 Jahren intensiv mit der Frage nach dem Bauplan des Menschen beschäftigt: Wie hat die Evolution den menschlichen Körper konzipiert? Und wie hat sich das Spiralprinzip in den verschiedenen Gelenken und Muskeln manifestiert? Dieses Wissen lässt sich in der Yoga-

◀ Medical Yoga verbindet jahrtausendealtes Wissen mit Spiraldynamik.

Praxis nutzen: als anatomische Gebrauchsanweisung für präzise Haltung und Bewegungsausführung.

Beispiel Standfestigkeit: Damit der Fuß beim Stehen nicht nach außen kippt, müssen Sie die Großzehe gut am Boden verankern. Hierfür ist ein ganz bestimmter Muskel zuständig, der lange Wadenbeinmuskel: Er zieht spiralig um die Sprunggelenkaußenseite über die Fußsohle zur Großzehe – so entsteht das gesunde Fußlängsgewölbe. Die Spirale setzt sich nach oben hin fort: Indem Sie in der Tiefe der Gesäßmuskulatur den Hüftaußenroller aktivieren, dreht der Oberschenkel tendenziell nach außen, während der Unterschenkel nach innen rotiert. Spiralprinzip pur!

In der Evolution haben sich bestimmte Lebens-, Bewegungs- und Strukturprinzipien durchgesetzt. Dabei hat es die Natur meisterhaft vollbracht, Fortbewegungsmuster und Körperbau in Übereinstimmung zu bringen. Fische beispielsweise bewegen ihre Wirbelsäule nach rechts und links und erzeugen so mithilfe ihrer Schwanzflosse den nötigen Vorwärtsschub. Pferde beugen und strecken ihren Rücken, wenn sie galoppieren. Menschenaffen trotten im Passgang, und wir Menschen tragen die bahnbrechende Innovation einer dreidimensionalen spiraligen Drehfähigkeit in unserer Wirbelsäule. Ein weiterer Clou: Durch den aufrechten Gang haben wir die Hände frei und können Sie gewinnbringend einsetzen. All das spiegelt sich in den Asanas wider: Beugung und Streckung, Seitneigung, Drehung und Stützhaltungen. Diese anatomische Ordnung – Spiralprinzip, Evolution und Fortbewegung – stellt eine verbindliche Grundlage menschlicher Bewegung dar. Es ist genau wie in der Musik: Das Instrument muss gestimmt sein, bevor Sie darauf spielen. Wenn Sie Hatha-Yoga praktizieren, spielen Sie persönliche Bewegungs- und Übungsmelodien auf dem Instrument Ihres Körpers. Die Gesetze, nach denen Sie das Instrument stimmen, sind so alt wie der aufrechte Gang. Es gilt, sie wiederzuentdecken.

Dem Neugeborenen abgeschaut

Das Französische hat einen treffenden Ausdruck: „marche archaique“ – was so viel bedeutet wie „archaisches Schreiten“. Gemeint ist das Reflexschreiten der Neugeborenen: Nimmt der Kinderarzt ein Neugeborenes in beide Hände und stellt es aufrecht auf seine Beinchen, marschiert der kleine Erdenbürger automatisch los. Dieses genetisch vererbte Bewegungsprogramm ist tief im Innern des Gehirns, im Hirnstamm, abgespeichert. Säuglinge sind sozusagen die geborenen Experten, an ihrem Beispiel können wir beobachten, wie die Evolution über Jahrmillionen hinweg den optimalen Bewegungsablauf erprobt und in unserem Erbgut abgespeichert hat.

Wenn das Neugeborene „losmarschiert“, zeigen die Zehen nach unten, zum Boden, während die meisten Erwachsen die Zehen beim Gehen aus unerfindlichen Gründen permanent nach oben in den Himmel strecken und sich dann wundern, warum die Schuhe ausbeulen und die Zehen Krallenform annehmen. Neugeborene bewegen sich „nach Programm“: Sie nutzen den Abstoßimpuls im Vorfuß, verschrauben ihre Füße spiralig spannen die Wirbelsäule in die Länge

WISSEN

Yoga:

- Definition: ganzheitliches geistig-körperliches Übungsprogramm aus Indien
- Begriff: „Yoga“ ist Sanskrit und bedeutet „Vereinigung“ oder „Integration“
- Ziel: Yoga verbessert die körperliche und mentale Leistungsfähigkeit und bietet Zugang zu den spirituellen Dimensionen des Lebens

Spiraldynamik:

- Definition: modernes, ganzheitliches anatomisch-funktionelles Bewegungs- und Therapiekonzept
- Begriff: „Spiraldynamik“ setzt sich zusammen aus Spirale (Spiralprinzip in der Natur) und Dynamik (Wissenschaft von der Bewegung)
- Ziel: Spiraldynamik ist ein Konzept für anatomisch richtige Bewegung, eine Art Gebrauchsanweisung von Kopf bis Fuß – im Alltag wie im Yoga

und ziehen die Schultern in die Breite, greifen mit der ganzen Hand statt nur mit den Fingern usw. Im Medical Yoga geht es darum, an diese archaische Bewegungsintelligenz der Natur anzudocken, damit die Bewegungen mit den anatomischen Strukturen, also Gelenken, Bändern, Muskeln, übereinstimmen. Das ist wie bei einem Computer: Hardware und Software müssen zueinander passen, sonst läuft das System nicht fehlerfrei.

Des Glückes Schmied

Glück und Gesundheit sind das erklärte Ziel der meisten Menschen – heute mehr denn je. Glück und Gesundheit sind aufs Engste miteinander verwoben und doch zwei verschiedene Dinge. Aber sie haben etwas gemeinsam: Beide hängen von uns ab, von unserer Einstellung und unserem Verhalten. „Der Mensch ist seines Glückes eigener Schmied" – was für ein tolles Bild! Das Glück als glühendes Eisen, das ein Leben lang durch unsere Gedanken, Worte und Taten „geschmiedet" wird. Und genau so verhält es sich mit der Gesundheit: Einstellung und Verhalten sind entscheidend! Früher lokalisierte die Wissenschaft Gesundheit vor allem in den Genen. Heute wissen wir: Die Gene setzen Rahmenbedingungen für Tendenzen und Risiken. Entscheidend aber ist, was der Mensch daraus macht. In der Tradition des Yoga suchte der Schüler seinen Meister. Sie verbrachten viel Zeit miteinander, der Schüler lernte unter den wachsamen Augen und der kundigen Führung seines Meisters. Dieses enge Meister-Schüler-Verhältnis war entscheidend, um „blinde Flecken" im Bewusstsein aufzudecken und um Hindernisse in der Entwicklung des Schülers zu meistern. Heute ist die Welt des Yoga eine völlig andere. Begegnungen zwischen Lehrer und Schüler sind punktuell: Meist dauert der Kontakt nur 90 Minuten pro Woche. Wer täglich Yoga praktizieren will, ist daher weitgehend auf sich selbst gestellt.

Da Sie Ihre „blinden Flecken" – und jeder Mensch hat Hunderte wenn nicht Tausende davon – definitionsgemäß nicht selbst erkennen können, kommt den Naturprinzipien der Bewegung der Stellenwert eines objektiven Spiegels zu. Ein Beispiel: Wer in Rückenlage entspannt auf dem Boden liegt, erhält durch die ebene Fläche unter der Wirbelsäule ein ehrliches und hochkarätiges Feedback: Ist die Wirbelsäule voll beweglich, kann sie sich entspannt dem Boden anschmiegen. Ist sie hingegen steif und bucklig wie ein Wellblech, wird sie mit Becken-, Brust- und Kopfbereich den Boden berühren, während Hohlkreuz und Hohlnacken über weite Strecken in der Luft schweben. So gesehen wird der Boden zum Prüfstein für die Aufrichtefähigkeit einer Wirbelsäule.

Für Bewegungen im Medical Yoga gilt: In sämtlichen Übungsbeschreibungen finden Sie die Gesetzte der Spiraldynamik wieder, und indem Sie die Übungen einstudieren, lernen und praktizieren Sie die Prinzipien dieser Bewegungslehre. Sie werden zum Profi für intelligente Bewegung und können Ihr Körperwissen immer wieder abrufen – ob daheim und allein oder unter Anleitung eines Lehrers.

WISSEN

Schicksal oder Chance?

Die anerkannte Faustregel lautet heute: Ein Drittel entscheiden die Gene, zwei Drittel das Verhalten. In vielen Fällen triumphiert der Lifestyle um einen Faktor Hundert oder Tausend über die Gene: Ein Raucher etwa multipliziert sein Lungenkrebsrisiko um den Faktor Tausend! Auch bei Muskelverspannungen, Arthrose und vielen anderen Beschwerden des Bewegungssystems hält sich die Macht der Gene in Grenzen. Verhalten und Lifestyle setzen der Gesundheit und vielleicht auch dem Glück ihren prägenden Stempel auf. Wenn Sie Ihres Glückes Schmid werden und etwas für Ihre Gesundheit tun wollen, zeigt Medical Yoga Ihnen, wie Sie möglichst lange schmerzfrei und beweglich bleiben – ein Leben lang – und so vielleicht auch ein Stück Lebensglück finden.

Yoga – der heilende Weg zu sich selbst

Yoga ist eine der ältesten Lehren vom Leben. Ursprünglich war Yoga ein rein spiritueller Weg, erst im Laufe der Jahrhunderte entstanden die heute verbreiteten körperbetonten Übungsformen. Dabei haben die vielen Methoden und Techniken, die mittlerweile existieren, alle eines gemeinsam: Sie wirken harmonisierend und ganzheitlich heilend auf den Menschen.

Felsmalereien und Funde von Figuren lassen darauf schließen, dass der Übungsweg des Yoga mehr als 3500 Jahre alt ist. Erste schriftliche Hinweise findet man in den philosophischen Schriften des Hinduismus, den Upanishaden, die bereits 700 v. Chr. entstanden. Die wichtigsten Quellen des heute noch praktizierten Yoga sind die Sutren des indischen Gelehrten Patanjali, der vermutlich im zweiten Jahrhundert v. Chr. lebte. Ziel der Körper- und Atemübungen sowie der mentalen Techniken ist ein friedvoller und gesunder Umgang mit dem eigenen Körper. Zugleich unterstützt Yoga den Umgang mit inneren Konflikten im Denken und Fühlen – und hilft dabei, sie zu lösen. Yoga soll dem Menschen mentalen Halt geben. Und die Themen, welche die Autoren bereits vor 3500 Jahren beschäftigten, sind heute hochaktuell.

Denn: Yoga zeigt konkrete Wege auf, Stress auslösende Muster aufzudecken, um sich selbst näherzukommen und dabei eine innere Widerstandsfähigkeit zu entwickeln, den Herausforderungen des Lebens gelassener begegnen zu können. Ein breites Spektrum von Übungen führt zu dieser Veränderung. Dazu gehört es, das Leben, die Menschen und die eigenen Verhaltensmuster und Gefühle ruhiger zu betrachten und vorurteilsfrei anzunehmen. Situativ gilt es, Abstand zu halten, um sich nicht zu verstricken. Yoga hilft zu sensibilisieren, die Perspektive zu verändern und aus der Reflexion heraus Visionen und Ziele neu zu entwickeln. Wer die yogischen Leitlinien nachhaltig umsetzt, wird das Auf und Ab des Lebens bewusst meistern und seine eigenen Ziele erreichen. Yoga schenkt ein friedvolles, sinnerfülltes Leben.

Hatha-Yoga – der Körper als Übungsfeld

Der Begriff „Yoga" leitet sich von dem Sanskritwort *yuj* – Anschirren der Zugtiere an das Joch – ab. Im übertragenen Sinn wird damit das Grundprinzip des Yogas benannt: die allumfassende Integration von Körper, Geist und Atem. Zunächst will Yoga als Übungsweg die drei Ebenen erfahrbar machen. Von der grobstofflichen, körperlichen Ebene baut der Atem die Brücke zur feinstofflichen, geistig-seelischen Ebene. Wenn Sie achtsam mit Ihrem Körper arbeiten, können Sie Atem- und mentale Muster verändern. „Yoga ist jener innere Zustand, in dem die seelisch-geistigen Vorgänge zur Ruhe kommen", so lehren es die Schriften von Patanjali.

Tipp

Der ständig bewegte und zerstreute Geist soll zentriert, beruhigt und klar werden. Körperübungen sind dabei ein Werkzeug oder ein Hilfsmittel, um sich selbst neu zu erfahren.

Die körperliche Ebene ist ohne Frage unsere dichteste und präsenteste. Eine regelmäßige Yoga-Praxis in Form von präzisen Körperhaltungen verbessert Kraft, Dehnung und Beweglichkeit. Wird dieses älteste Fitnesstraining mit dem modernen anatomischen Wissen verbunden, dient die präzise Ausrichtung und die Konzentration auf die

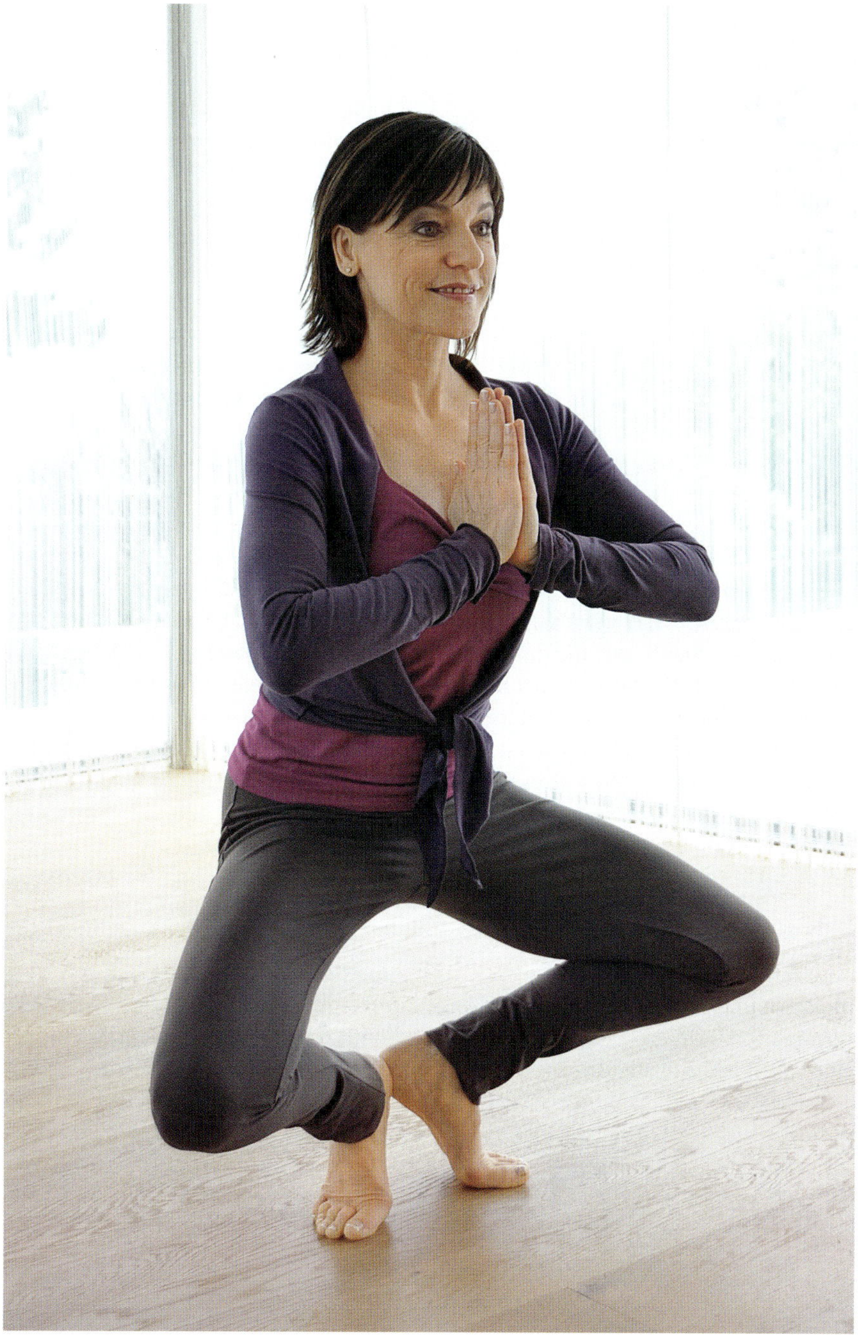

Details dazu, den eigenen Körper genauestens kennenzulernen. Achtsamkeit ist der Schlüssel zur Veränderung.

Die bei uns am häufigsten praktizierte und wohl bekannteste Form des Yoga ist der Hatha-Yoga. Er umfasst Körperübungen (Asanas), Atemtechniken und Methoden zur Tiefenentspannung. Der Begriff *Hatha* bedeutet intensives Bemühen, Kraft und Hartnäckigkeit. Anstrengung ist nötig, um das hohe Ziel des Yoga, die Vereinigung von Körper, Geist und Atem, zu erreichen. Das Wort *Hatha* setzt sich aus den beiden Sanskritwörtern *ha* für Sonne und *tha* für Mond zusammen. Sonne und Mond stehen symbolisch für zwei entgegengesetzte Energien, die jedem Menschen eigen sind. Die Sonne symbolisiert die männlichen, aktiven, nach außen gerichteten Qualitäten, das rationale Bewusstsein und den Körper. Der Mond steht für das weibliche, intuitive, empfangende und klärende Prinzip, für den Bereich der Träume, Emotionen und den Geist. Das Bewusstsein, beide Qualitäten zu besitzen und beide angemessen leben zu können, wirkt harmonisierend und schenkt Selbstvertrauen.

Das gewünschte Gleichgewicht von Körper, Geist und Atem erreicht Yoga durch die Harmonisierung der *guṇas*, der drei Qualitäten des Seins: von *rajas*, dem Bewegten und Dynamischen, *tamas*, dem Ruhenden und Stabilen

◀ Yoga führt zu einem bewussten Umgang mit Körper, Gedanken und Emotionen.

und drittens der Qualität des Lichten, Klaren und Reinen – *sattva*. Neben der Harmonisierung von tamas und *rajas* gilt es, das *sattva* gezielt zu kultivieren. Laut yogischem Grundverständnis ist der Mensch von diesen drei „Qualitätsfäden", den *gunas*, durchzogen. Die Zusammensetzung ist jedoch unterschiedlich. Herrscht z. B. ein Übermaß von *tamas* auf körperlicher Ebene vor, sind die Muskeln träge, fühlen sich schwer und unelastisch an. Auf mentaler Eben zeigt sich dieses Übergewicht in festgefahrenen und eher dunklen Gedanken, z. B. auch in allen Ausreden, warum diese oder jene Asana gar nicht gesund für meinen Körper sein kann oder warum ich keine Zeit finde zur regelmäßigen Yoga-Praxis. Ein von *rajas* dominierter Körper ist eher hypermobil, und es fehlt das nötige Durchhaltevermögen für kraftvolle Asanas. Der Atem ist schnell, unregelmäßig und oberflächlich. Auf mentaler Ebene fällt es schwer, die Aufmerksamkeit zu bündeln, sich zu konzentrieren oder bei der Sache zu bleiben.

Eine aufmerksame, bewusste Körperarbeit deckt dieses Ungleichgewicht auf – und nur dann ist Veränderung möglich. Es resultiert ein Zustand von *sattva*, die Kompetenz, im richtigen Moment aktiv, kraftvoll und zentriert zu sein, aber auch loslassen und entspannen zu können. Die Ausgeglichenheit der *gunas* zeigt sich im Körper im Anpassungsfähigkeit, Gesundheit, Flexibilität und Kraft. Ein Gleichgewicht im Geist zeigt sich in einem wachen und klaren Verstand und in einer Harmonie von Wollen und Loslassen. Eine optimale Sauerstoffversorgung sowie eine angemessene Entlastung durch einen funktionalen Stoffwechselprozess werden durch Ruhe und Ausgeglichenheit des Atems ermöglicht. Ein gut mit den Bedürfnissen des Körpers abgestimmter rhythmischer Atemwechsel vermittelt das Gefühl von Lebendigkeit und Präsenz.

Svādhyāya – die Selbstanalyse

Svādhyāya heißt sich selbst nahekommen, Selbstreflexion, an etwas näher herangehen. Der Körper wird zum persönlichen Lesebuch, um Muster aufzudecken und Bewusstheit zu erfahren. Eine präzise Ausrichtung in den Asanas deckt z. B. auf, welchen Muskeln Spannung fehlt und welche unnötig festhalten und so die Beweglichkeit belastend einschränken. Das Studieren der Körperweisheiten ist dabei ein stiller, aber fordernder Dialog. Der Yoga-Weg führt Sie von außen nach innen, denn nach yogischer Vorstellung ist im Inneren alles zu finden, was häufig außen gesucht wird: Eine herausfordernde Asana nach einer regelmäßigen Übungspraxis mit gelassenem Atem zu meistern schenkt innere Freude und stärkt das Selbstvertrauen, auch in anderen Situtuationen das nötige Durchhaltevermögen zu besitzen. Indem Sie feinfühlig mit Ihrem Körper umgehen, lernen Sie sich kennen: Übertriebener Ehrgeiz, fehlende Motivation, Überbelastung und Verspannungen bis zur Fehlbelastung der Gelenke lassen sich aufdecken. Die präzise Körperarbeit wird zum Selbsthilfeprogramm. Sich bewusst den Rücken zu stärken oder gezielt zu

WISSEN

Mit Begeisterung üben

Um aufkommende Widerstände wie Unruhe oder körperliche Grenzen zu meistern, braucht es ein intensives Bemühen, eine gewisse Disziplin, welche die Yogis *tapas* nennen. Eine Übersetzung von *tapas* lautet auch Hitze und Feuer, also die glühende Begeisterung für die Yoga-Praxis. Um die Wirkungen des Yogas in vollen Zügen erleben zu können, brauchen Sie ein gutes Durchhaltevermögen: Üben Sie daher regelmäßig und konzentriert. Hilfreich dabei ist, die Yoga-Praxis als festes Ritual in den Alltag zu integrieren und alle Ablenkungstricks des Geistes wie Unruhe, Ausreden und Zweifel als interessante Herausforderung anzusehen. Regelmäßigkeit und eine liebevolle Hingabe zur Yoga-Praxis wird mit spürbaren Veränderungen von Sensibilität, Lebendigkeit und Gelassenheit belohnt.

entlasten lehrt, Schmerzen zu lindern, und hilft, sie gezielt zu vermeiden. Damit wird die Suche nach äußeren Begebenheiten wie dem schlechten Bürostuhl oder der belastenden Alltagssituation zunehmend unnötig.

Im Hatha-Yoga beginnt die Entdeckungsreise bei den Körperhaltungen – den Asanas. Der Blick des inneren Auges auf die Yoga-Haltung deckt den Ist-Zustand auf. Wo fühle ich mich kraftvoll? Wo weiche ich aus? Welche Bereiche meines Körpers blende ich aus? Eine achtsame Asana-Praxis gibt Raum, sich selbst etwas Gutes zu tun und den eigenen Körper direkter zu erfahren. Den Mantel der vielen „Nein", „Aber", „Geht nicht", „Kann ich nicht", die überholten Sichtweisen, die das Denken einengen, können Sie durch regelmäßige Yoga-Praxis abstreifen.

Angesichts der zunehmenden psychomentalen Herausforderungen, wie z. B. Termindruck und Überbelastung im Job oder in der Familie, wird die Fähigkeit, sich auf den Augenblick zu konzentrieren und den Moment genießen zu können, zur entscheidenden Fähigkeit des modernen Menschen. So gesehen ist eine präzise und achtsame Körperarbeit Herausforderung und Chance zugleich.

Prāna – Lebensenergie im Fluss

Prāna meint die Lebenskraft, die alles durchdringt. Das sind einerseits Kräfte wie Elektrizität, Licht, Wärme, Anziehungskraft gegensätzlicher Pole. Andererseits alle Stoffwechselvorgänge des Körpers, fühlbare Lebendigkeit, alle Gedanken, Gefühle, alle erklärbaren und rätselhaften Dinge. *Prāna* kann auch als die an den Atem gebundene Lebensenergie, der Lebenshauch übersetzt werden. Yogische Atemübungen, *Pranayama*, schulen einen gesunden, vollständigen Atem und verbessern die Sauerstoffaufnahme und die Stoffwechselvorgänge des Körpers. Gleichzeitig sind sie ein Energiemanagement. *Yama* bedeutet das Bremsen, Regulieren oder Beherrschen, *āyāma* ist die Fähigkeit der unbegrenzten Ausdehnung.

Während mit der Einatmung Energie zentriert wird, verteilt die Ausatmung *prāna*. Der natürliche Atemrhythmus besteht aus einer Ein- und Ausatmung, jeweils getrennt durch eine entspannte Atempause. Emotionen beeinflussen diesen Zyklus. Teilweise kommt der Atem sogar ins Stocken, wenn Sie etwa sehr angespannt, sehr konzentriert oder emotional betroffen sind. Dieses Atemstocken ist Ausdruck eines unregelmäßigen Atems, eines unausgewogenen Energieflusses und einer mentalen Unruhe. Ein zerstreuter Geist, negative Gedanken und mangelnde Konzentrationsfähigkeit entladen den Körper ständig energetisch. Der Blick für das Wesentliche geht verloren. Gezielte Atemübungen dienen als Zugang zum *prāna*, zur Lebensenergie, bewusste Atmung stärkt das *prāna*. Ein in gleichmäßigen Intervallen geführter Atem besänftigt die Aktivität des Geistes, die Gedankenwellen werden entschleunigt.

Asanas laden den Atem ein, in unterschiedliche Bereiche des Körpers zu fließen, unterschiedliche Körperzonen mit Energie zu durchfluten. So wird der Atem beispielsweise in der Kindeshaltung in den rückwärtigen und in der Kobra in den vorderen Brustkorb gelenkt. Wenn Sie dabei die Aufmerksamkeit in diesem Körperbereich bündeln und dem Atem nachspüren, wird zusätzlich der Energiefluss stimuliert. Gleichzeitig decken Asanas auf, wo der Körper undurchlässig oder verspannt ist, wo der Energiefluss stockt.

Muhkti – die Befreiung

Asanas verbessern auf effektive Weise Kraft, Beweglichkeit, innere Stabilität und Balance. Dabei dient der Körper als ein Instrument der seelisch-geistigen Weiterentwicklung. Dazu gehört auch, mit großer Achtsamkeit die angenehmen und die weniger angenehmen Auswirkungen des eigenen Handelns zu beobachten. Atem- und Körperarbeit bietet Ihnen vielfältige Anregungen zur gezielten Wahrnehmung, um besser die Mechanismen zur Entstehung von sukha – Freude, Annehmlichkeit und Glück – oder duhka – Unglück und Leid – aufzudecken. Davon lassen sich Strategien zur Vermeidung von *dukha* ableiten. Wenn Sie Ihre persönlichen Grenzen wahrnehmen und akzeptieren, decken Sie beispielsweise Ursachen für stereotype Anspannungen oder einseitige Belastungen auf. Präzise Ausrichtung und empfindsame Atembeobachtung bahnen den Weg zur Veränderung. Ein kurzer, angestrengter Atem verrät Überanstrengung oder zu große Herausforderung. Schweifen die Gedanken vom Atem ab, geht die Aufmerksamkeit auf das Wesentliche verloren. Unterschiedliche Atemmuster deuten auf unterschiedliche körperliche, mentale oder emotionale Widerstände hin. Der Fokus auf einen gleichmäßigen, kontrollierten Fluss der Atmung erleichtert es, sich auf den Körper zu konzentrieren, und ermöglicht es, neue Herausforderungen anzunehmen und daran zu wachsen.

Das oberste Gebot des Yoga ist ein behutsamer, überlegter Umgang mit allem, was lebt – besonders mit Hilflosen oder Lebewesen, die in Schwierigkeiten sind. Diese als *ahimsā* – Gewaltlosigkeit – bezeichnete Eigenschaft benötigt eine konsequente Selbstbeobachtung, um negative oder verletzende Gedanken und Taten aufzuspüren und durch positive, konstruktive zu ersetzen. Ein gewaltfreies Üben fordert, die Grenzen des Körpers zu respektieren, zu schützen und zu schätzen. Ihre Yoga-Praxis darf gerne einmal fordern, sollte aber nicht erschöpfend sein. Während der Atem gleichmäßig fließt, spüren Sie die Kraft- und Dehnungsreize in den Muskeln. Lange bevor Druck oder Schmerz in Gelenken entstehen, sollten Sie die Haltung beenden. Besonders im Nachspüren können Sie die Intensität und den angemessenen Umgang mit Ihrem Körper erspüren. Im Ausklang einer Haltung oder der gesamten Praxis sollten Sie sich harmonisiert fühlen. Die Herausforderungen klingen nach, Ihr Körper regeneriert zügig und Ihr Atem wird ruhiger und ruhiger. Ist dies nicht der Fall, sollten Sie die Übungen etwas behutsamer ausführen.

Tipp

Ein rücksichtsvoller Umgang mit sich selbst lässt sich von der Yoga-Matte ins Leben übertragen und bedeutet, die ethischen und sozialen Leitsätze des Yoga ins Leben zu integrieren und auf jegliches Erzwingen zu verzichten.

Wer ehrlich zu sich selbst sein will, muss zunächst einmal wertfrei wahrnehmen. Das heißt, Unbehagen, Enge, Spannung und Beschränkung nicht zu übersehen, zu verdrängen und sich damit selbst zu belügen sowie aufrichtig zu den individuellen Stärken und Schwächen zu stehen, sie anzuerkennen und anzunehmen. Daraus entsteht die Chance, *satya* – die Aufrichtigkeit – auch in anderen Lebenssituationen zu zeigen. Das bedeutet, das Ego zurückzunehmen, um aufrichtig und feinfühlig mit sich selbst und anderen Menschen umzugehen.

Indem zum wertfreien Zeuge werden, zur objektiven Beobachterin, erkennen Sie die subjektiven Anteile der Wahrnehmung und ermöglichen muhkti – einen grundlegenden Klärungsprozess: die Wertschätzung und gleichzeitige Relativierung des eigenen Standpunkts. Wenn es gelingt, sich von Konditionierung, Meinungen und Konzepten zu trennen, wird der Weg frei zu einem Leben im Einklang mit sich selbst und der Welt.

Von der Theorie zur Praxis

Yoga ist ein Übungsweg, auf das Üben kommt es an. Lesen Sie als Erstes alle Informationen über die einzelnen Asanas und Variationen – praktizieren Sie bereits Yoga, sind die detaillierten Beschreibungen mit den anatomischen Hinweisen eine Vertiefung für Ihre Yoga-Praxis. Üben Sie die jeweiligen Haltungen zunächst einzeln und integrieren Sie das Gelernte in Ihre Praxis.

Jede veränderte Ausrichtung, jede Wahrnehmungslenkung vertieft das Yoga-Erlebnis und öffnet eine neue Tür der Erfahrung. Schaffen Sie sich, um mit diesem Buch Yoga zu üben, zunächst Ihre persönliche Yoga-Oase. Das sollte ein ruhiger, warmer Ort sein mit einer angenehmen und geschützten Atmosphäre, die dazu einlädt, sich selbst zu beobachten, achtsam zu üben und sich wohlig zu entspannen. Sie benötigen eine rutschfeste Yoga-Matte, um sicher zu stehen und sich zu stützen, und ein kleines Kissen, mit dem Sie gegebenenfalls in Rückenlage den Kopf unterlagern oder sich beim Niederknien schützen. Außerdem kann dieses kleine Kissen oder ein festes Meditationskissen die Aufrichtung der Wirbelsäule und des Beckens im Sitz unterstützen. Zwei Yoga-Blöcke erleichtern den Übergang zwischen den Haltungen und können als Unterlagerung dienen, um gelassen und entspannt in einem Asana zu verweilen. Wenn Sie beispielsweise in der Haltung des Mondes (Seite 23) mit der Hand nicht auf den Boden kommen, können Sie sich auf den Yoga-Block stützen und so den Abstand verringern. Ein Handtuch oder ein Yoga-Gurt wird für die liegende Beindehnung benötigt. Matten, Blöcke und Gurte sind inzwischen in den Sportabteilungen großer Kaufhäuser oder in größeren Sportgeschäften erhältlich.

Medical Yoga ist ein Angebot, mehr über sich und den eigenen Körper zu erfahren, um dann selbst tätig zu werden. Um Ihre persönlichen Asanas auszuwählen, können Sie in der Indikationsliste (ab Seite 156) oder bei den Übungssequenzen (ab Seite 140) nachschlagen, welche Themen zu Ihnen passen. Dabei geht es weniger um eine gezielte Therapie als vielmehr darum, Achtsamkeit und innere Erfahrung zu vertiefen. Mit bewusster Körperarbeit decken Sie Anspannung auf und reaktivieren die Selbstheilungskräfte Ihres Körpers.

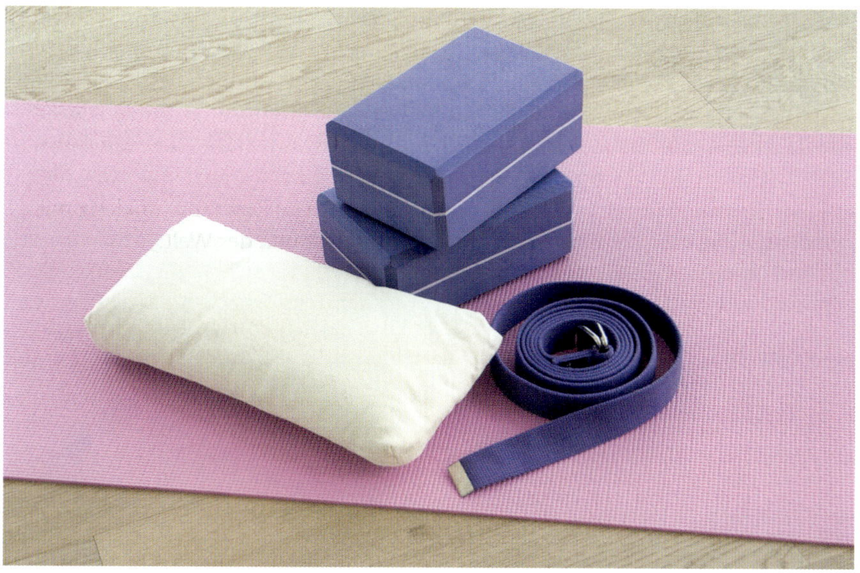

◀ Meditationskissen, Gurt, Yoga-Blöcke und eine rutschfeste Matte helfen, gelassen in die Asanas zu kommen.

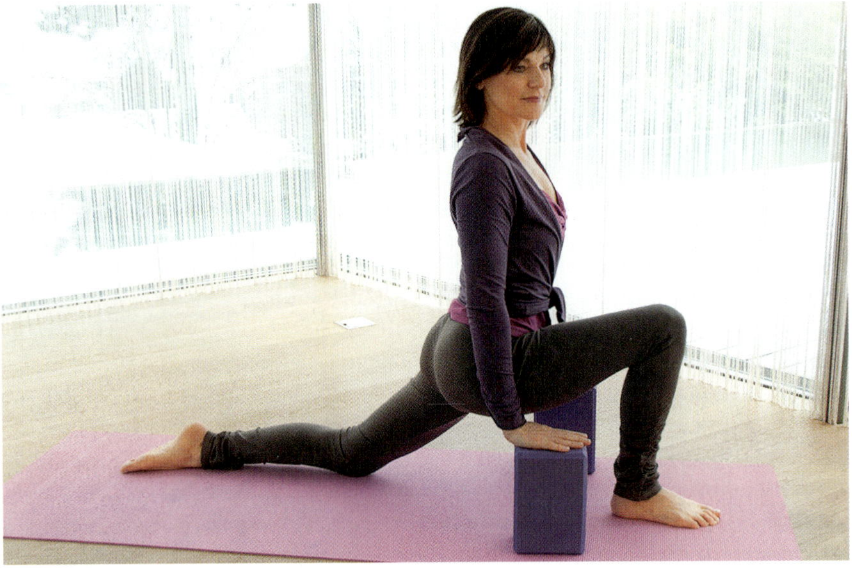

▲ Yoga-Blöcke unterstützen die Aufrichtung, um gelassener in einer Haltung zu verweilen.

PRAXIS

Am besten täglich

Yoga kann ein energetisierender Einstieg in den Tag sein, um erfrischt zu beginnen, ein entspannter Ausklang des Tages oder eine wertvolle Pause. Probieren Sie aus, wann Sie Ihre regelmäßige Yoga-Oase am intensivsten erleben können. Vor allem beim regelmäßigen Üben werden Sie Veränderungen spüren. Zur yogischen Übungspraxis gehören eine Einstimmung, ein Übungsteil aus Asanas und eine Entspannung. Dafür sollten Sie sich mindestens 15 Minuten Zeit nehmen.

Tipp

Ihr Atem dient als Feedback. Er sollte gleichmäßig fließen. Stockt er, ist das ein Zeichen für zu viel Spannung oder eine zu große Herausforderung.

Wenn Sie „Ihre" Asanas ausgewählt haben, lesen Sie alle Informationen zur jeweiligen Haltung und den Variationen. Einige Variationen sind gut für den Einstieg, andere hingegen sind komplexer als die Haupt-Asana. Üben Sie jeweils die rechte und die linke Seite gleichmäßig. Bauen Sie die Haltung wie beschrieben auf und verweilen Sie für drei bis fünf Atemzüge. Sie sollten mit freudiger Spannung üben, dann wird Ihnen eine ehrliche Begegnung mit sich selbst gelingen. Nehmen Sie sich immer wieder ausreichend Zeit zum Nachspüren. Bleiben Sie bei einer Übungssequenz, bis Sie viele der beschriebenen Details gut wahrnehmen und für mehrere Atemzüge gelassen verweilen können. Viel Freude beim Üben.

Grenzerfahrungen: die Anschubs-Methode

Jeder Bewegung sind Grenzen gesetzt, irgendwann hat der Muskel keine Kraft mehr und beginnt zu reißen oder das Gelenk steht am Anschlag. Es gibt drei Möglichkeiten, wie Sie die eigenen Grenzen der Belastbarkeit in Erfahrung bringen und damit umgehen können.

1. Die Brecheisen-Methode: Sie belasten Ihren Körper, was das Zeug hält – bis es kracht. Dann wissen Sie, es war zu viel. Diese Methode ist nicht zu empfehlen.
2. Der Sicherheitsabstand: Sie gehen immer 100%ig auf Nummer sicher und wagen sich nicht mal in die Nähe Ihrer Belastungsgrenze. So werden Sie sich kaum je verletzten, aber der Körper wird auch nicht gefordert und kann sich nicht entwickeln. Der permanente Sicherheitsabstand ist nicht zu empfehlen.
3. Die Anschubs-Methode: Sie tasten sich an Ihre Grenze heran, starten langsam und mit geringer Intensität, wagen sich langsam voran, bis Sie merken, jetzt bin ich an meiner

Grenze angelangt. Genau an diesem Punkt liegt das Optimum von Sicherheit (Respektieren der Grenzen) und Entwicklung (Weiten der Grenzen). Diese Methode, steter Tropfen höhlt den Stein, ist zu empfehlen.

Pro & Kontra: Wirkung und Nebenwirkungen

Grundsätzlich kann Medical Yoga bei allen Problemen helfen, die sich durch Dehnung, Kräftigung und Bewegung positiv beeinflussen lassen. Dazu gehören insbesondere orthopädische Probleme wie chronische Überlastung von Bändern, Sehnen und Muskeln, chronisch-degenerative Erkrankungen der Wirbelsäule sowie Deformierungen leichteren Grades, wie z. B. Skoliose, Rundrücken, Spreizfüße oder Hallux-Probleme. Auch bei Arthrosen, wie z. B. Knie- oder Hüftarthrosen, kann Medical Yoga sehr hilfreich sein. Besonders hilfreich ist die Kombination von Yoga und Spiraldynamik präventiv angewandt – als Fitnesstraining für jeden Tag oder als Ausgleich für einen einseitigen Sport, wie z. B. Fahrradfahren. Dennoch gibt es bestimmte Situationen, in denen Sie Medical Yoga nicht ausführen dürfen (siehe Kasten). In allen Zweifelsfällen holen Sie bitte professionellen Rat von Ihrem Arzt ein. Es gibt zwei Arten von Schmerzen: Der eine ist „für" das Leben, der andere „gegen" das Leben. Ein banaler Muskelkater beispielsweise schmerzt, wenn Sie am nächsten Tag trotz Schmerzen die Treppe runtergehen. Aber Sie spüren: Bewegung tut gut. Es wird Ihnen leichtfallen, durch diese Art von Schmerzen förmlich hindurchzugehen. Ganz anders, wenn sich Ihre Finger auf einer heißen Herdplatte befinden: Dieser Schmerz ist „gegen das Leben", er will ihnen sagen: Finger weg von der Herdplatte. Wenn Sie beim Yoga die hintere Beinmuskulatur intensiv dehnen, beginnt es mit einem leichten Ziehen in den steifen Gliedern; das „Ziehen" in den Muskeln wird intensiver und steigert sich zum „Wohlschmerz". Genau da hören Sie bitte auf.

Wenn Sie bereits vor der Übung Schmerzen haben, gilt sinngemäß das gleiche Prinzip: Bei Kniearthrose können Bewegungen zu Beginn „Anlaufschmerzen" im Kniegelenk verursachen, die nach ein paar Minuten abnehmen und dann oft ganz verschwinden. Bei einer handfesten Entzündung im Kniegelenk hingegen werden die Schmerzen mit jeder Bewegung unerträglicher, Sie können sich nicht durch den Schmerz hindurcharbeiten. Bewegung und Belastung wirken dann, als ob Sie Öl ins Feuer gössen. In diesen Fällen handelt es sich um einen Schmerz „gegen das Leben" und die Botschaft lautet: „Stopp!" Entweder Sie reduzieren die Belastungsintensität so weit, bis Sie sich wieder wohlfühlen, oder Sie versuchen es mit einer anderen und einfacheren Übung – oder Sie lassen es für den Moment ganz bleiben.

WISSEN

Ausschlusskriterien

In den folgenden Situationen sollte die Yoga-Praxis unterbleiben:

- Frische Unfälle mit Beteiligung der Muskeln, Knochen und Gelenke, z. B. Knochenbrüche
- Entzündungen, z. B. Gelenkentzündung, Abszess
- Tumoren mit Auswirkungen auf das Bewegungssystem, z. B. Knochenmetastasen
- Schweres Krankheitsgefühl, z. B. bei Fieber
- Bewusstseinsverminderung, z. B. durch Alkohol oder Drogen
- Sturzgefahr, z. B. bei Störungen des Gleichgewichtssinns
- Akute Schmerzen, z. B. bei Bandscheibenproblemen
- In der (Spät-) Schwangerschaft ist besondere Vorsicht geboten.

So beginnen und beenden Sie Ihre Yoga-Session

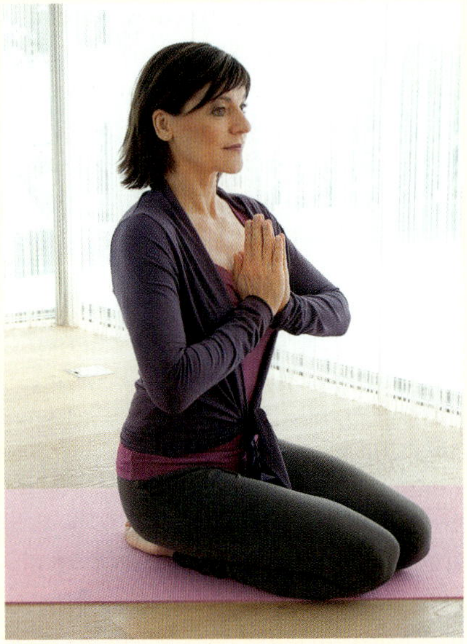

▲ Der Fersensitz ist eine Alternative zum Sitz mit gekreuzten Beinen.

Beginnen Sie Ihre tägliche Yoga-Praxis mit einer Übung, mit der Sie sich mental auf Yoga einstimmen und Ihren Geist zur Ruhe einladen. Dazu bieten sich Atemübungen oder sanfte Bewegungen an. Dann üben Sie „Ihre" Asanas oder Übungssequenz. Den Abschluss bildet eine kurze Entspannung.

Den Atem erspüren

Sie lenken die Konzentration nach innen und zügeln die Wellen Ihrer Gedanken, indem Sie den Atem beobachten, vertiefen und harmonisieren. Damit bereiten Sie Ihre Übung vor. Je nach Übungssequenz können Sie diese Atembeobachtung einige Minuten im aufrechten Sitz, im Stand oder in Rückenlage ausführen.

Sahaja – der natürliche Atem: Beobachten Sie Ihren Atem mehrere Züge lang. Nehmen Sie aufmerksam wahr, wo der Atem Ihren Körper berührt. Wo dehnt sich der Körper einatmend, wo zieht er ausatmend nach innen? Der natürlichen Atmung zu lauschen ist der Einstieg zum bewussten Atmen und zur Entspannung von Körper und Geist.

Purna – der vollständige Atem: Um die Ausatmung zu unterstützen, lassen Sie am Ende den Bauch sanft nach innen gleiten. Die vertiefte Ausatmung wirkt beruhigend. Nach einer gelassenen Atempause warten Sie, bis der Körper selbstständig mit der Einatmung beginnt. Füllen Sie zunächst den unteren, dann den mittleren und dann den oberen Bereich der Lunge. Diese Atemvertiefung wirkt energetisierend, fördert Aufnahme und Verteilung von Prana und Sauerstoff. Sie entgiftet, massiert die Organe und zentriert den Geist. Lenken Sie den Atemstrom bei der Ein- und der Ausatmung durch die Nase.

Ujjayi – der siegreiche Atem: Während Sie vollständig und fließend ein- und ausatmen, lassen Sie einen ganz sanften, nur innerlich fühl- und hörbaren Hauchlaut an der Stimmritze entstehen. Dazu verengen Sie den Durchgang zum Hals ein wenig, ähnlich wie beim Flüstern. Der gleichmäßige und stetige Klang vertieft Konzentration und Aufmerksamkeit auf die Atmung, fördert geistige Klarheit und hilft, Gefühle auszubalancieren. Die Atmung gegen den sanften und gefühlvollen Widerstand fordert und fördert die Aktivität des Zwerchfells. Das vergrößert auch die Atemkraft und das Atemvolumen.

Variationen

- Stellen Sie sich bei der Atembeobachtung den Atem als strahlendes Licht vor, das in den Körper hineinfließt und den Körper mehr und mehr von innen erfüllt.
- Stellen Sie sich vor, alles Verbrauchte, Dunkle und Überholte auszuatmen und mit jeder Einatmung eine neue Kraft in den Körper fließen zu lassen.

Den Körper zum Bewegen einladen

Sanfte Bewegungen des Körpers können ebenso wie der Atem die Konzentration bündeln. Nach einem anstrengenden Tag, bei Müdigkeit, aber auch bei innerer Unruhe kann der Einstieg mit sanfter Mobilisation der Gelenke sehr angenehm sein.

Beginnen Sie in einer entspannten Rückenlage. Ziehen Sie beide Füße in Richtung Schienbein heran und verlängern Sie zunächst das rechte Bein vom Becken aus in Richtung unterer Mattenrand und dann das linke. Verlängern Sie die Beine abwechselnd im gleichmäßigen Rhythmus. Spüren Sie, wie sich die

Seiten der Taille und der untere Rücken dehnen. Legen Sie beide Arme neben dem Kopf ab und dehnen Sie sich aus der Körpermitte diagonal in die Länge: Führen Sie das rechte Bein nach unten und den linken Arm nach oben und umgekehrt. Der Atem fließt, und Sie längen sich.
Nun ziehen Sie das rechte gebeugte Knie zum Oberkörper heran und verlängern das linke Bein. Stellen Sie den rechten Fuß vor dem Becken auf. Lassen Sie das Knie nach außen gleiten und legen Sie die rechte Fußsohle an die Innenseite des linken Oberschenkels. Legen Sie beide Arme in einer großen V-Position gestreckt neben dem Kopf ab. Verweilen Sie für drei Atemzüge in der Position „Liegender Baum“. Dann beginnen Sie mit der linken Seite von vorn.

Der Abschluss: Entspannung für Körper und Seele

Aus yogischer Sichtweise entfalten sich im Nachspüren die Wirkungen der Yoga-Haltungen. Hier werden Veränderungen spürbar, Körper und Geist regenerieren sich. Nehmen Sie sich Zeit und Muße, in die Welt der Entspannung einzutauchen.

Sich mit dem Mond verbinden: Wählen Sie zunächst einen aufrechten Sitz, in dem Sie für längere Zeit entspannt verweilen können. Nutzen Sie ein Meditationskissen als Hilfe zur Aufrichtung des Beckens. Unterlagern Sie im Schneidersitz bei Bedarf die gebeugten Knie mit einer gefalteten Decke oder einem Yoga-Block. Richten Sie sich aus Ihrer inneren Achse in einen angenehmen Sitz auf. Balancieren Sie den Kopf geradeaus und schließen Sie entspannt die Augen. Lassen Sie den Atem gelassen kommen und gehen.
Lenken Sie Ihre Aufmerksamkeit auf Ihren Stirnraum. Spüren Sie, wie breit, hoch, weit und tief er ist. Lassen Sie alle Gedanken vorbeiziehen wie auf einer Leinwand. Visualisieren Sie im Stirnraum einen Mond. Das kann ein Halbmond, eine Mondsichel oder ein Vollmond sein. Mehr und mehr füllt sich der Stirnraum mit dem sanften, ausgleichenden Licht des Mondes. Verweilen Sie in der Vorstellung und lassen Sie die Ruhe auf sich wirken.

Energien ausgleichen: Nehmen Sie eine entspannte Rückenlage ein. Unterlagern Sie den Kopf oder die Knie, wenn das angenehmer ist. Vielleicht möchten Sie sich zudecken, um besser zu entspannen und loszulassen. Breiten Sie beide Arme neben dem Körper aus, sodass die Schultern breit aufliegen. Schließen Sie die Augen und lassen Sie den Körper auf die Unterlage sinken, bis Sie sich getragen fühlen. Lassen Sie den inneren Blick durch Ihren Körper gleiten. Verweilen Sie an einem Ort, der Ihnen besonders angenehm ist. Was macht dieses Wohlgefühl aus? Ist dieser Bereich entspannt und durchlässig? Oder lebendig und kraftvoll? Intensivieren Sie das Angenehme, schmücken Sie die Empfindung mehr und mehr aus. Übertragen Sie dieses Gefühl dann auf den ganzen Körper. Lassen Sie sich ganz erfüllen von der angenehmen Körperempfindung. Um die Entspannung zu beenden, vertiefen Sie den Atem und bleiben tief verbunden mit der Erfahrung eines angenehmen Körpers.

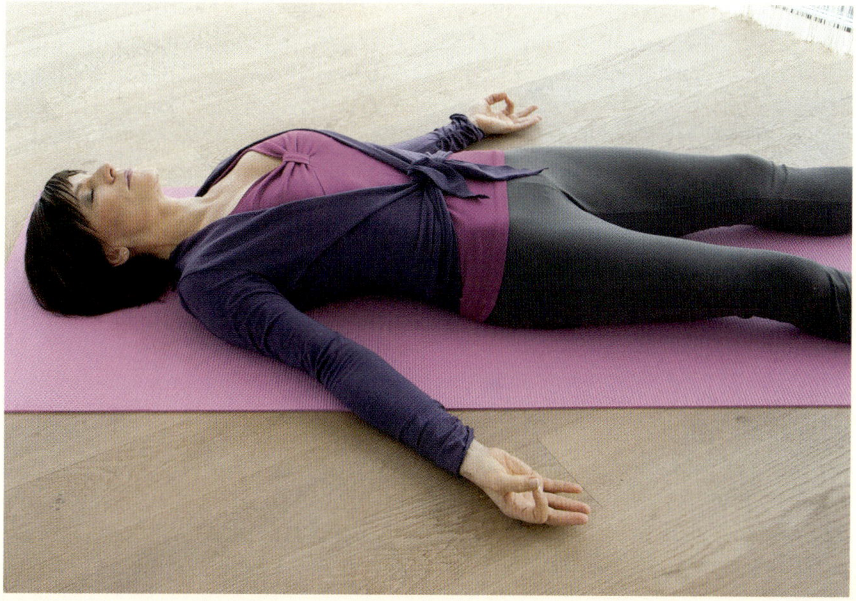

▶ Shanti-Asana: eine friedvolle Rückenlage, die zum Loslassen und getragen werden einlädt.

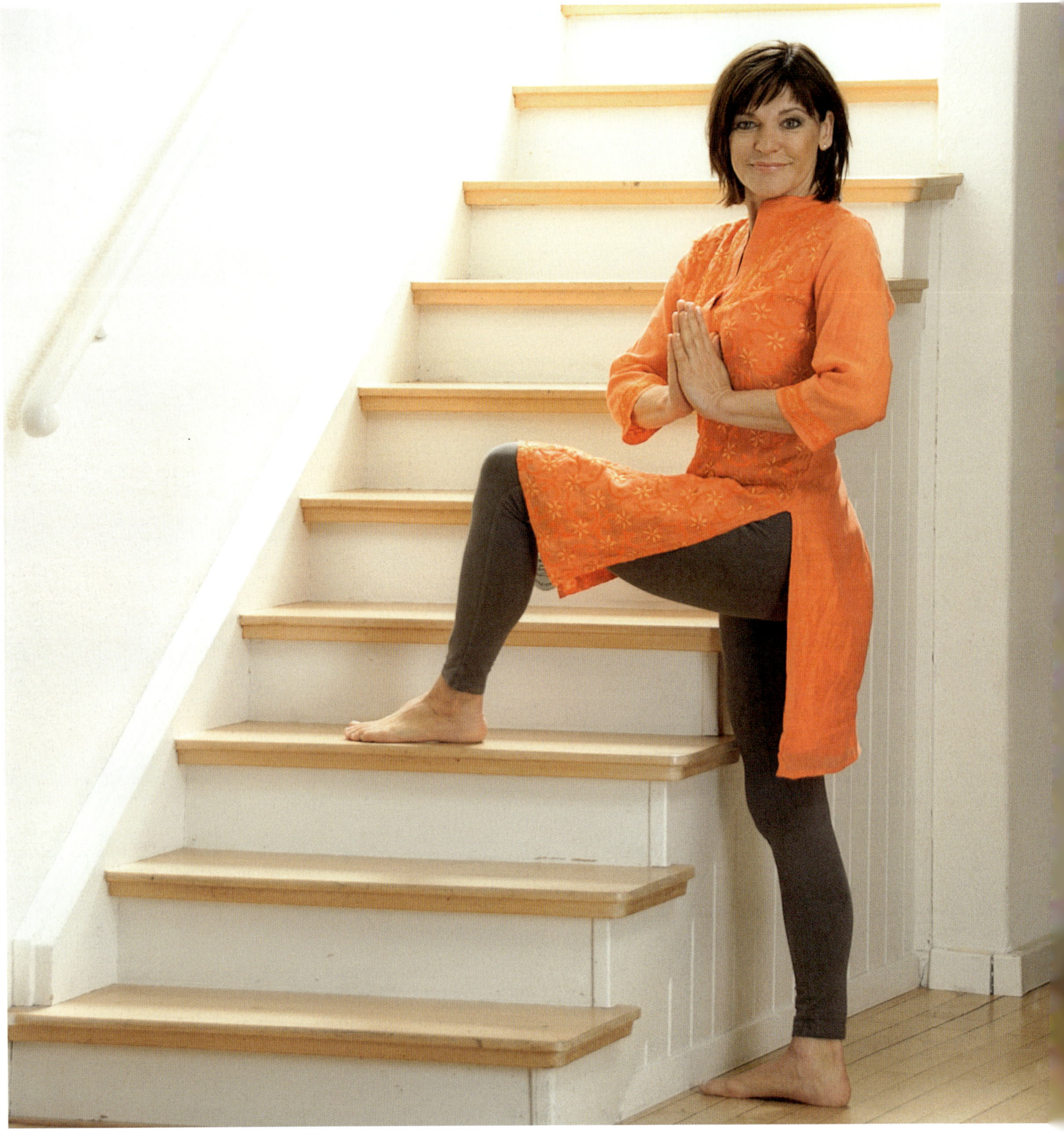

Asanas

Lernen Sie Schritt für Schritt die wichtigsten Asanas und ihre Variationen kennen. Entdecken Sie, welche Muskelgruppen und Gelenke jede Asana beansprucht und wie sie sich auf Ihre Gesundheit auswirkt. Für eine aufrechte Haltung, Beweglichkeit und mehr Gelassenheit im Alltag.

Stehen und Liegen

Innere Aufrichtung und Zentrierung entstehen durch eine bewusste Längsspannung der Wirbelsäule, die im Yoga als wichtigste Energieachse gesehen wird. Ihr Raum zu geben intensiviert den Energiefluss, sich ihrer gewahr zu werden bahnt die Erfahrung von Energie und Verbundenheit. Innere Aufrichtung können Sie im Stehen wie im Liegen üben.

Aufgerichtet von Kopf bis Fuß

Die Längsspannung der Wirbelsäule ist abhängig von muskulärer Koordination, Gelenkbeweglichkeit und einer umfassenden Streckfähigkeit aller „gewichttragenden Gelenke". Im Liegen können Sie diese feinfühlige innere Verlängerung leichter erspüren, der Boden dient Ihnen als Orientierungspunkt. In Rückenlage mit aufgestellten Füßen geben Sie mit jeder Ausatmung mehr Gewicht an die Unterlage ab. Nehmen Sie zunächst die Auflagefläche von Becken und Kopf wahr. Entspannen Sie den unteren Rücken und den Nacken und verlängern Sie so die Distanz zwischen Kreuzbein und Hinterkopf. Ganz sanft rollen Sie nun Becken und Kopf in entgegengesetzte Richtung ein. Eine kaum sichtbare Ja-Rollbewegung des Kopfes, als ob Sie sanft nicken, längt den Nacken. Indem Sie das Becken sanft einrollen, verlängern Sie den unteren Rücken.

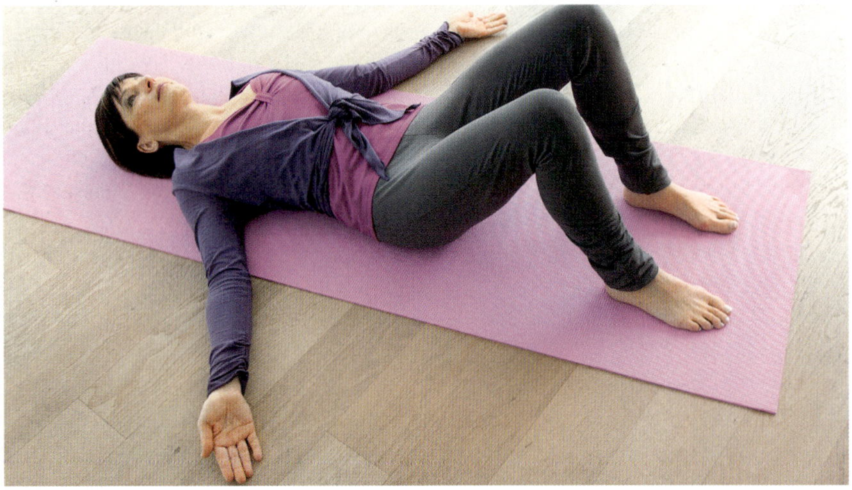

Längsspannung im Stehen

Stehende Haltungen schulen die Bewusstheit für eine innere Aufrichtung, um fortschreiten zu können. Die Herausforderung besteht zunächst darin, Stabilität auf einer kleinen Auflagefläche, den Füßen, zu finden. Richtig genutzt bieten die Füße die ideale Konstruktion, um fest im Leben zu stehen. Großzehenballen und Ferse sind fest verwurzelt, während zwischen Außenkante, Ferse und Großzehenballen ein diagonaler Kraftbogen entsteht: das Längsgewölbe des Fußes, durch das die Kraft der Erde im Körper emporsteigt. Die Ferse ist senkrecht aufgerichtet, der Vorfuß liegt waagrecht auf. Spürbar haben die Fußaußenkante und die Großzehe satten Bodenkontakt. Auch die Achillessehne steht senkrecht. Spüren Sie die spiralige Drehung im Fuß? Zwischen Großzehenballen und Kleinzehenballen wölbt sich beim entlasteten Vorfuß das Vorfußquergewölbe, sichtbar an den fünf Knöchelchen der Zehengrundgelenke,

◀ Entlastend verlängern: Während Becken und Kopf getragen werden, richten Sie empfindsam Ihre Wirbelsäule aus.

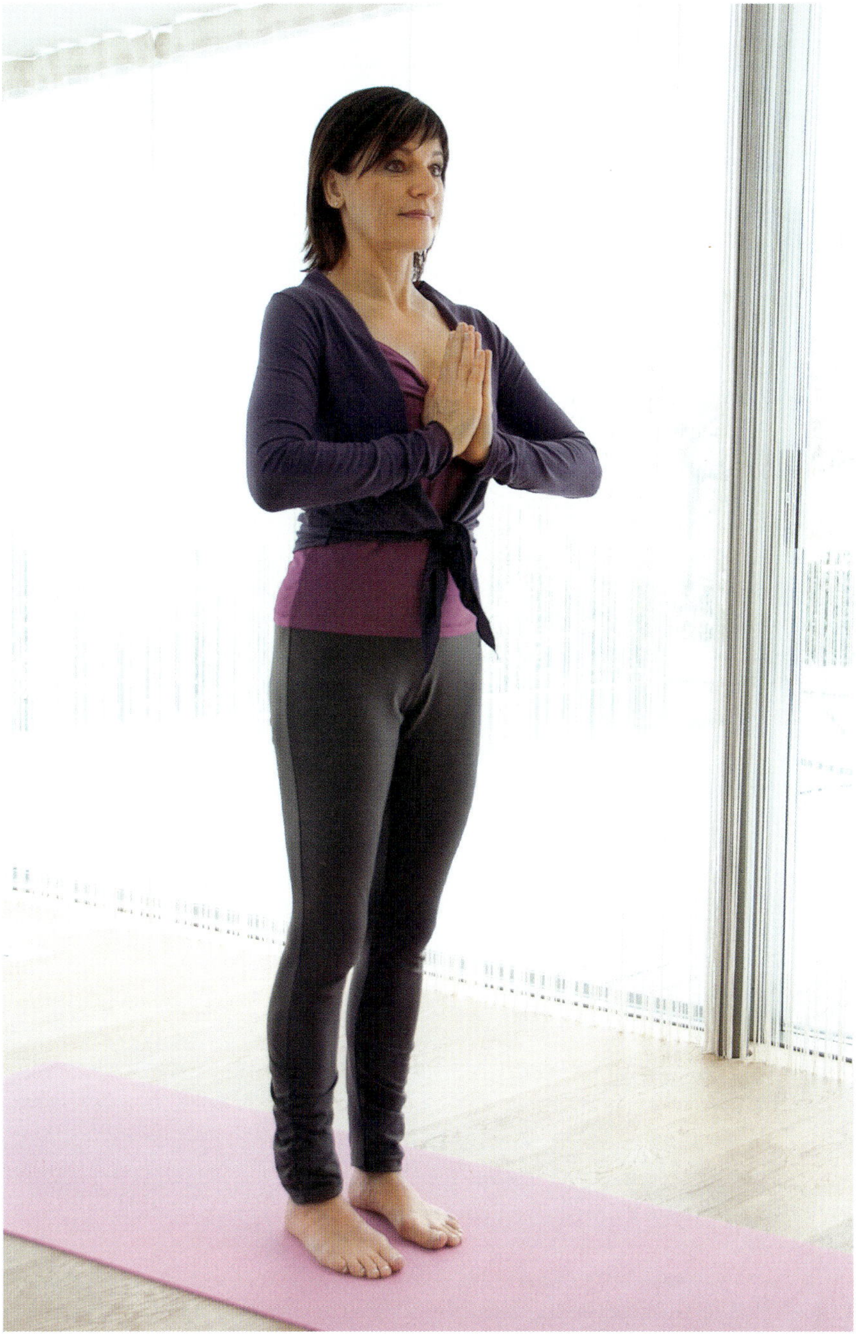

die einen C-Bogen bilden. Die Fußballen sind aktiv mit der Erde verwurzelt, zwischen ihnen ist etwas „Luft“ spürbar. Stellen Sie sich mittig zwischen Groß- und Kleinzehenballen eine kleine Energiequelle vor, die sprudelt und belebend wirkt.

Der Auftrieb der aktiven Fußgewölbe setzt sich in den Beinen fort. Der Kraftbogen vom Großzehenballen zur Außenseite der Ferse richtet Ihre Kniescheibe gerade nach vorn aus. Bleibt der Großzehenballen verwurzelt, entsteht wieder eine Spirale: Der Unterschenkel dreht sanft nach innen, der Oberschenkel nach außen. Durch die Vorstellung, sanft die innere Seite des Oberschenkels nach vorn zu lenken, empfinden Sie die Beinspirale noch intensiver. Beide Knie sind dabei gestreckt, bleiben aber flexibel.

Um die Organe in der Beckenschale zu balancieren, sinkt die Beckenrückseite nach unten, wobei das Schambein sanft in Richtung Bauchnabel aufsteigt. Beide Sitzbeine stellen sich wie Füße unter das Becken. Das Auftriebsgefühl der Fußgewölbe wird nun auch im Beckenboden spürbar. Wie den sprudelnden Quell unter den Füßen erleben Sie die Impulskraft des Beckenbodens, die an der Wirbelsäule aufsteigt, diese längt und weit über die Krone des Kopfes hinaus aufrichtet.

◀ **Standhaft: Wachsen Sie – beginnend bei den Füßen – mit der Schwerkraft über sich hinaus.**

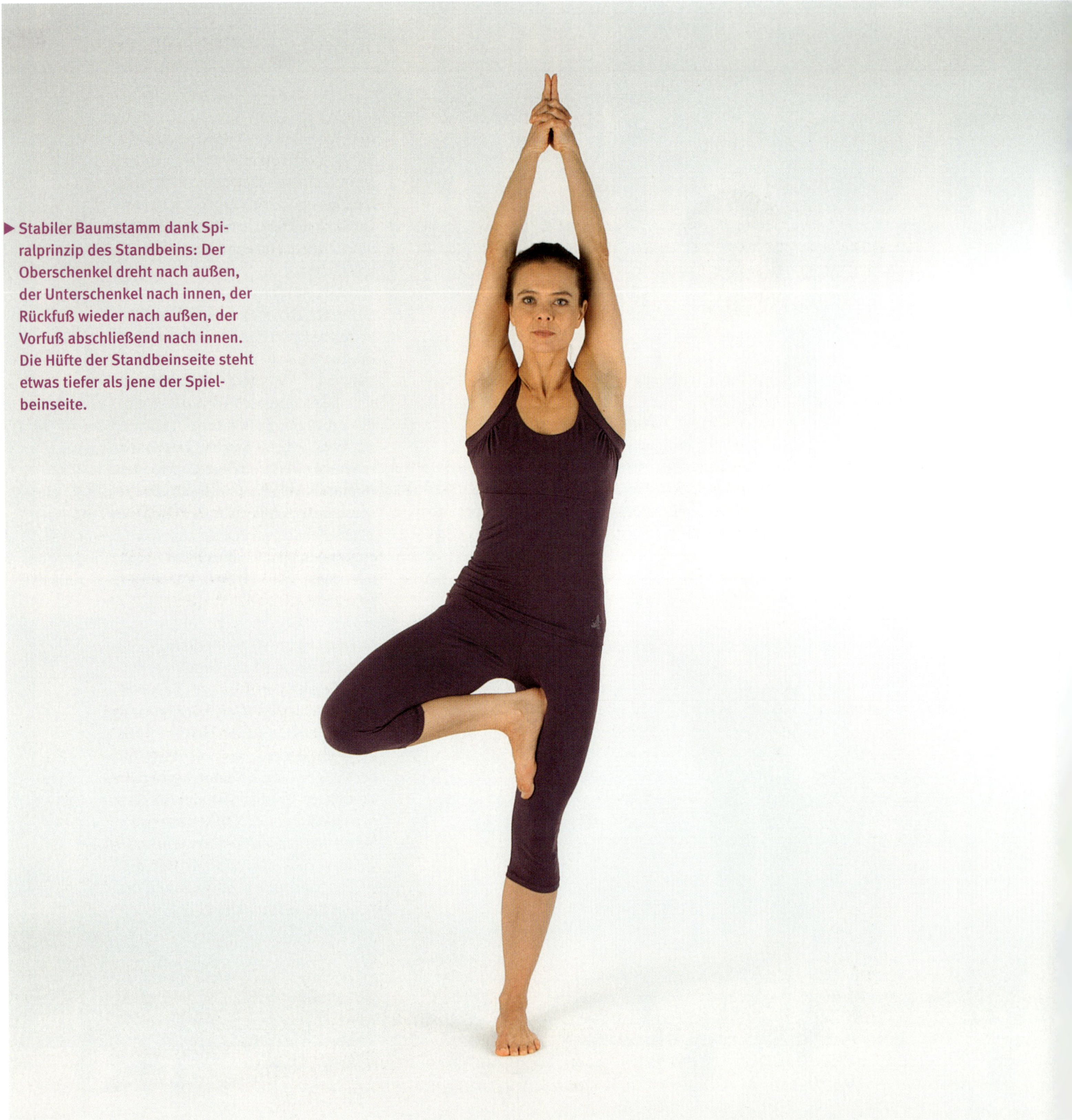

▶ Stabiler Baumstamm dank Spiralprinzip des Standbeins: Der Oberschenkel dreht nach außen, der Unterschenkel nach innen, der Rückfuß wieder nach außen, der Vorfuß abschließend nach innen. Die Hüfte der Standbeinseite steht etwas tiefer als jene der Spielbeinseite.

Baum

Vrksasana

In der Haltung des Baumes verinnerlichen Sie drei Inhalte: die eigenen Wurzeln tief und sicher in der Erde zu verankern, sich aufzurichten und nach oben in den Himmel zu wachsen. Daraus entsteht die Gelassenheit, auch bei Wind und Sturm stabil und anpassungsfähig zu bleiben.

So geht's

- Beginnen Sie im hüftgelenksbreiten Stand. Ein faustgroßer Ball hätte noch Raum zwischen Ihren Füßen.
- Heben Sie einatmend beide inneren Fußgewölbe an. Eine Kuppel entsteht zwischen Großzehenballen und Ferse, die wie zwei Saugnäpfe die Verbindung zur Matte halten. Die Außenseiten der Füße sind fest mit dem Boden verankert.
- Die Aufrichtung Ihrer Fußgewölbe setzt sich spürbar in Ihren Beinen fort. Beide Knie zeigen gerade nach vorn und stehen über dem zweiten Zeh.
- Stellen Sie sich vor, die Innenseiten der Oberschenkel nach vorn zu drehen, die Leisten richten sich auf. Beide Knie zeigen gerade nach vorne.
- Verlagern Sie das Gewicht auf den linken Fuß, die linke Beckenseite sinkt nach hinten und unten, Ihr Hüftgelenk wird so stabil gesichert.
- Heben Sie das rechte Bein gebeugt an und umfassen Sie das Knie mit beiden Händen.
- Drehen Sie nun das Bein aus dem Hüftgelenk aus, den rechten Fuß legen Sie an die Innenseite des linken Oberschenkels an.
- Rollen Sie einatmend die Schultern nach außen und führen Sie die Arme in großem Bogen seitwärts nach oben. Alle Finger verschränken, die Zeigefinger liegen gestreckt aneinander – Sampurna-Mudra.

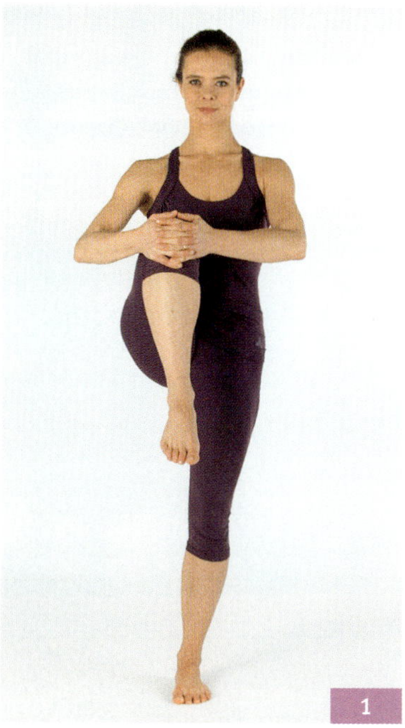

1

◀ Richten Sie zunächst das Standbein aus: aktives Fußgewölbe, gestreckte Leiste, Oberschenkelinnenseite nach vorne drehen. Indem Sie dann das Knie in die Hände schieben, richten Sie sich von innen auf.

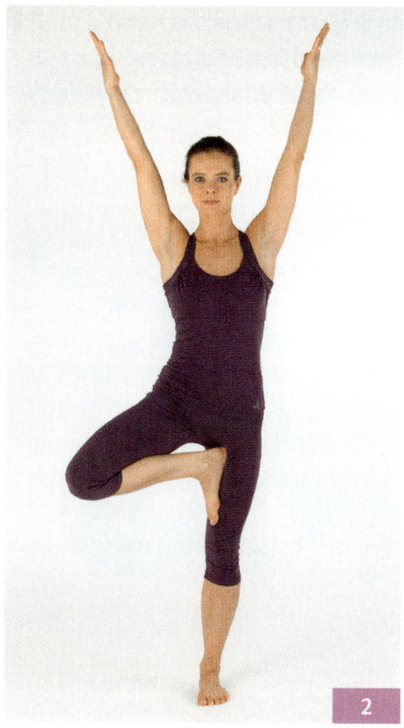

2

◀ Lassen Sie beide Schulterblätter über den Brustkorb nach hinten, unten und außen sinken. Beide Arme steigen in einer großen V-Position himmelwärts auf wie die Krone des Baumes.

▶ Die gesamte Beinmuskulatur des Standbeins ist beim Baum gefordert. Erst durch ein harmonisches Zusammenspiel gewährleistet sie den stabilen Einbeinstand und verringert somit das Sturzrisiko.

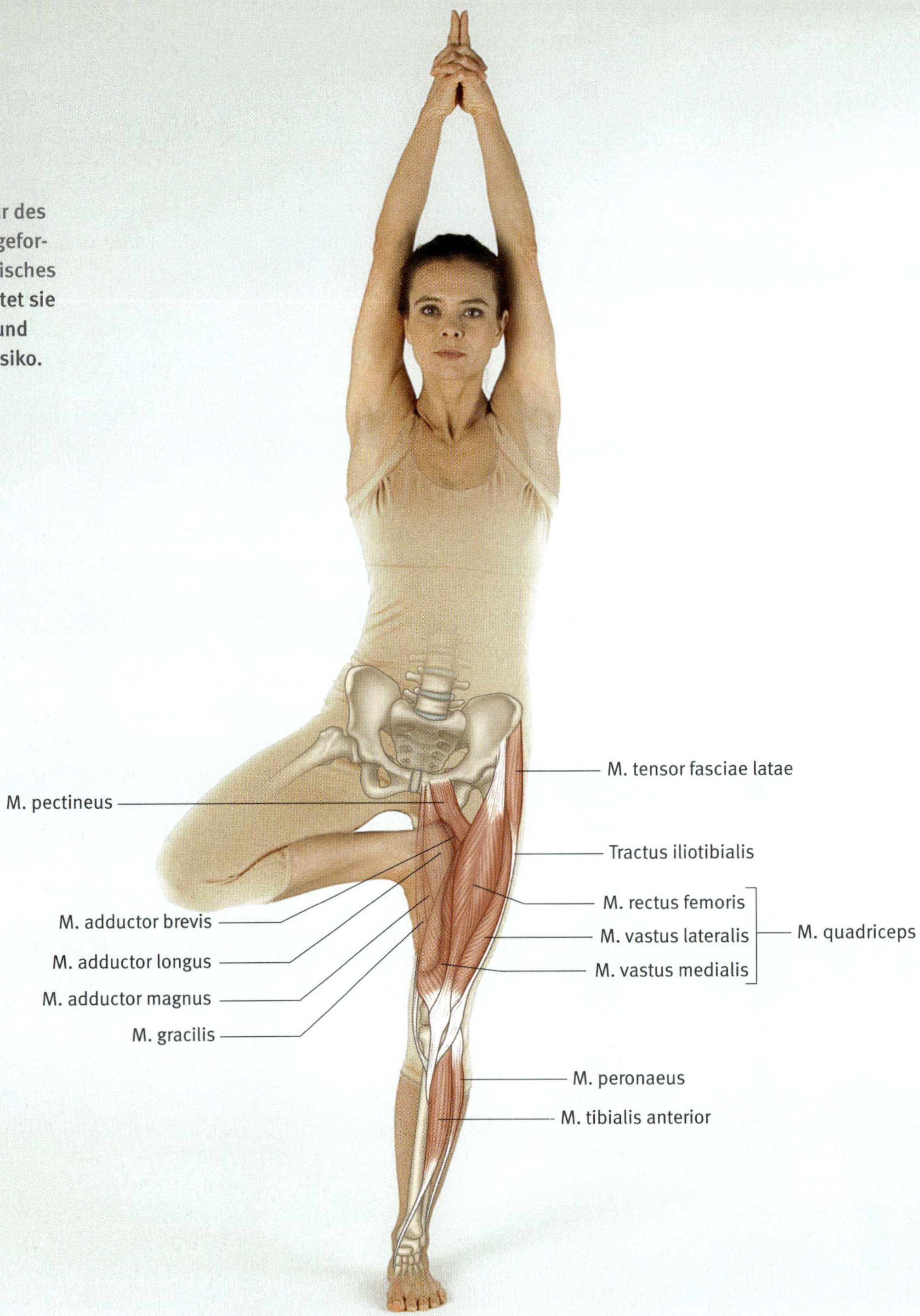

Evolution: Zweibeiner auf einem Bein

Vor etwa vier Millionen Jahren hat die Aufrichtung vom Vierbeiner zum Zweibeiner stattgefunden – ein Quantensprung in der Evolutionsgeschichte. Beim Vierbeiner „hängt" der Schwerpunkt stabil zwischen vier Stützen, beim Menschen „steht" der Schwerpunkt labil auf den Beinen. Physikalisch gesehen ist der Unterschied zwischen stabilem Stand des Vierbeiners und labilem Stand des Zweibeiners etwa so groß wie ein Pendel, das entweder „stabil" nach unten „hängt" beziehungsweise nach oben „labil" im Gleichgewicht „steht". Die Yogis haben die Evolution des Stehens gleich noch einmal neu definiert, indem sie übungshalber den Zweibeiner zum Einbeiner machen. Wer stabil und ruhig auf einem Bein zu stehen vermag – unten fest verwurzelt wie ein Baum, die Krone geschmeidig wiegend in der Luft – ist der Evolution sozusagen einen Schritt voraus.

Atmung & Bewusstsein

Innen und außen zentriert

Wie der Baum die Kraft der Erde nutzt, um zum Licht zu wachsen, lassen Sie die Einatmung an der Innenseite der Wirbelsäule entlang aufsteigen. So wird die innere Aufrichtung unterstützt. Während jeder Ausatmung können Sie überflüssige Spannung aus dem Körper abgeben. Gleichgewichtshaltungen fordern Konzentration. Wirbeln die Gedanken wie in einem Karussell, kommt auch der Körper ins Wanken. Den Geist zu zentrieren ist, als ob sich Wurzeln in der Erde ausbreiteten. Den inneren Blick zum Mittelpunkt der Stirn zu lenken und dort ruhen zu lassen – Bhrumadhya-Dristi – ist eine Möglichkeit, den Geist zu fokussieren. Stärke und Verbundenheit wachsen spürbar aus dem inneren Sich-Sammeln. Die Standfestigkeit des Baumes sowie seine Fähigkeit zur Anpassung an Wind und Wetter werden belohnt durch eine weite Krone, die im Frühling blüht und im Herbst Früchte trägt. Den Geist zu zähmen verleiht innere und äußere Balance.

Alltag

Sekunden-Einbeinstand

Stehen Sie zwischendurch auf einem Bein – an der Hotelbar, in der Warteschlange, beim Zähneputzen oder an der Bushaltestelle. Auf einem Bein ein paar Sekunden lang stehen oder langsam linkes Bein, rechtes Bein im Wechsel. Häufige Wiederholungen garantieren mehr Trainingseffekt, aktivieren die Muskulatur und entlasten das Venensystem. Der rhythmische Links-rechts-Einbeinstand ist ein erprobtes Mittel gegen müde Beine. Der Kreativität sind keine Grenzen gesetzt: Die Treppe rauf im Zeitlupentempo erfordert Kraft und Koordination auf einem Bein; im Lift ein Bein entlasten oder gar unmerklich auf die Zehen stehen; der Einbeinstand im Zug oder in der Straßenbahn stellt ein Reflextraining für Fortgeschritten dar – bitte immer mit Stange oder Haltegriff in Reichweite!

Medizin

Fest auf einem Bein stehen

Risikofaktor Nummer eins für den plötzlichen Verlust der Selbständigkeit im Alter ist die Schenkelhalsfraktur. Die Zahlen sind erschreckend, jede dritte Frau über Sechzig ist betroffen. Sturzprävention lautet das Gebot der Stunde! Die medizinische Industrie versucht den Menschen „für den Fall des Fallens" allerlei Hilfsmittel aufzuschwatzen – vom eingenähten Hüftpolsterschutz bis zum automatischen Notrufhandy. Dabei geht Naheliegendes oft vergessen: das Training von Gleichgewicht und Standfestigkeit, von Kraft und Beweglichkeit. Im „Baum" steckt alles drin: Balance und Kraft, Flexibilität und Stabilität. Konkret werden die Koordination und die Kraft des Standbeins gefordert, gleichzeitig wird die Beweglichkeit der Hüftgelenke dreidimensional gefördert. Um den Effekt zu verstärken, variieren Sie die Baumhaltung kreativ: Mal das Standbeinknie beugen, mal den Oberkörper hin- und herwiegen, mal die Arme nach oben, mal zur Seite – ein ideales Beinachsentraining.

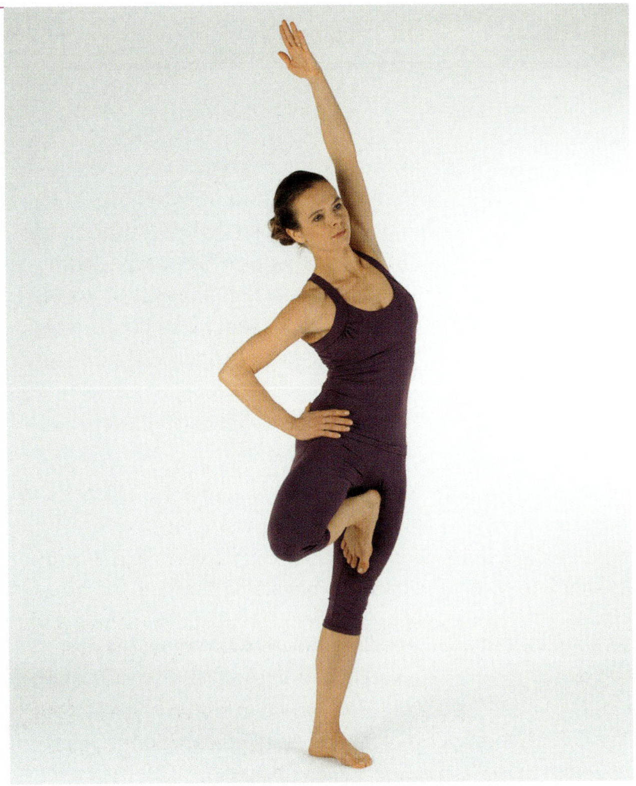

Variation 1
Stabil und beweglich

Um die Stabilität Ihrer Beine und damit Ihr Gleichgewicht zusätzlich zu fordern und zu fördern, neigen Sie sich wie die Palme im Wind.

So geht's

- Richten Sie Ihre Beine wie beschrieben achsengemäß aus. Das Kreuzbein sinkt schwer nach hinten unten, das Schambein steigt auf. Die Bauchdecke lenken Sie sanft nach innen, Ihr Becken wird zum ruhenden Pol.
- Verlängern Sie sich von innen heraus mit der folgenden Einatmung, der linke Arm steigt seitlich auf.
- Ausatmend gleitet die rechte Hand zum Becken und Sie neigen sich im weiten Bogen nach rechts.
- Einatmend richten Sie sich auf. Den rechten Arm heben, die linke Hand sinkt zum Becken.
- Ausatmend neigen Sie sich im weiten Bogen nach links.
- Wechseln Sie im Rhythmus Ihres Atems einige Male.

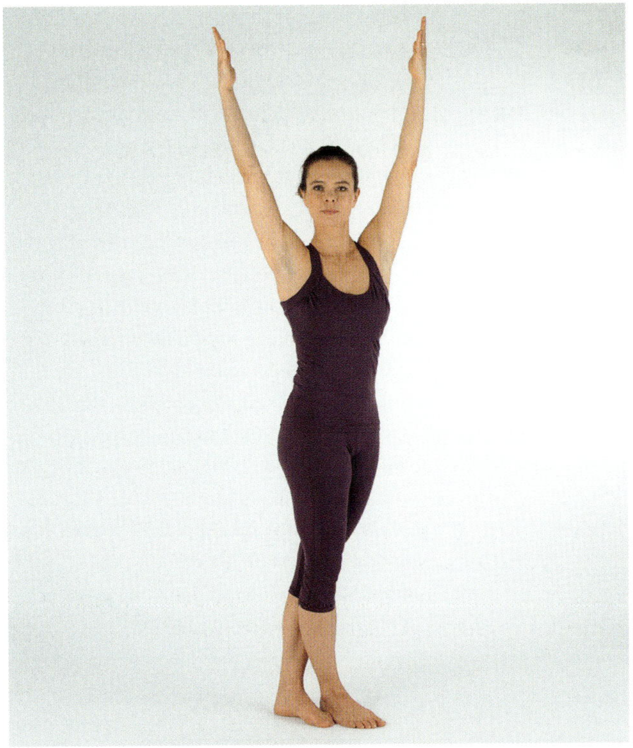

Variation 2
Verwurzelt, aber drehfreudig

Innere Aufrichtung lässt Sie tief durchatmen und schenkt Raum für geschmeidige Drehungen. Der gegensätzliche Zug von Kopf und Becken dehnt die Strukturen im Brustkorb.

So geht's

- Lösen Sie den rechten Fuß vom linken Oberschenkel. Kreuzen Sie ihn zur Außenkante des linken Fußes.
- Bereiten Sie die Drehung mit einer Einatmung vor. Lassen Sie dabei beide Arme seitlich in eine weite V-Position aufsteigen.
- Ausatmend rotieren Sie nach rechts. Beginnen Sie mit dem Bauchnabel.
- Rippe für Rippe gleiten Sie weiter in die Drehung. Die oberen steigen nach vorne oben auf, die unteren sinken entspannt nach hinten unten. Die Flanken bleiben weit.
- Der Schultergürtel folgt, weit und breit ausgerichtet.
- Abschließend den Kopf eingliedern.

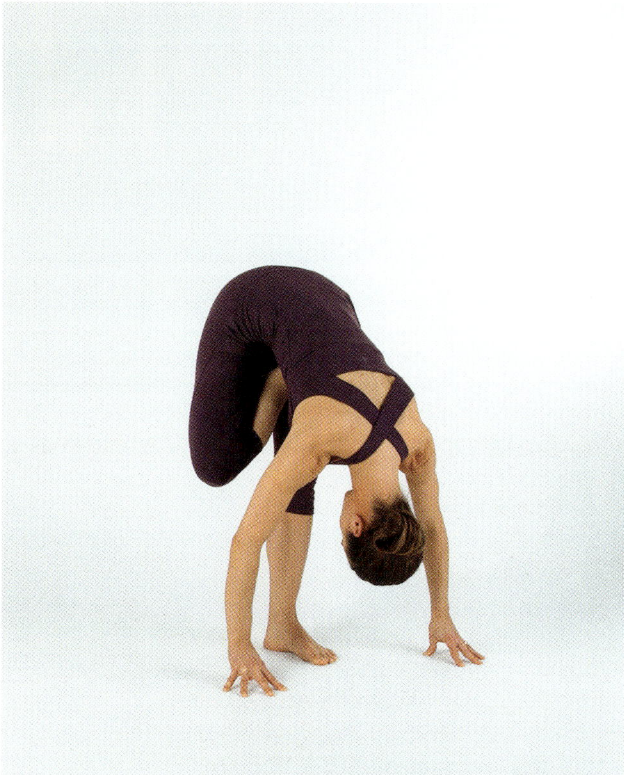

Variation 3

In der Stabilität loslassen

Die Kunst der Balance erfordert Feingefühl. Verkrampfte Muskeln und übertriebener Ehrgeiz sind genauso hinderlich wie mangelnde Struktur und fehlende Spannung.

So geht's

- Begeben Sie sich in die Haltung des Baumes.
- Beide Arme hängen locker und gelöst.
- Ausatmend beginnen Sie vom Kopf, sich Wirbel für Wirbel zu rollen, bis der Oberkörper entspannt hängt.
- Beim Aufrollen lassen Sie ausatmend das Steißbein Richtung Boden sinken. Richten Sie das Becken auf.
- Aktivieren Sie nun den Beckenboden, indem Sie sich auf den Dammpunkt konzentrieren. Lenken Sie Kraft und Energie des Beckenbodens nach oben.
- Ihre innere Achse richtet sich Wirbel für Wirbel auf. Beide Schultern werden senkrecht über dem Becken ausgerichtet. Dann balancieren Sie den Kopf aus.

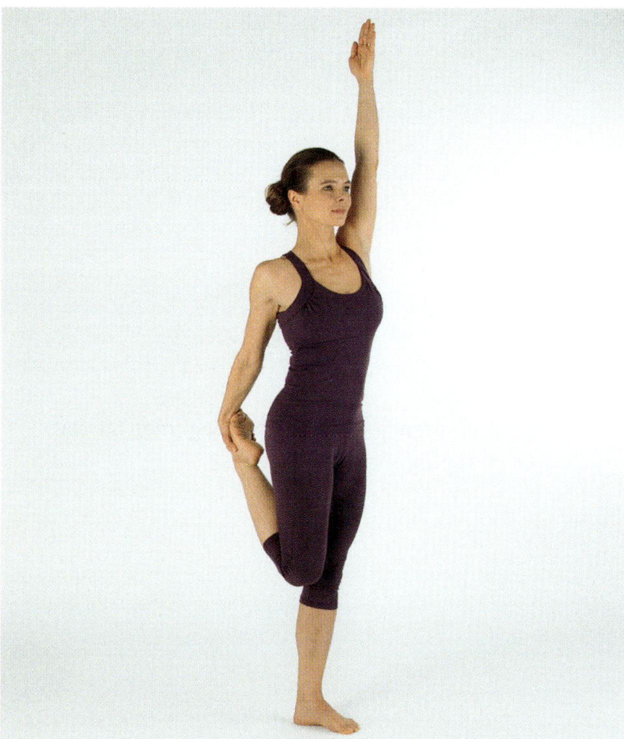

Variation 4

Die Leiste weiten

Natarajasana, der Tänzer, hat die Balance so verinnerlicht, dass sein Körper Geschichten erzählt, die die Menschen erfreuen und sie im Herzen berühren.

So geht's

- Auf dem linken Bein stehend fühlen Sie sich in die aufrichtende Spirale Ihres Beins hinein. Sie führt von der linken großen Zehe über die Innenseite des Unterschenkels zur Außenseite des Oberschenkels.
- Das linke Knie ist aktiv gestreckt und lebendig.
- Beugen Sie das rechte Knie und umfassen Sie den Fußspann mit der rechten Hand. Heben Sie den linken Arm senkrecht an.
- Während das Becken aufgerichtet bleibt, richten Sie beide Oberschenkel parallel zueinander aus.
- Lassen Sie mehr und mehr Länge am rechten Oberschenkel entstehen und dehnen Sie die Leisten.

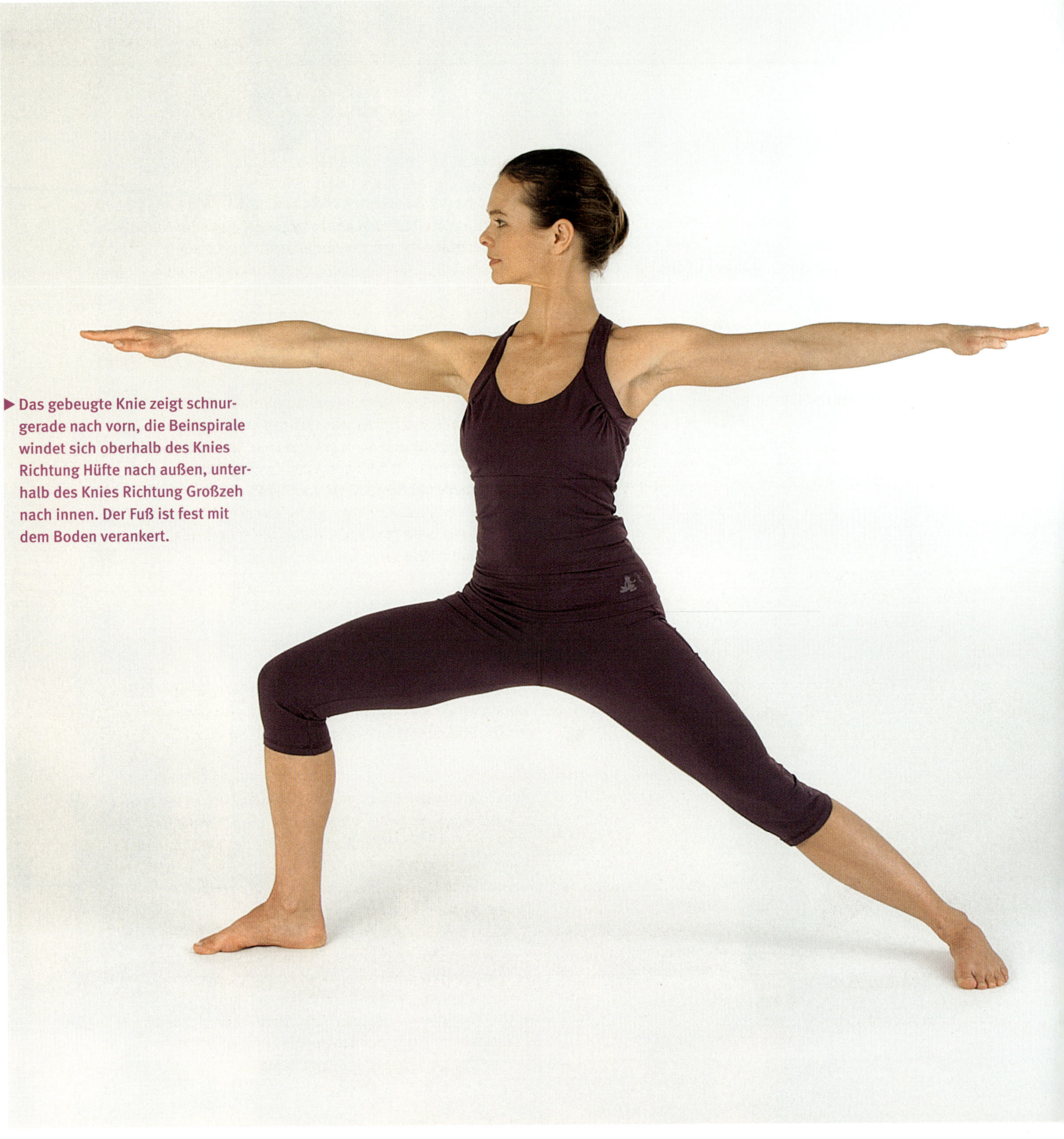

▶ Das gebeugte Knie zeigt schnurgerade nach vorn, die Beinspirale windet sich oberhalb des Knies Richtung Hüfte nach außen, unterhalb des Knies Richtung Großzeh nach innen. Der Fuß ist fest mit dem Boden verankert.

Held

Virabhadrasana

Damit wir als freundliche Heldin, als aufrichtiger Held aus dem Herzen handeln können, bedarf es einer kraftvollen Basis sowie einer guten Verbindung zur Körpermitte – dem Sonnenzentrum. Hier sind wichtige Muskeln sternförmig vernetzt und auch die besondere Intelligenz des Bauches, unser „Bauchgehirn", liegt hier.

So geht's

- Stellen Sie sich in eine weite Grätsche, die Füße etwa eine Beinlänge voneinander entfernt.
- Lassen Sie das Kreuzbein nach hinten und unten sinken, der Kopf führt aus einem langen Nacken eine winzige Ja-Bewegung aus. Dadurch verlängert sich Ihre Wirbelsäule.
- Beugen Sie das rechte Knie. Verschränken Sie alle Finger vor dem Becken, nur die Zeigefinger liegen gestreckt aneinander.
- Einatmend heben Sie beide Arme an. Die rechte Ferse anheben und auf dem Ballen nach innen drehen. Dann die Fußspitze auf der Ferse nach rechts drehen.
- Drehen Sie die linke Ferse leicht nach hinten.
- Ausatmend beugen Sie das rechte Knie über dem zweiten Zeh. Öffnen Sie die Arme weit zur Seite. Lenken Sie Ihren Blick über die rechte Hand hinweg in die Weite.
- Weiten Sie die Arme aus dem Herzen. Die Schulterblätter gleiten weit auseinander und beckenwärts. Die oberen Rückenmuskeln tragen die Arme, sodass die Schultern entspannt bleiben.

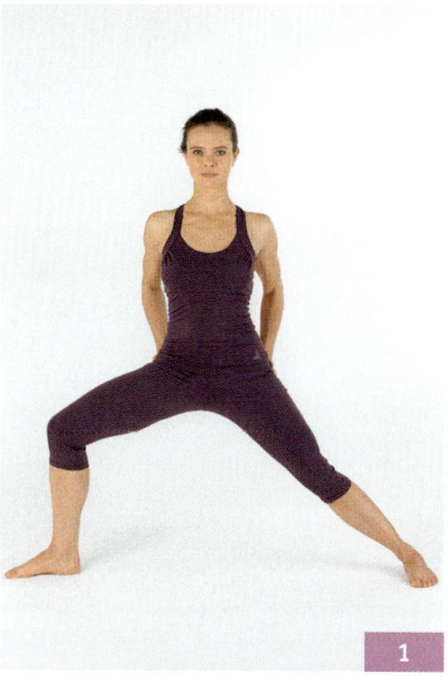

◀ Das vordere (rechte) Bein ist aus dem Hüftgelenk ausgedreht. Großzehenballen, Kleinzehenballen und die Fersenaußenkante stehen fest am Boden, dazwischen spüren Sie einen diagonalen Kraftbogen, das Längsgewölbe.

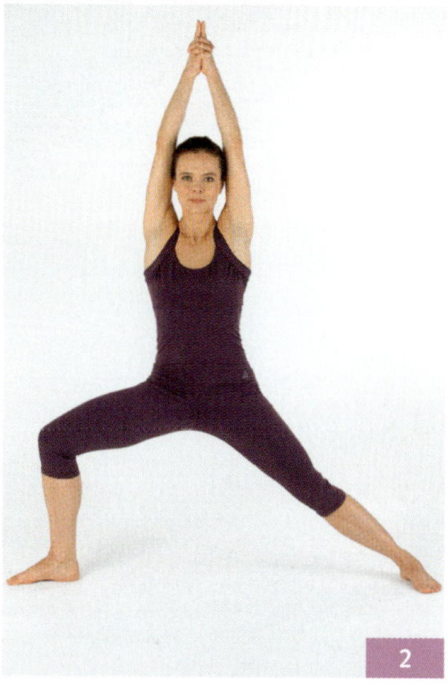

◀ Das hintere (linke) Bein ist aus dem Hüftgelenk eingedreht. Dann lassen Sie die Arme aufsteigen. Lenken Sie dabei die Bauchdecke nach innen, um den unteren Rücken zu stabilisieren.

▶ Das Becken ist aufgerichtet und in der Mitte zentriert. Die Wirbelsäule ist im Lot ausgerichtet. Um den weiten Schritt halten zu können, ist besonders die Becken-Beinmuskulatur aktiviert.

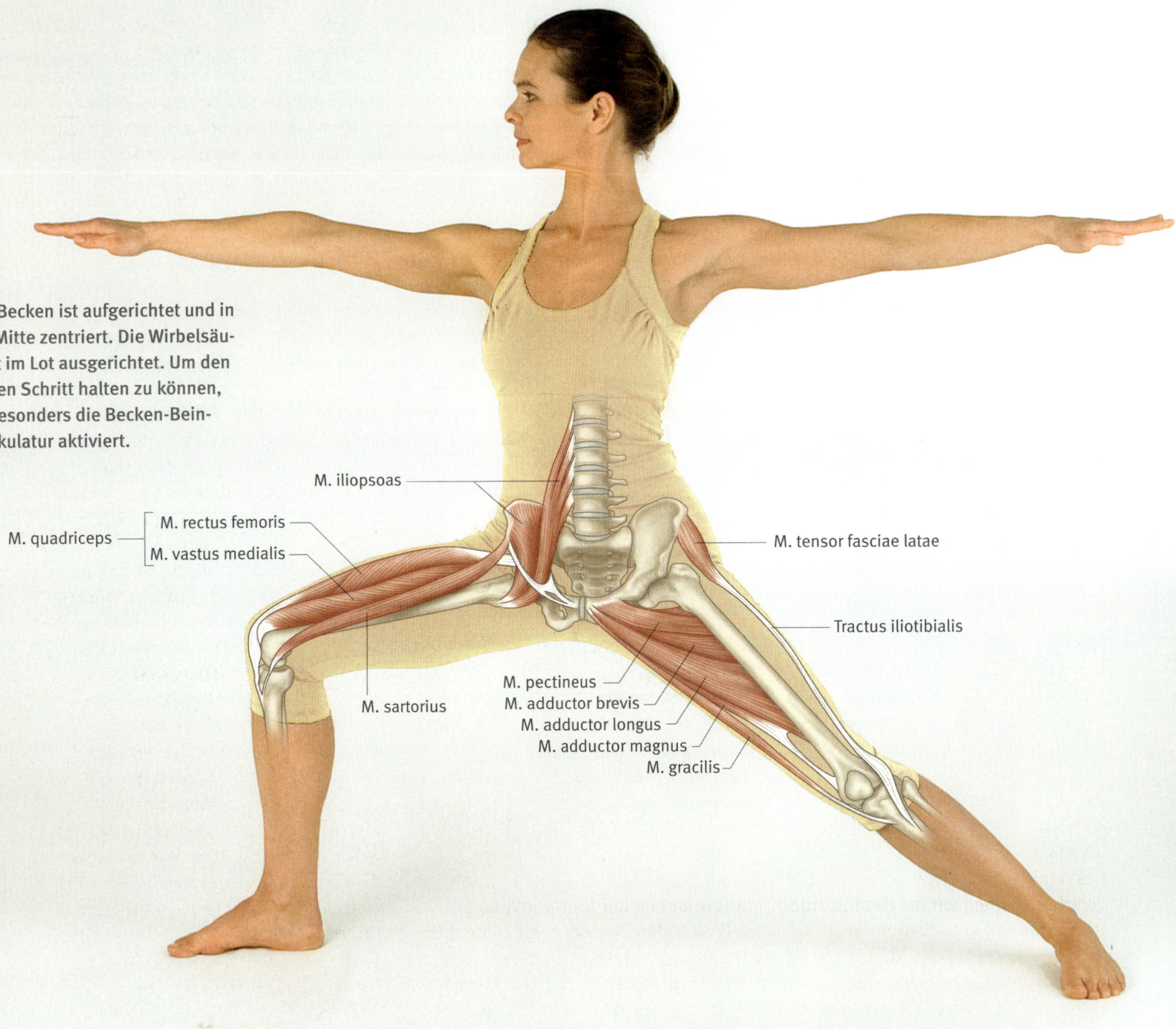

Evolution: Kraft ohne Anstrengung

Unten stabil und oben geschmeidig, darum geht es beim Helden: Urbewegungen wie das Laufen und das Werfen werden hier zu einer Position verdichtet. Der Läufer ist laufstark in den Beinen, trittsicher in den Füßen und rhythmisch locker im Oberkörper. Ähnlich beim Speerwerfer: Die Kraft kommt von unten, fließt durch den Körper nach oben, der Wurfarm wird zur Peitsche, die Hand lässt los … und der Speer zischt durch die Luft. Die Kraftentwicklung beim Laufen wie beim Werfen folgt einer einfachen Bewegungslogik: unten stabil, oben mobil. Der moderne Mensch droht dieses archaische Bewegungswissen zu verlieren: Beim Gehen ist er mit der Aufmerksamkeit mehr und mehr im Kopf statt bei den Füßen am Boden, beim Einsatz der Arme fehlt oft die Spannkraft in den Beinen, dafür dominieren Verspannungen in den Schultern und Armen. Die Heldenposition ist eine perfekte Gelegenheit, dieses Prinzip der „Kraft ohne Anstrengung“ für sich neu zu entdecken.

Atmung & Bewusstsein
Bauch, Herz und Kopf

Energie und Atmung stehen für die Yogis in direkter Verbindung. Eine Aufrichtung der Wirbelsäule integriert den Brustkorb sanft gedehnt zwischen Kopf und Becken. Die Rippen haben Raum, um beim Einatmen nach außen zu schwingen und beim Ausatmen zurückzugleiten. Eine vollständige Atmung und der Energiefluss sind garantiert.
Persönliche Stärken zu kennen, Willenskraft, Durchsetzungsvermögen bei gleichzeitiger Toleranz und Wertschätzung des sozialen Umfelds zeichnen den yogischen Helden und die yogische Heldin aus. Mit einem stabilen Fundament und der Kraft der Mitte wird es möglich, aus der Weite des Herzens zu handeln. Kraftvoll aufgerichtet können wir die Herausforderungen des Alltags gelassener bewältigen. „Mit dem Herzen zu sehen“ ist die Achtsamkeit in alle Richtungen, auch außerhalb des Gesichtsfeldes. Dies ermöglicht, für sich und andere Verantwortung zu übernehmen.

Alltag
Unten stabil und oben agil

Geeignet sind alle zielorientierten Bewegungen des Alltags wie z. B. das Aufschließen einer Tür, der Handschlag zur Begrüßung oder das entschlossene Ergreifen eines Gegenstandes. Typischerweise identifiziert sich das Denken in diesen Momenten voll und ganz mit dem Ziel der Handlung. Das Ausgerichtet-Sein des Helden auf ein Ziel – unten stabiles Fundament, oben offene Haltung – unterscheidet sich hier deutlich von der im Westen üblichen „Reduktion auf ein Ding“. Wer das „Unten-stabil-oben-agil-Prinzip“ im Alltag übt, entdeckt in scheinbar belanglosen Handlungen neue Inhalte: Körperlich erleben Sie z. B. beim nächsten Handschlag die elastische Spannkraft der Beine, die strukturierte Lockerheit der Schultern und das plastisch formbare Kugelgewölbe Ihrer Hand. Bleiben Sie sich – während Sie Ihr Handeln auf ein Ziel ausrichten – Ihres gesamten Körpers bewusst, körperliche Präsenz ist Voraussetzung für die Entwicklung von Achtsamkeit.

Medizin
Kraft und Beweglichkeit

Trainiert der Baum (Seite 29) das labile Gleichgewicht im Einbeinstand, dann trainiert der Held das stabile Gleichgewicht im Zweibeinstand: Beine im Ausfallschritt, weit auseinander, Schwerpunkt tief abgesunken – ein perfektes Kraftausdauertraining für die Beine bei gleichzeitigem asymmetrischen Beweglichkeitstraining der Hüftgelenke. Das Becken ist dreidimensional in sich verwrungen und funktionell maximal stabil. Der Oberkörper und die Arme sind frei, können sich zur Decke strecken, zur Seite neigen oder um die eigene Achse drehen. Die Heldenposition ist ideal als Beinachsentraining bei Knickfüßen, X-Beinen, Kniegelenkproblemen ohne Blockierung, beginnender Hüftarthrose, Beckenschiefstand, Hohlkreuz, Unbeweglichkeit des Brustkorbes oder bei steifen Schultern. Hilfreich auch bei Kindern mit eingedrehten Hüften und nach innen gerichtete Fußachsen.

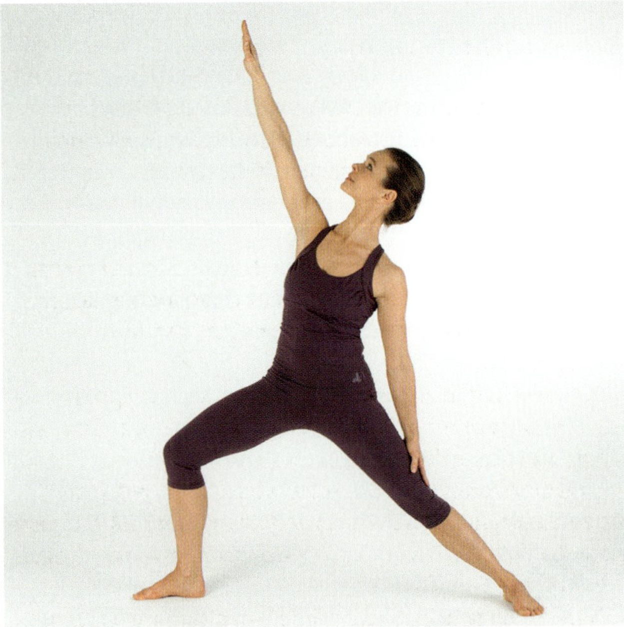

Variation 1

Den Blick himmelwärts richten

Die Seitneigung der Wirbelsäule weitet eine Brustkorbseite, um Atem und Energie in diesen Körperraum zu lenken.

So geht's

- Becken und Beine bleiben, wie in Virabhadrasana beschrieben, ausgerichtet.
- Einatmend neigen Sie die Wirbelsäule im weiten Bogen nach links. Dabei steigt der rechte Arm auf, während die linke Hand zum linken Bein sinkt.
- Lassen Sie beide Schulterblätter entspannt beckenwärts sinken und breiten Sie die Arme aus dem Herzen weiter und weiter aus.
- Verweilen Sie für mehrere Atemzüge.
- Bei jeder Einatmung nehmen Sie wahr, wie Ihre Rippen sich fächern.
- Üben Sie auf diese Weise auch die andere Seite.

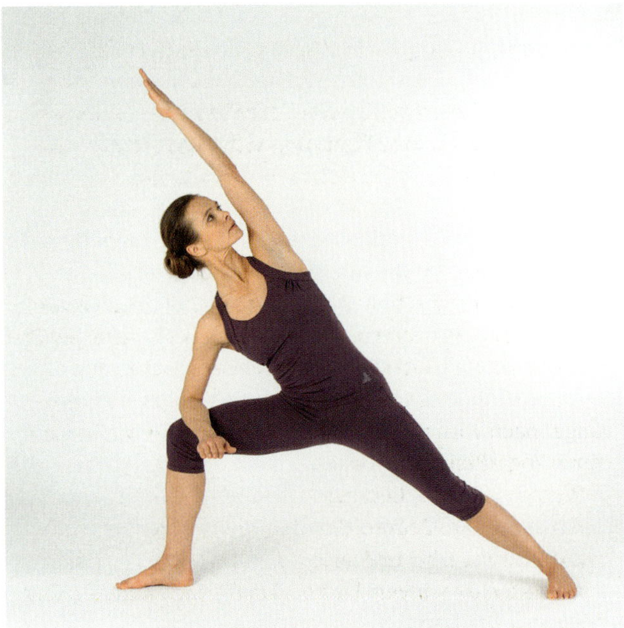

Variation 2

Sich diagonal im Raum ausrichten

Die funktionelle Ausrichtung der Beinachsen bietet so viel Stabilität, dass Sie den lang gedehnten Oberkörper aus dem vorderen Hüftgelenk zur Seite neigen können.

So geht's

- Beginnen Sie in Virabhadrasana.
- Ausatmend neigen Sie sich aus dem rechten Hüftgelenk nach vorn. Der rechte Unterarm gleitet zum rechten Oberschenkel, der linke Arm steigt gestreckt bis neben das linke Ohr auf. Das Becken sinkt dabei, bis eine Diagonale von den Fingerspitzen bis zum Fuß entsteht.
- Verlängern Sie die untere Taille, indem Sie die Rippen in Richtung Achsel schieben. Beide Taillen sind gleich lang, die Sitzbeinknochen weisen diagonal zum Boden.
- Drehen Sie den Kopf mit langem Nacken nach oben, bis Sie unter dem linken Arm hinweg zum Himmel schauen.

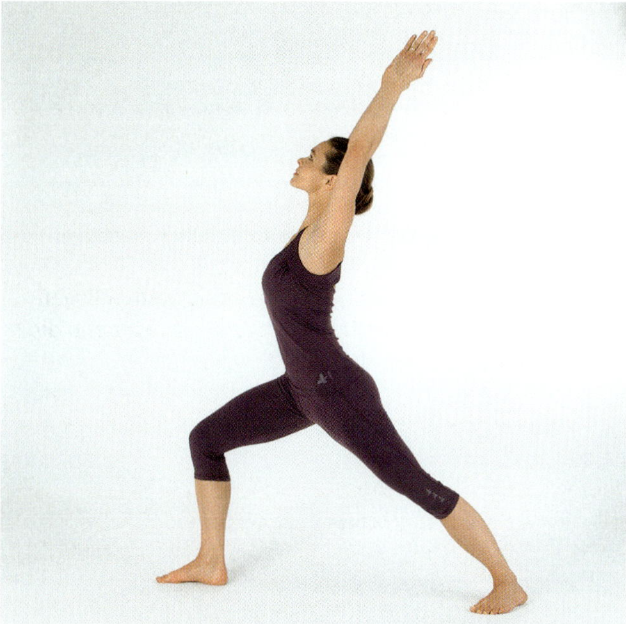

Variation 3

Harmonischer Bogen

In dieser Heldenhaltung stehen die Füße hüftgelenkbreit hintereinander und die Weite des Herzens entsteht durch eine harmonische Rückbeuge der Wirbelsäule.

So geht's

- Aus dem hüftgelenksbreiten Stand den linken Fuß leicht ausgedreht in einen großen Ausfallschritt gleiten lassen.
- Beugen Sie das rechte Knie gerade nach vorn über den zweiten Zeh.
- Das linke Bein bleibt aktiv gestreckt mit einer Spirale vom linken Großzehenballen über die Unterschenkelinnenseite zur Außenseite des Beckens.
- Einatmend aktivieren Sie den Beckenboden, indem Sie den Dammpunkt nach innen und oben ziehen. Verlängern Sie den unteren Rücken und neigen Sie sich in einem harmonischen Bogen zurück.
- Beide Arme sind in einer weiten V-Position angehoben.

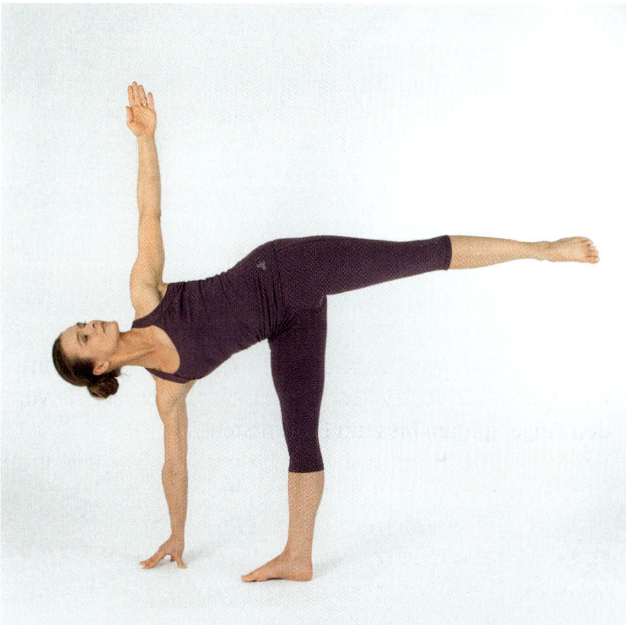

Variation 4

Candrasana – die Haltung des Mondes

Der Mond symbolisiert die weiblichen Kräfte, den ausgleichenden Aspekt unserer Persönlichkeit. Diese Haltung fordert Ihr Feingefühl für Ausrichtung und Balance.

So geht's

- Beginnen Sie in Virabhadrasana.
- Neigen Sie sich ausatmend mit langem Rücken nach vorn, bis beide Hände neben dem rechten Fuß die Matte berühren. Das Gewicht auf den rechten Fuß verlagern.
- Lassen Sie die rechte Hand am Boden eine „Oberkörperlänge" nach vorn gleiten. Stützen Sie sich wenn nötig auf einen Yoga-Block.
- Heben Sie das linke Bein an.
- Beginnen Sie am Becken, den Körper aufzudrehen. Es folgen der Bauchnabel und sehr achtsam der Brustkorb.
- Strecken Sie den linken Arm senkrecht zum Himmel. Der Blick folgt der Hand.

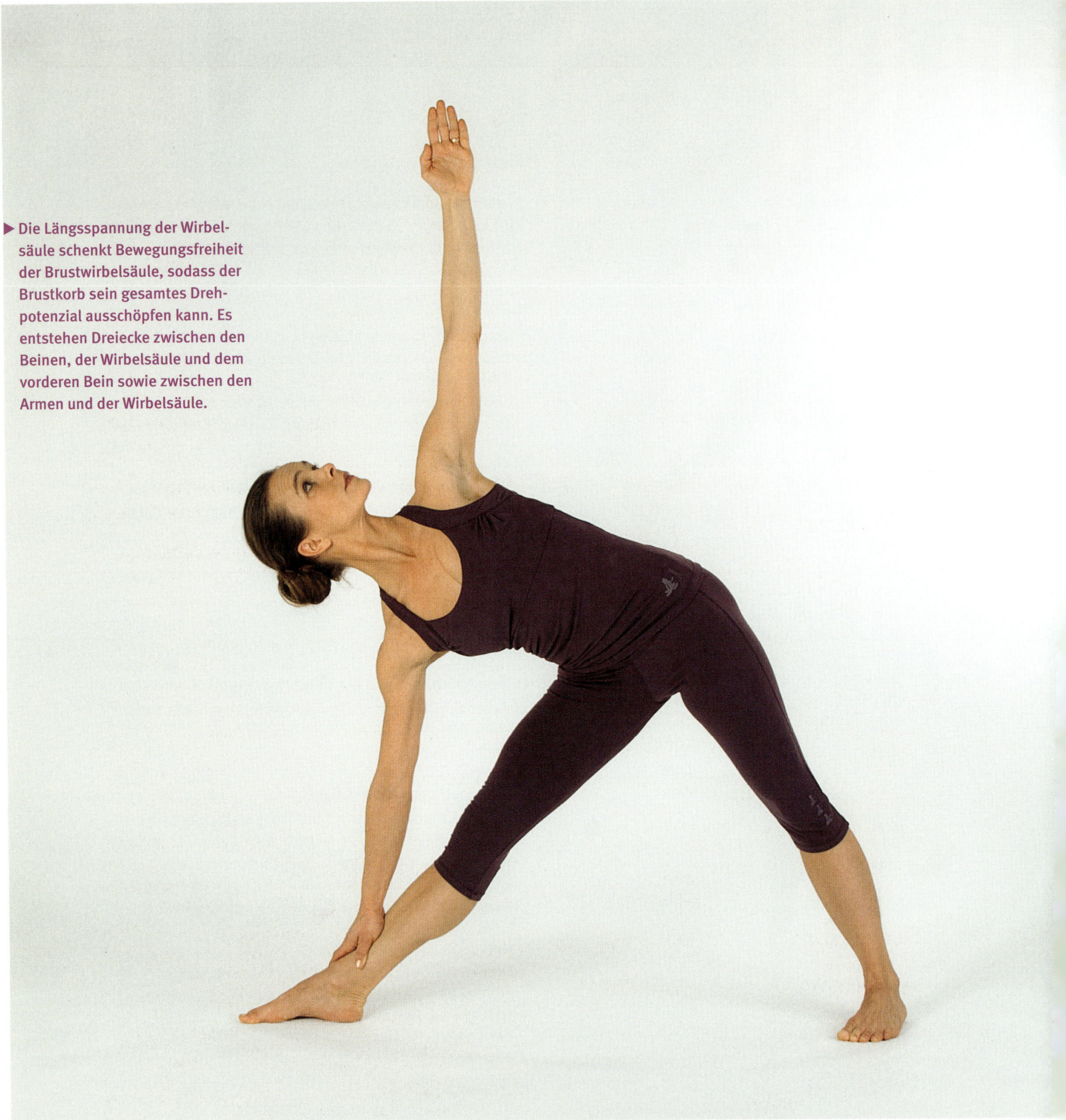

▶ Die Längsspannung der Wirbelsäule schenkt Bewegungsfreiheit der Brustwirbelsäule, sodass der Brustkorb sein gesamtes Drehpotenzial ausschöpfen kann. Es entstehen Dreiecke zwischen den Beinen, der Wirbelsäule und dem vorderen Bein sowie zwischen den Armen und der Wirbelsäule.

Dreieck

Utthita Trikonasana

Das Sanskritwort *utthita* heißt ausgebreitet, *tri* bedeutet drei und *kona* meint Winkel. Dieser Haltung liegt ein Dreieck zugrunde, die stabilste zweidimensionale Form. Die Stabilität macht es möglich, sich in die Weite auszubreiten und den Oberkörper kräftig zu drehen und zu bewegen.

So geht's

- Beginnen Sie wieder in einer weiten Grätsche, etwa eine Beinlänge weit.
- Schließen Sie beide Hände vor dem Becken in Sampurna-Mudra (Seite 29).
- Heben Sie einatmend die Arme an und beugen Sie das rechte Bein leicht.
- Drehen Sie die rechte Ferse nach innen, dann den Vorfuß nach außen. Abschließend versetzen Sie die linke Ferse leicht nach links.
- Lassen Sie die Kraft der Erde durch die Fußgewölbe bis zum Kopf aufsteigen. Nun verschieben Sie ausatmend den Brustkorb nach rechts und das aufgerichtete Becken nach links. Öffnen Sie gleichzeitig die Arme horizontal.
- Längen Sie beide Taillen, bis ein Dreieck zwischen dem Oberkörper und dem gestreckten rechten Bein entsteht.
- Die rechte Hand sinkt gewichtslos zum rechten Bein. Den linken Arm strecken Sie in der senkrechten Verlängerung nach oben aus.
- Drehen Sie die linke Brustkorbseite Rippe für Rippe nach oben, bis beide Körperseiten genau senkrecht übereinander stehen.
- Integrieren Sie den Kopf mit langem Nacken in die Rotation, bis der Blick am linken Arm entlang nach oben gerichtet ist.

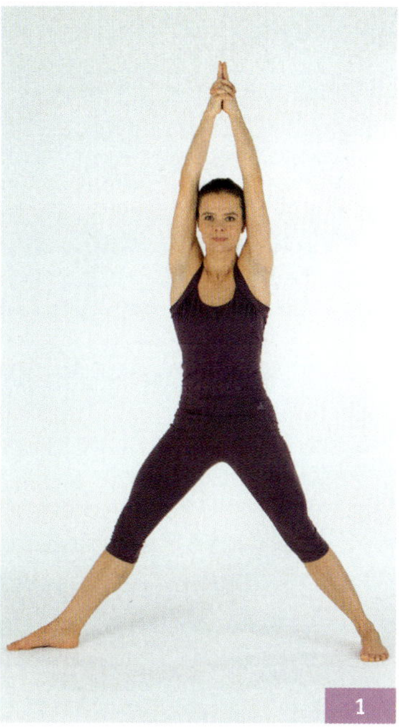

1

◀ Nehmen Sie das Aufrichtungsprinzip des Körpers über die Kuppel der Fußgewölbe sowie der senkrecht übereinanderstehenden Kuppeln von Beckenboden, Zwerchfell und Gaumensegel wahr.

▼ Der gegensätzliche Zug von Brustkorb und Becken verlängert die untere Taille. Die Wirbelsäule richtet sich dadurch gelängt neu im Raum aus.

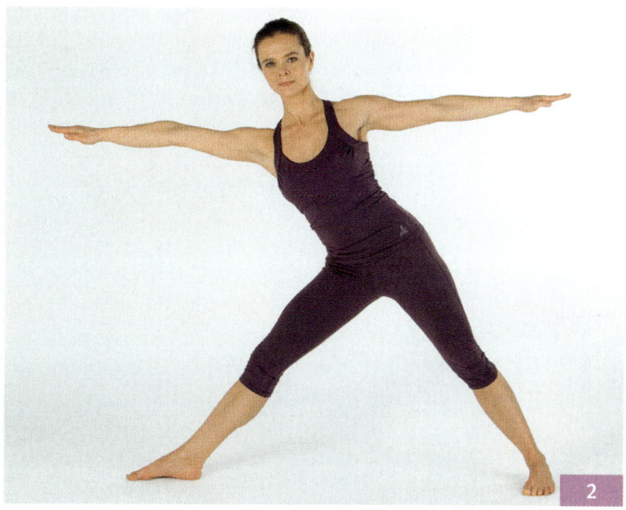

2

▶ In dieser Position wird die Bauch-, Flanken, Becken- und Beckenbodenmuskulatur gekräftigt. Dabei bremst der M. quadratus lumborum – der seitliche Rumpfbeuger – die Bewegung ab und verhindert ein Abklappen des Oberkörpers nach unten.

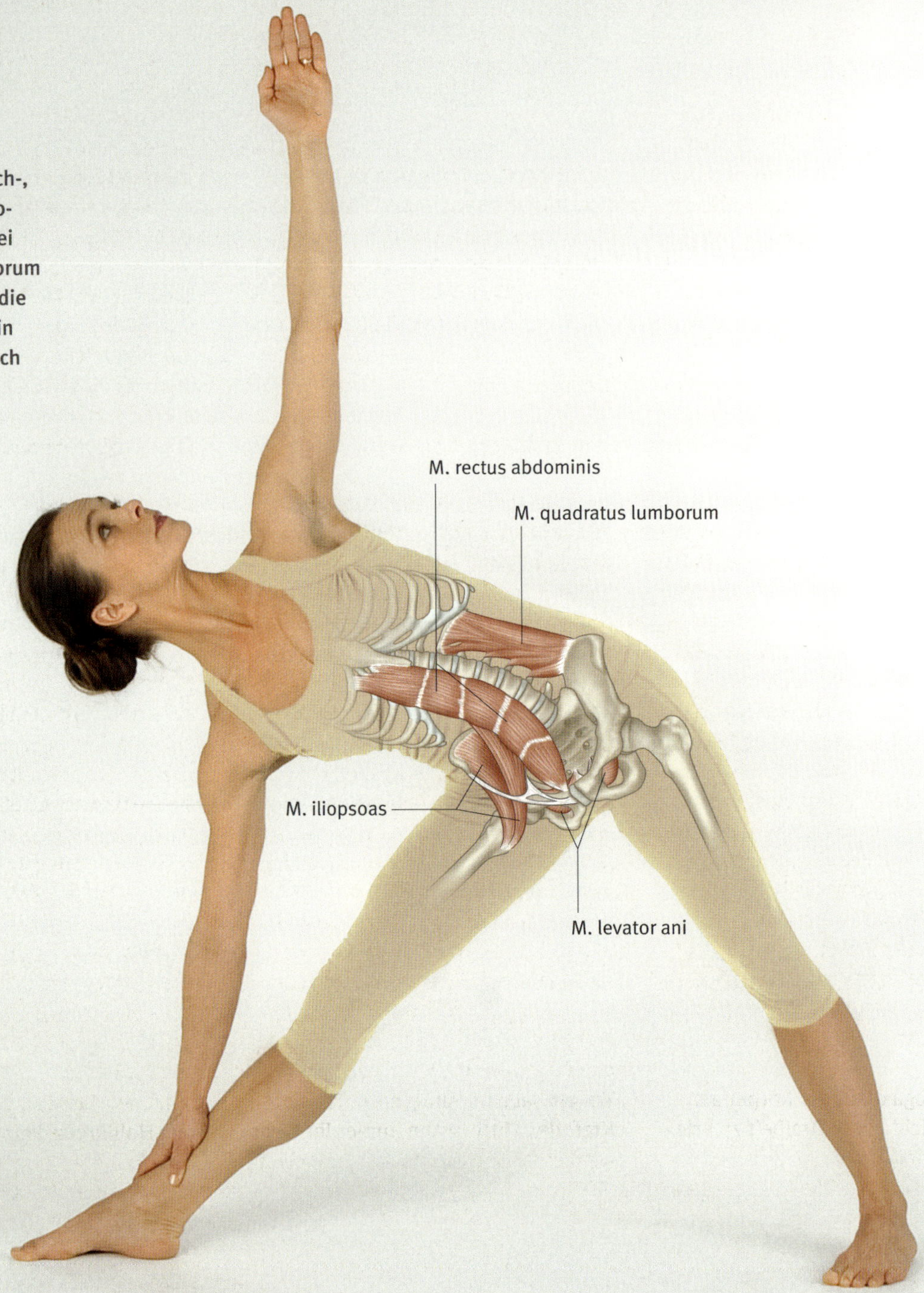

Evolution: Vom Fortbewegen zum Handeln

Beim Stehen, Gehen und Laufen befindet sich der Schwerpunkt des Körpers zentriert über der Standfläche. Fortbewegung bedeutet „Körperschwerpunkt über Standfläche“. Ganz anders sieht es aus, wenn der Mensch sich bückt, um etwas aufzuheben, wenn er schwere Lasten anhebt, schiebt oder zieht, wenn er auf einen Baum klettert und mit den Fingerspitzen nach einem Vogelnest greift. Hier gilt die Formel „Körperschwerpunkt neben der Standfläche“. Genau wie bei einem Kran muss die Standfläche extra stark am Boden verankert sein, damit der Lastarm in alle Richtungen drehen und schwenken kann, ohne umzukippen. Genau dieses Prinzip „Körperschwerpunkt neben der Standfläche“ wird mit Trikonasana intensiv geübt: Die Füße und Beine sind stabil am Boden verankert, der Oberkörper ist frei, damit er sich in alle Richtungen geschmeidig bewegen kann.

Atmung & Bewusstsein

Körper, Geist und Spiritualität

Die Haltung des Dreiecks verkörpert die drei grundlegenden Komponenten des Yoga: Körper – Geist – Seele. Dabei steht der Körper für die Asana-Praxis, der Geist für Wissen und Reflexion und die Seele für die spirituelle Weisheit über Meditation und Atmung. Das Ziel des Yoga ist, die Einheit der Dinge hinter der Erscheinung anzuerkennen. Befreien wir unser Denken von den Schwarz-Weiß-Mustern, dem Kategorisieren in Gut und Schlecht, dann verändern sich Perspektive, emotionale Färbung und Bewertung. Die Sicht der wertfreien Beobachtung ermöglicht, die von sozialer Konditionierung und Erfahrung getragene Sichtweise zu relativieren – Vorurteile haben kaum noch Chancen.

Im Hatha-Yoga dient der Körper als Erfahrungsfeld, diese Dreiheit zu erleben. Die präzise Ausrichtung bündelt das logische Denken, der Atem beruhigt die Gedanken und die Symbolik der Asanas regt die kreativen und emotionalen Seiten des Geists an.

Alltag

Dreieck aus dem Lot

Verlässt der Oberkörper die Lotlinie, gilt der Grundsatz „unten stabil, Lendenwirbelsäule gerade, Oberkörper geschmeidig wie eine Katze“. Wenn Sie das nächste Mal etwas vom Boden aufheben, beispielsweise im Restaurant die runtergefallene Serviette, versuchen Sie es aus leicht gedrehter Beckenstellung heraus mit geradem Rücken und gestreckten Beinen. Wenn Sie das nächste Mal zur Decke schauen, achten Sie auf exakte Streckung im oberen Rücken, offene Leisten, knickfreie Lendenwirbelsäule und leichtes Anspannen der Bauchmuskulatur. Fällt das nächste Mal die Serviette runter, heißt es: Beide Sitzbeine fest auf der Stuhlsitzfläche verankern, Wirbel für Wirbel seitlich abrollen, bis die Finger den Gegenstand am Boden berühren. Trikonasana im Alltag entwickelt die Kraft der Mitte, wann immer Ihr Oberkörper das Lot verlässt – sozusagen in allen Lebenslagen.

Medizin

Die Kraft der Mitte

Die extremen Stellungen des Oberkörpers führen zu langen Hebeln im Becken, was Verspannungen im Becken löst, die Hüft- und Iliosakralgelenke mobilisiert und gleichzeitig die Bauch-, Flanken-, Becken- und Beckenbodenmuskulatur kräftigt. Ideal bei fehlender Stabilität der Lendenwirbelsäule, Beckenschiefstand, Skoliose, Hüftarthrose, Beckenbodenschwäche mit Senkungserscheinung und Inkontinenz; ideal zur exzentrischen Belastung der Flankenmuskeln, zur Kräftigung der tiefen Bauchmuskulatur und zur Steigerung der Belastbarkeit des unteren Rückens. Die Lendenwirbelsäule wird aktiv und axial stabilisiert. Dank dieser „bandscheibengerechten Ausführung“ erfüllt Trikonasana die Kernforderung der Rückenschule: Die Lendenwirbelsäule bleibt gerade – kein Hohlkreuz, kein unterer Rundrücken. Trikonasana geht noch einen Schritt weiter: Sie kombiniert die stabile Lendenwirbelsäule mit einem beweglichem Oberkörper. Ganz schön clever, die Yogis von damals.

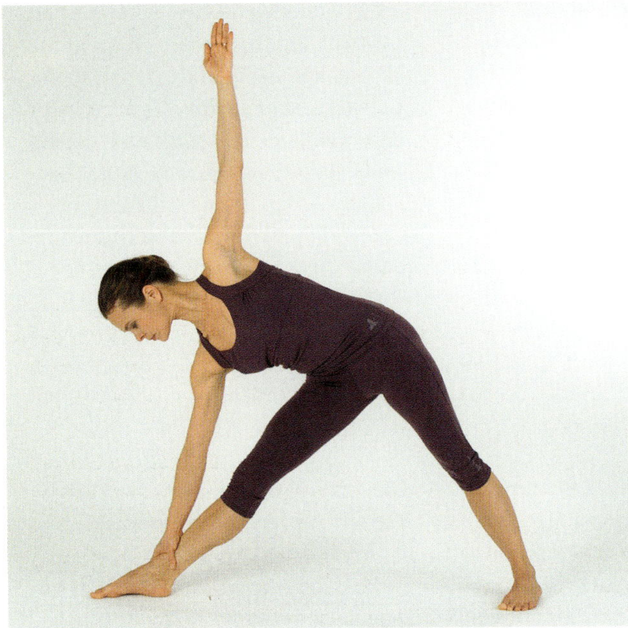

Variation 1

Standfestigkeit, um Belastung zu verteilen

Einfache Haltungen ermöglichen es, die Konzentration auf einzelne Elemente zu lenken. Für eine optimale Ausrichtung und das richtige Maß von Spannung und Loslassen.

So geht's

- Schieben Sie in Trikonasana den angehobenen linken Arm weiter nach oben, der Oberkörper folgt.
- Wenden Sie den Blick zum Boden.
- In der diagonalen Ausrichtung des Oberkörpers lässt sich die untere Taille leichter längen.
- Konzentrieren Sie sich darauf, die Beine genau auszurichten. Tragen beide Füße das gleiche Gewicht?
- Ist das Gewicht auf Ballen und Ferse ausbalanciert? Sind die Fußgewölbe aktiv?
- Sind beide Knie aktiv gestreckt, ohne zu blockieren? Sind die Zehen entspannt? Stehen beide Knie „über" der zweiten Zehe?

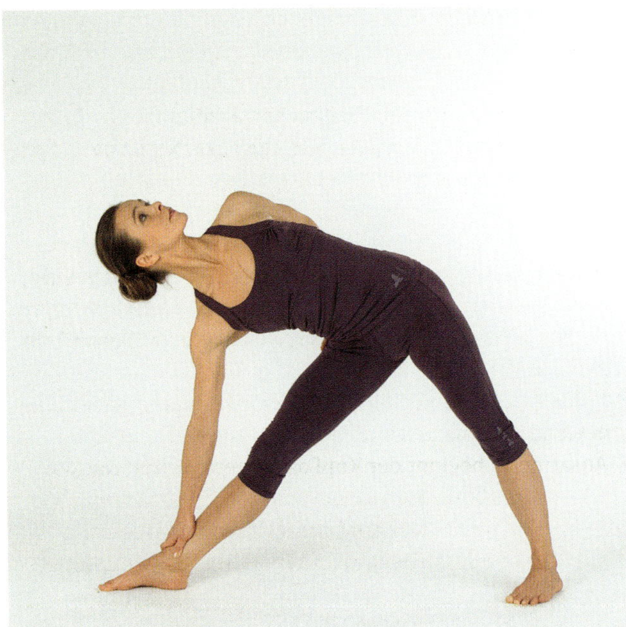

Variation 2

Sich von innen ausbreiten

In Trikonasana können Sie Ihre individuelle Spannweite vergrößern. Die Weite von innen schenkt Ihnen Standfestigkeit und hilft, Druck und Belastung standzuhalten.

So geht's

- In Trikonasana legen Sie den oberen Arm auf den Rücken, greifen die Taille oder den Oberschenkel.
- Beide Schultern bleiben weit entfernt von den Ohren.
- Vertiefen Sie die Rotation der Brustwirbelsäule in kleinen Schritten. Die Drehung setzt sich über die Halswirbelsäule zum Kopf weiter fort.
- Vertiefen Sie die Atmung und geben Sie mit jeder Ausatmung alle überflüssige Spannung aus dem Körper ab.
- Stellen Sie sich einatmend vor, den Körper in alle Himmelsrichtungen zu weiten.
- Lenken Sie Ihren Blick in die Weite des Himmels. Außen und innen entsteht mehr und mehr Weite.

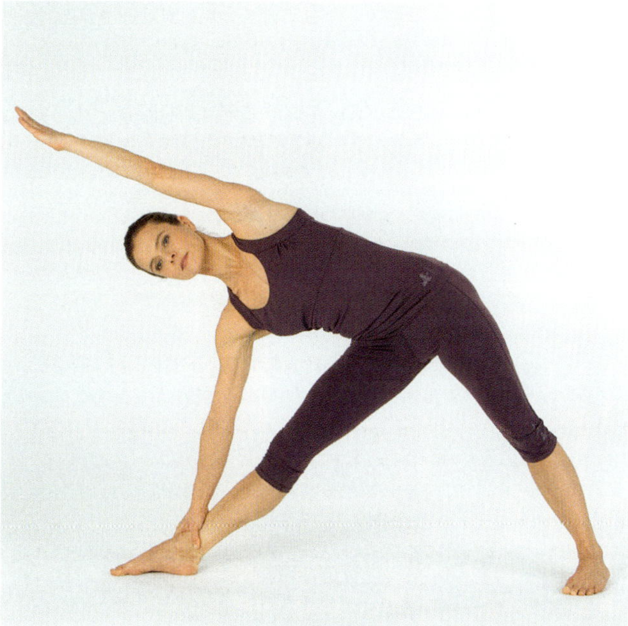

Variation 3

Neue Atemräume

Sorgen, Ängste und Kummer lassen den Brustkorb zum verkrampften Kasten werden und schränken den Atem ein. Drehen und Weiten geben dem Atem wieder Raum und Tiefe.

So geht's

- Richten Sie sich präzise in Trikonasana aus.
- Steiß und Krone des Kopfes streben weit auseinander.
- Einatmend verlängern Sie die Brustwirbelsäule. Lassen Sie die Schulterblätter breit in Richtung Becken gleiten und führen Sie den oberen Arm im großen Bogen über den Kopf.
- Die Schultern bleiben weit entfernt vom Ohr, die Schulterblätter haben maximalen Abstand, die Rippen fächern sich auf.
- Nehmen Sie wahr, wie Ihr gleichmäßiger Atem die linke Flanke belebt.

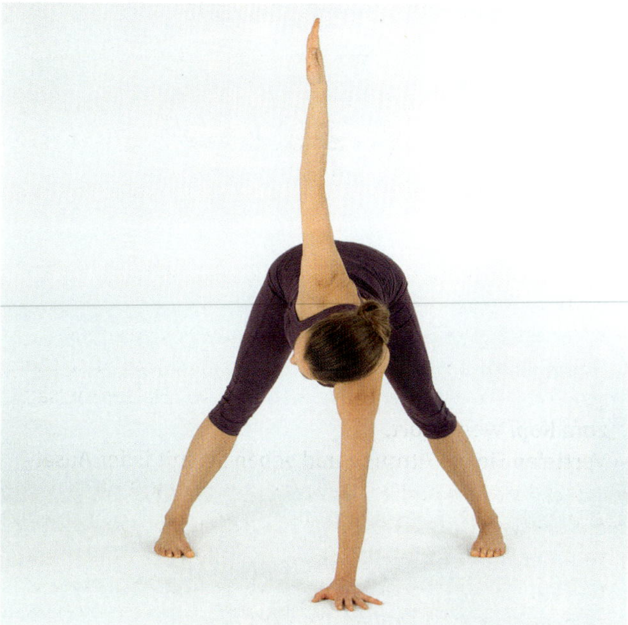

Variation 4

Samakonasana – die Windmühle

In dieser Haltung tragen die Beine ausgeglichen das Gewicht, während Wirbelsäule und Schultergürtel sich so weit wie möglich ausdehnen.

So geht's

- In einem weit gegrätschten Stand neigen Sie sich aus den Hüftgelenken nach vorn.
- Setzen Sie die linke Hand senkrecht unter dem Brustbein auf den Boden.
- Schieben Sie die Krone des Kopfes und das Steißbein einatmend auseinander.
- Ausatmend beginnt der Kopf aus einem weiten Nacken mit der Drehung nach oben.
- Die Arme breiten sich senkrecht übereinander aus.
- Die lange Brustwirbelsäule dreht segmental und die Lendenwirbelsäule folgt.
- Beide Füße tragen das gleiche Gewicht.

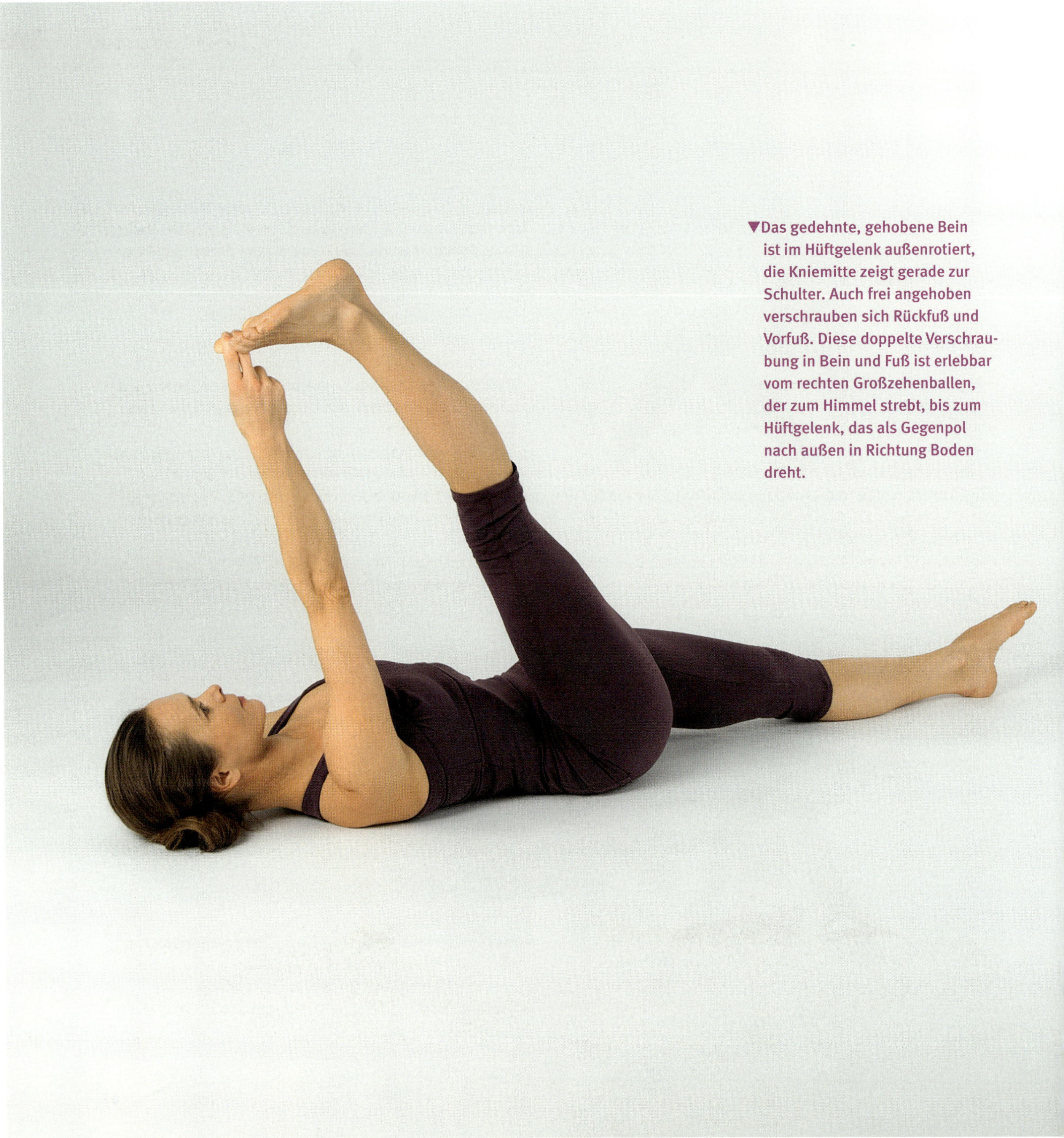

▼Das gedehnte, gehobene Bein ist im Hüftgelenk außenrotiert, die Kniemitte zeigt gerade zur Schulter. Auch frei angehoben verschrauben sich Rückfuß und Vorfuß. Diese doppelte Verschraubung in Bein und Fuß ist erlebbar vom rechten Großzehenballen, der zum Himmel strebt, bis zum Hüftgelenk, das als Gegenpol nach außen in Richtung Boden dreht.

Beinstretch

Supta Padangusthasana

Eine verspannte hintere Oberschenkelmuskulatur zieht das Becken aus der Balance, bremst die Beckenbeweglichkeit und irritiert die Aufrichtung der Wirbelsäule. Diese Enge und Einschränkung bremst im übertragenen Sinne auch die Möglichkeiten des Fortschreitens, der persönlichen Weiterentwicklung.

So geht's

- Beginnen Sie in Rückenlage. Lassen Sie sich schwer auf der Matte nieder.
- Beide Arme liegen entspannt neben dem Körper. Rollen Sie die Schultern nach außen und lassen Sie sie in einem weiten Abstand zu den Ohren gleiten.
- Richten Sie wieder die Längsspannung Ihrer inneren Achse ein, Becken und Kopf werden ein wenig eingerollt und streben auf der Matte liegend auseinander.
- Stellen Sie sich das linke Bein als Ihr Standbein vor. Aktivieren Sie die hintere Muskulatur in Richtung Boden.
- Einatmend verlängern Sie das rechte Bein in Richtung des unteren Mattenrands und ziehen dann das rechte gebeugte Knie zum Herzen heran.
- Ausatmend strecken Sie das rechte Bein himmelwärts und umfassen mit beiden Händen die Rückseite des Oberschenkels. Fällt es Ihnen leicht, umgreifen Sie mit Zeigefinger und Daumen der rechten Hand die rechte große Zehe.
- Ihr Becken bleibt ausgeglichen, beide Taillen sind gleich lang. Das rechte Knie zeigt in Richtung rechte Schulter.

▼ Ziehen Sie das rechte Bein an. Jetzt können Sie sich ganz auf die Ausrichtung des liegenden Beins und der Wirbelsäule konzentrieren. Alles bleibt stabil, die Beugung findet nur im Hüftgelenk statt.

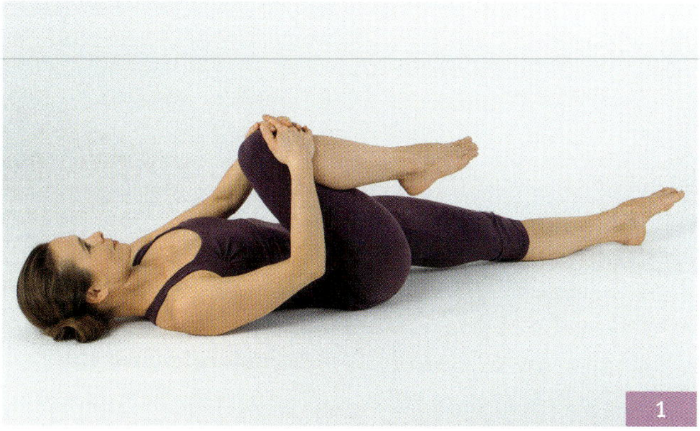

1

▼ Umgreifen Sie die Rückseite des Oberschenkels und lassen Sie das rechte Knie entspannt gebeugt. Lenken Sie die Sitzbeinknochen zum unteren Mattenrand, das Becken bleibt stabil.

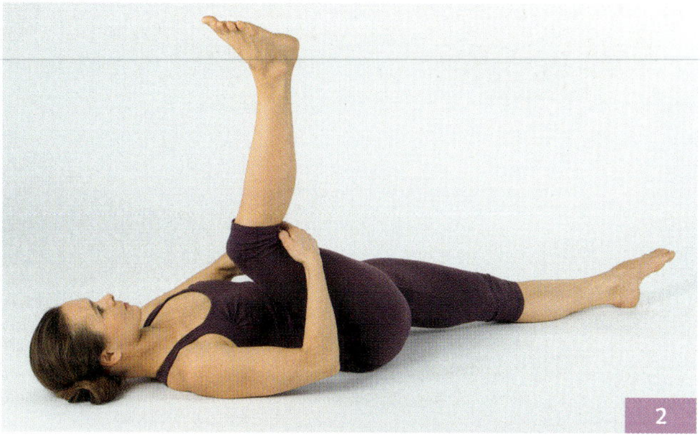

2

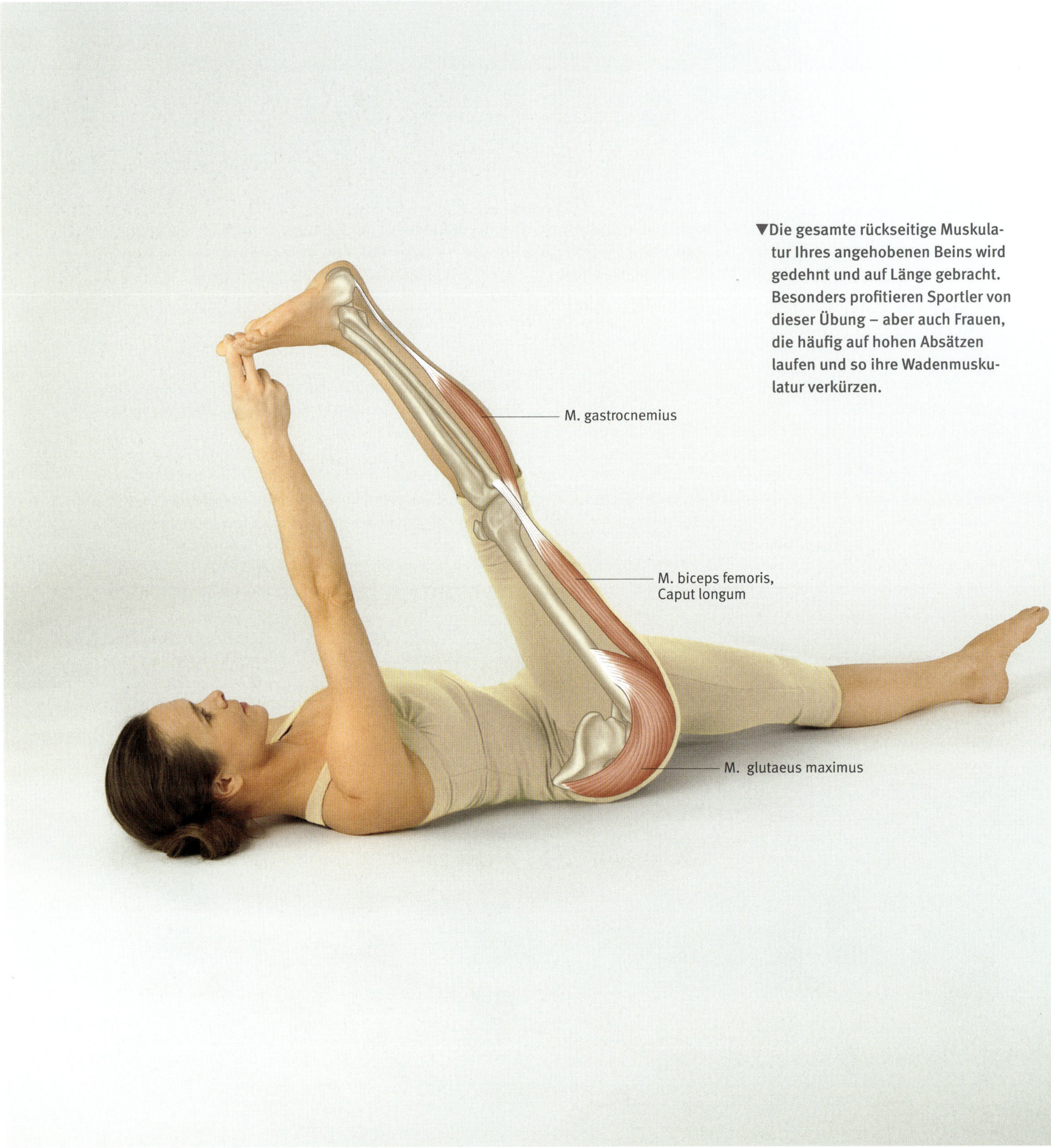

▼Die gesamte rückseitige Muskulatur Ihres angehobenen Beins wird gedehnt und auf Länge gebracht. Besonders profitieren Sportler von dieser Übung – aber auch Frauen, die häufig auf hohen Absätzen laufen und so ihre Wadenmuskulatur verkürzen.

Evolution: Kugelförmiger Aktionsradius

Die Hüftgelenke als Angelpunkt der Aufrichtung vom Vier- zum Zweibeiner haben Sie bereits kennengelernt. Das Besondere an den Hüftgelenken: Nur das menschliche Hüftgelenk besitzt perfekte Kugelform! Bei Bären, Löwen und anderen Säugetieren erinnert die Form mehr an ein flachgedrücktes Oval. Als Zweibeiner sind die Menschen seit Urzeiten darauf angewiesen, auf unebenem Gelände sicher Tritt zu fassen. Wenn der Mensch über Stock und Stein steigt oder auf Fels und Baum klettert, benötigen die Hände und Füße einen möglichst großen und flexiblen Aktionsradius. Idealerweise kann jeder beliebige Punkt innerhalb eines Kugelvolumens mit dem Radius von Arm bzw. Bein erreicht werden. Mal ist der Fuß ganz körpernah wie beim Klettern, mal weit weg wie beim Springen. Diese Kugelgelenkfunktion der Hüftgelenke ist essenziell – früher für das Überleben des Menschen, heute für Kraft und Beweglichkeit im Hüftgelenk und zur Vorbeugung von Hüftarthrose.

Atmung & Bewusstsein

Ein Schritt zum Himmel

Der Atem bündelt den Geist, lenkt Aufmerksamkeit und Energie. Wenn Sie ihn gezielt führen, können Sie dadurch das körperliche Erleben vertiefen und die Ziele der Asanas unterstützen. Lenken Sie den Atem bewusst zur Rückseite des angehobenen Beins. Stellen Sie sich jeden Ausatemzug als Einladung zum Loslassen vor. Achtsamkeit und Atem werden in dieser Haltung zu den Beinen, die uns tragen, gerichtet. Sie ermöglichen das Fortschreiten, stellen die Verbindung zur Erde her. Meist aber werden sie kaum beachtet. Hier erhalten sie etwas von der Leichtigkeit und Luftigkeit des Himmels. Er symbolisiert die Träume, die Visionen und die Transformation. Während der Körper einschließlich der Lebensachse von der Erde getragen wird, richten Sie Ihr Bein zum Himmel aus. Aktiver und intensiver noch als in den Umkehrhaltungen, in denen die Beine eher passiv zum Himmel gerichtet sind, gut zum Geschehenlassen, Loslassen und zur Einsicht.

Alltag

Gefälle gefällt

Bauen Sie die Kugelgelenkfunktion der Hüfte in Ihr persönliches Stretch-Programm ein – z.B. nach dem Aufstehen oder beim Sport. Regelmäßig dehnen wir dabei mittels Ausfallschritt Wadenmuskel und Hüftbeugemuskel des hinteren gestreckten Beines, aber fast nie die anderen Hüftmuskeln – die Adduktoren auf der Oberschenkelinnenseite, die Muskeln auf der Rückseite und die Hüftrotatoren in der Tiefe des Gesäßes. Lassen Sie Ihr Übungsprogramm einmal im Jahr von einem Profi überprüfen! Das lohnt sich, denn falsch üben ist schlimmer als nicht üben. Setzen Sie Ihre Hüftgelenke auch im Alltag als Kugelgelenke ein. Nehmen Sie die Treppe statt den Lift – da hüpft das Herz, und die Hüfte freut sich. Laufen Sie auf dem holprigen grünen Streifen neben der geteerten Straße oder gehen Sie mit einem Fuß auf der Straße und dem anderen auf dem kleinen Mäuerchen – genauso wie Sie es früher als Kind gemacht haben.

Medizin

Zurück zum Kugelgelenk

Die dreidimensionale Beweglichkeit der Hüftgelenke wird durch zwei Faktoren begrenzt: genetisch durch die Ausrichtung von Pfanne und Schenkelhals sowie muskulär durch Trainingsmangel. Bei den meisten Menschen sind die Hüftmuskeln massiv verkürzt – speziell die Hüftbeuger und die Hüftadduktoren. Der Kugelfunktionsradius der Hüftgelenke wird durch Trainingsmangel auf Scharniergelenkfunktion reduziert. Die Hüftmuskeln werden nur noch selten auf Länge und Kraft beansprucht. Der Beinstretch mit seinen hundert Varianten schafft hier gezielt Abhilfe, verhilft den verkümmert-verkürzten Hüftmuskeln zu mehr Länge, Kraft und Geschmeidigkeit. Ideal als Ausgleich für alle Sportarten mit zyklischer Bewegungswiederholung wie Walking, Jogging, Schwimmen oder Radfahren. Gut für Menschen mit verkürzten Hüftmuskeln sowie zur Vorbeugung von Hüftarthrose und Muskelschmerzen im Hüftbereich.

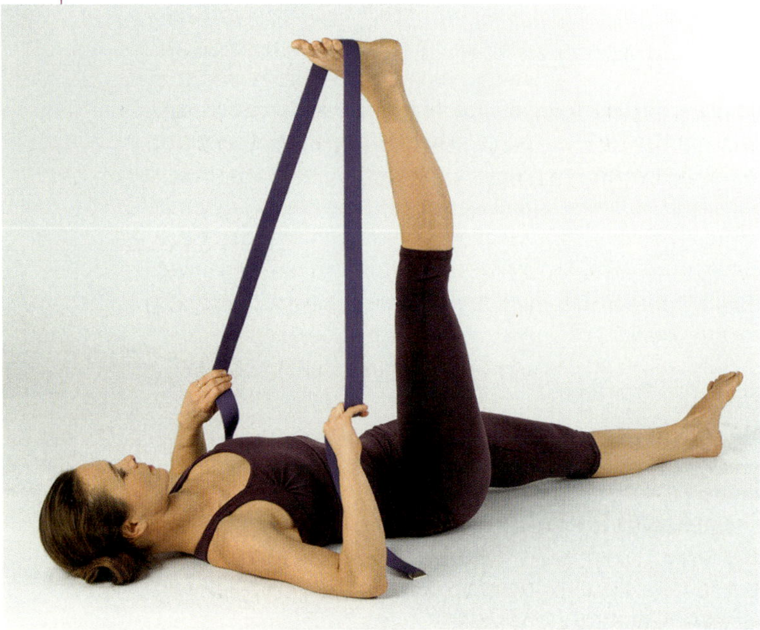

Variation 1

Loslassen, statt zu ziehen

Indem Ihr Bein vom Gurt gehalten wird, können verkürzte Muskeln besser nachgeben. Entscheidend dabei ist das bewusste Loslassen.

So geht's

- In Rückenlage verlängern Sie den Rücken, strecken die Leiste des liegenden Beins.
- Legen Sie einen Yoga-Gurt um die Groß- und Kleinzehenballen des rechten Fußes.
- Ausatmend strecken Sie das rechte Bein langsam himmelwärts. Schulter und Oberarme sind entspannt.
- Schieben Sie den Großzehenballen in den Gurt und rollen Sie das Bein aus dem Hüftgelenk nach außen. Geben Sie das Gewicht des Beins vollständig an den Gurt ab.
- Verlängern Sie Ihre Ausatmung so, dass sie doppelt so lang wie die Einatmung ist, und entspannen Sie dabei das rechte Bein mehr und mehr in den Gurt hinein.

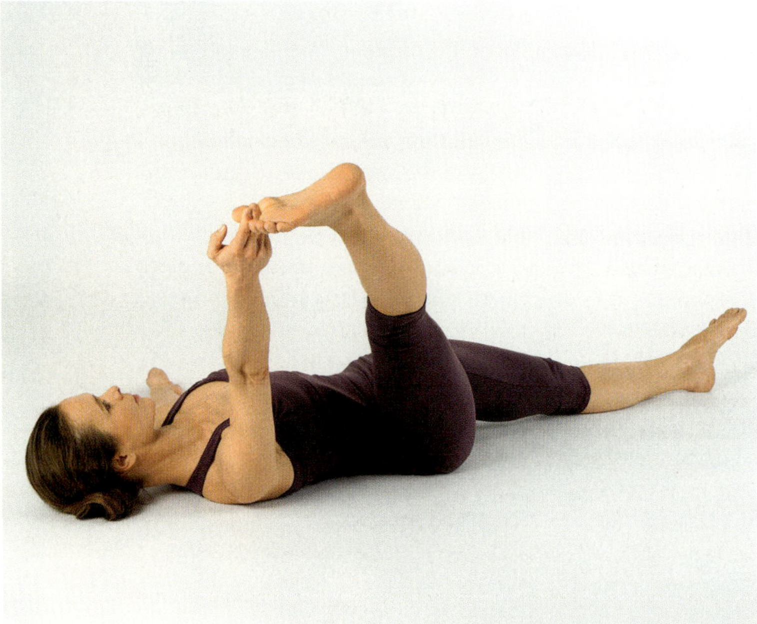

Variation 2

Dehnen wie ein Tänzer

Die Dehnung nach außen schenkt auch dem Becken Weite. Balancieren Sie dabei Ihr Becken präzise in der Horizontalen aus.

So geht's

- Beginnen Sie in Rückenlage, ziehen Sie das rechte Bein gebeugt zum Oberkörper. Fassen Sie das rechte Bein von innen oder außen zunächst am Oberschenkel.
- Stabilisieren Sie das Becken mit einem aktiven Beckenboden und einer sanft nach innen gezogenen Bauchdecke.
- Vertiefen Sie die Außenrotation im rechten Hüftgelenk, dann führen Sie das rechte Bein langsam in eine Streckung nach rechts.
- Strecken Sie das Bein nur so weit, wie Sie das Becken stabil ausbalancieren können.
- Falls möglich gleitet Ihre Hand jetzt zum Unterschenkel oder umgreifen Sie den großen Zeh.

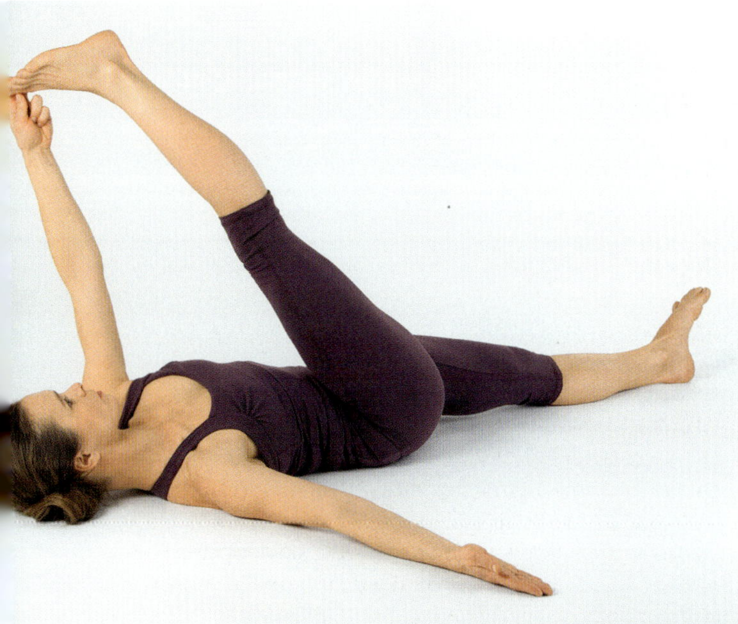

Variation 3

Diagonal wohlig gedehnt

Die harmonische Spannung der großen Muskeln an der Außenseite Ihres Beckens ist für Beweglichkeit und Stabilität des Beckens entscheidend.

So geht's

- Beginnen Sie in Rückenlage, verlängern Sie das linke Bein zum unteren Mattenrand. Dann ziehen Sie das rechte Knie zum Oberkörper.
- Führen Sie das gebeugte rechte Bein nach links, die linke Hand gleiten zum Oberschenkel.
- Legen Sie den rechten Arm gestreckt nach rechts. Das rechte Schulterblatt bleibt tief verankert auf der Matte.
- Ausatmend strecken Sie das rechte Bein zur linken Seite. Die Hand gleitet zum Unterschenkel oder zum Fuß.
- Schieben Sie die rechte Beckenseite weit weg von der Schulter, um die Taille zu längen. Dehnen Sie gleichzeitig das Bein in Richtung Kopf.

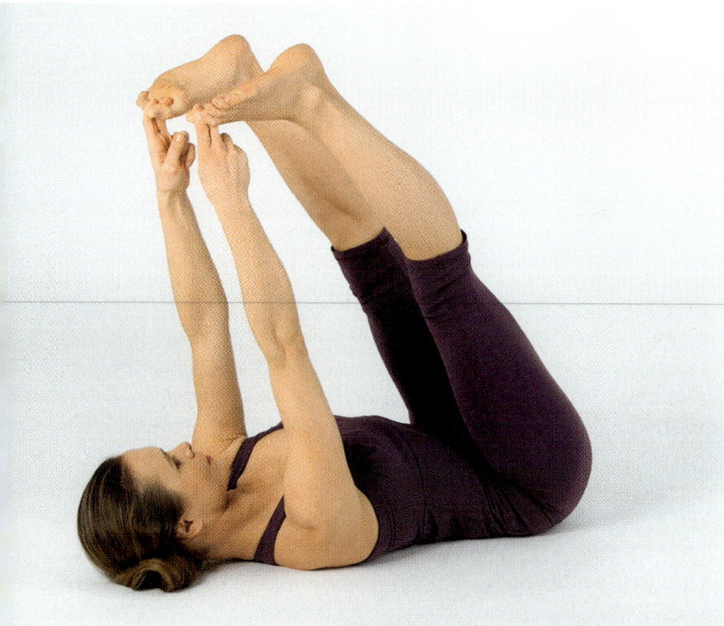

Variation 4

Weite durch Einrollen

In dieser Variation verbinden Sie Ihre Hände, die handeln und greifen, mit den Füßen, die tragen und voranschreiten.

So geht's

- In Rückenlage umfassen Sie im Hasta-Pada-Mudra mit Daumen und Zeigefinger jeweils eine große Zehe.
- Längen Sie den Nacken. Ihr Brustkorb liegt breit auf. Ausatmend strecken Sie beide Beine langsam nach oben.
- Das Becken rollt sich sanft ein, die Lendenwirbelsäule schmiegt sich an die Matte.
- Lassen Sie mit jeder verlängerten Ausatmung mehr Raum und Weite von den Fersen über die gesamte Rückseite der Beine und des Beckens entstehen.

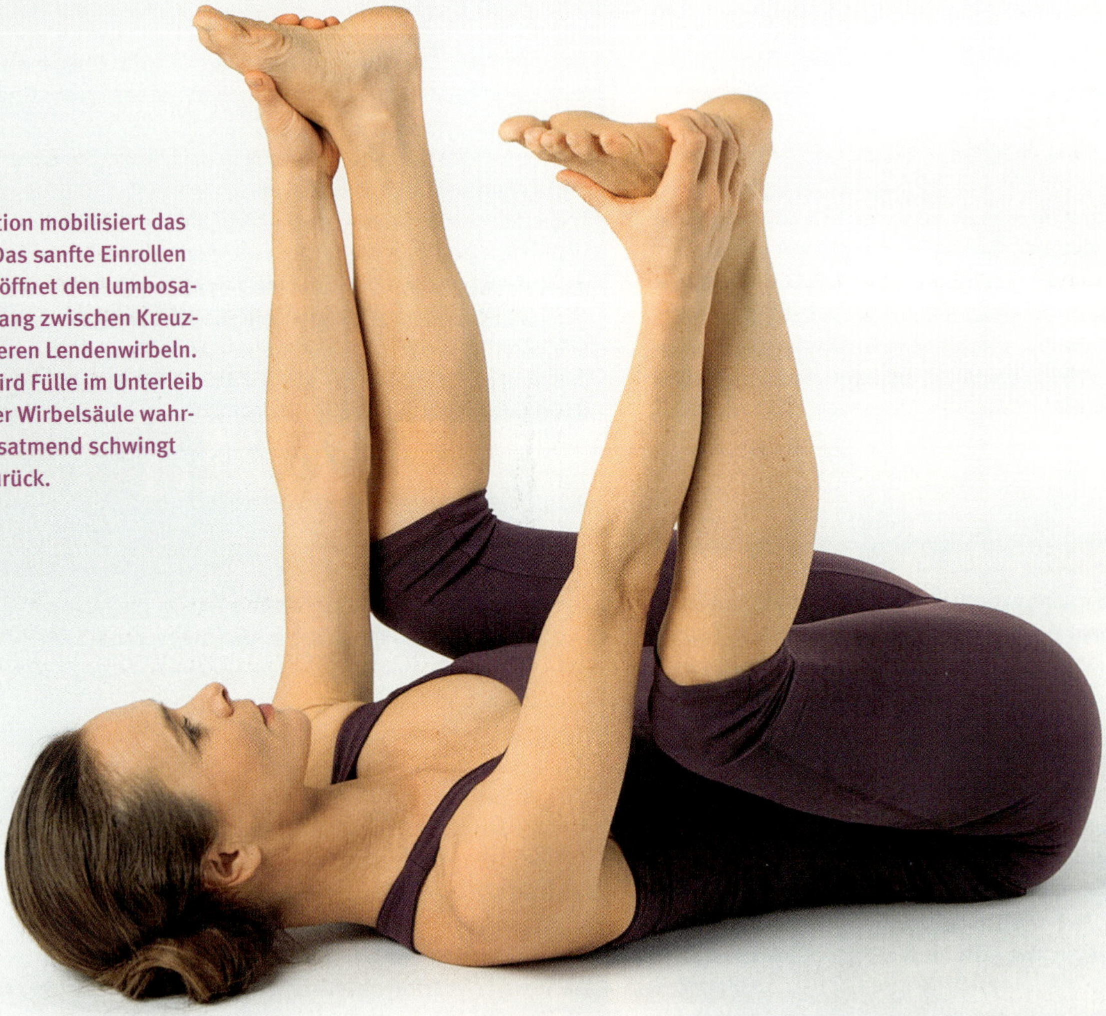

▶ Die Beinposition mobilisiert das Hüftgelenk. Das sanfte Einrollen des Beckens öffnet den lumbosakralen Übergang zwischen Kreuzbein und unteren Lendenwirbeln. Einatmend wird Fülle im Unterleib und Länge der Wirbelsäule wahrnehmbar, ausatmend schwingt alles sanft zurück.

Glückliches Baby

Ananda Balasana

Schlüsselelement für Wohlbefinden auf energetischer, emotionaler oder körperlicher Ebene ist das Becken. Ein verkrampftes Becken kann nicht tanzen. Lebensfreude, Bewegungsharmonie und Flexibilität sind eingeschränkt. In der Haltung des glücklichen Babys weiten Sie völlig entspannt Ihr Becken.

So geht's

- In Rückenlage stehen beide Füße in angenehmer Distanz vor dem Becken.
- Lassen Sie einen hohlen Bogen unter dem unteren Rücken entstehen. Das Steißbein sinkt zum Boden. Der Beckenboden entspannt sich, die unteren Lendenmuskeln spannen sich an. Halten Sie die Spannung einige Atemzüge.
- Ausatmend entspannen Sie die Lenden. Das Steißbein steigt zum Schambein auf, das Kreuzbein und der untere Rücken sinken zur Matte. Halten Sie diese Beckenposition.
- Ziehen Sie beide gebeugten Beine zum Oberkörper, die Knie etwas weiter als brustkorbbreit geöffnet.
- Richten Sie die Unterschenkel senkrecht über den Knien aus. Ziehen Sie die Fußspitzen in Richtung Schienbein, bis auch in den Fußgelenken ein rechter Winkel entsteht.
- Nun greifen Sie von außen oder innen Ihre Fußsohlen. Beide Schultern bleiben weit und entspannt.
- Entspannen Sie sich mehr und mehr in die Weite des Beckens und des unteren Rückens hinein.

▼ Wiegen Sie das Becken hin und her, zunächst in großen Bewegungen, dann werden die Schwingung immer kleiner. Spüren Sie das gegensätzliche Muskelspiel von Rücken- und Beckenbodenmuskulatur?

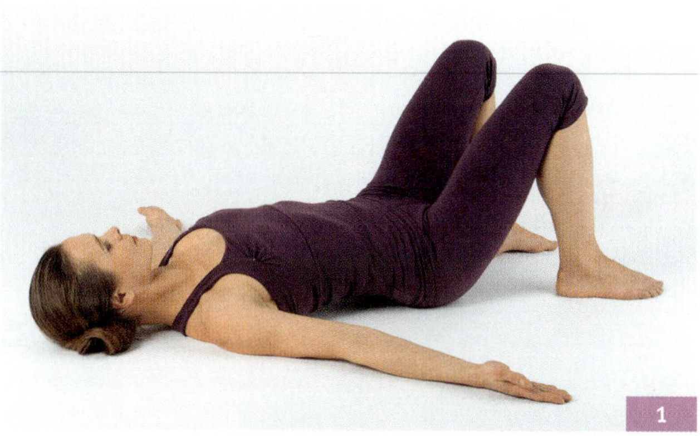

1

▼ Gehen Sie schrittweise vor: Ziehen Sie erst ein Bein, dann das andere heran. So können Sie sanft ins Loslassen eintauchen und wirkungsvoll blockierte Energien in Fluss bringen.

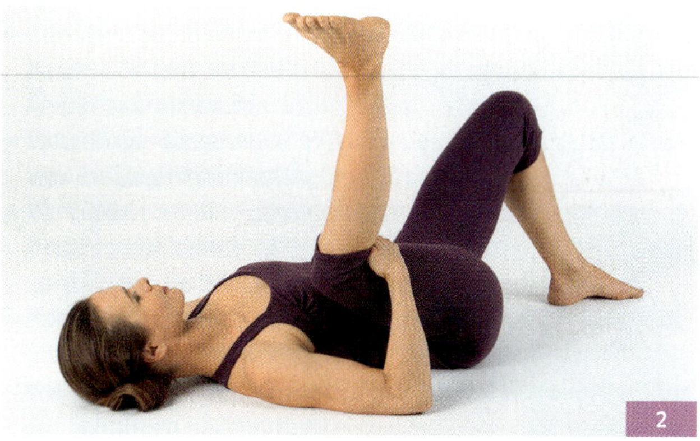

2

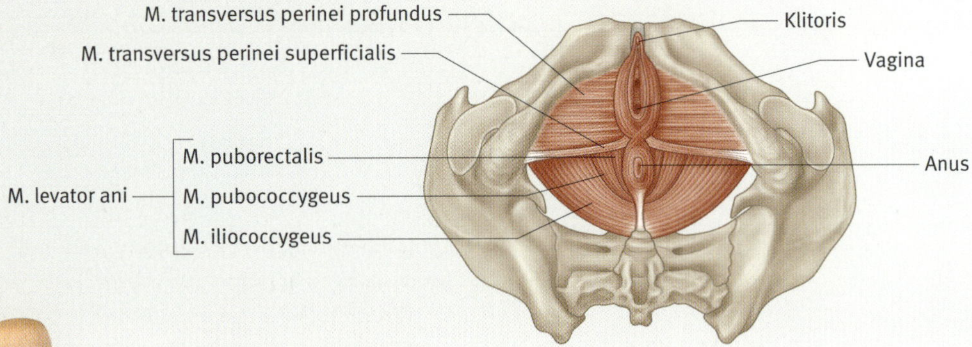

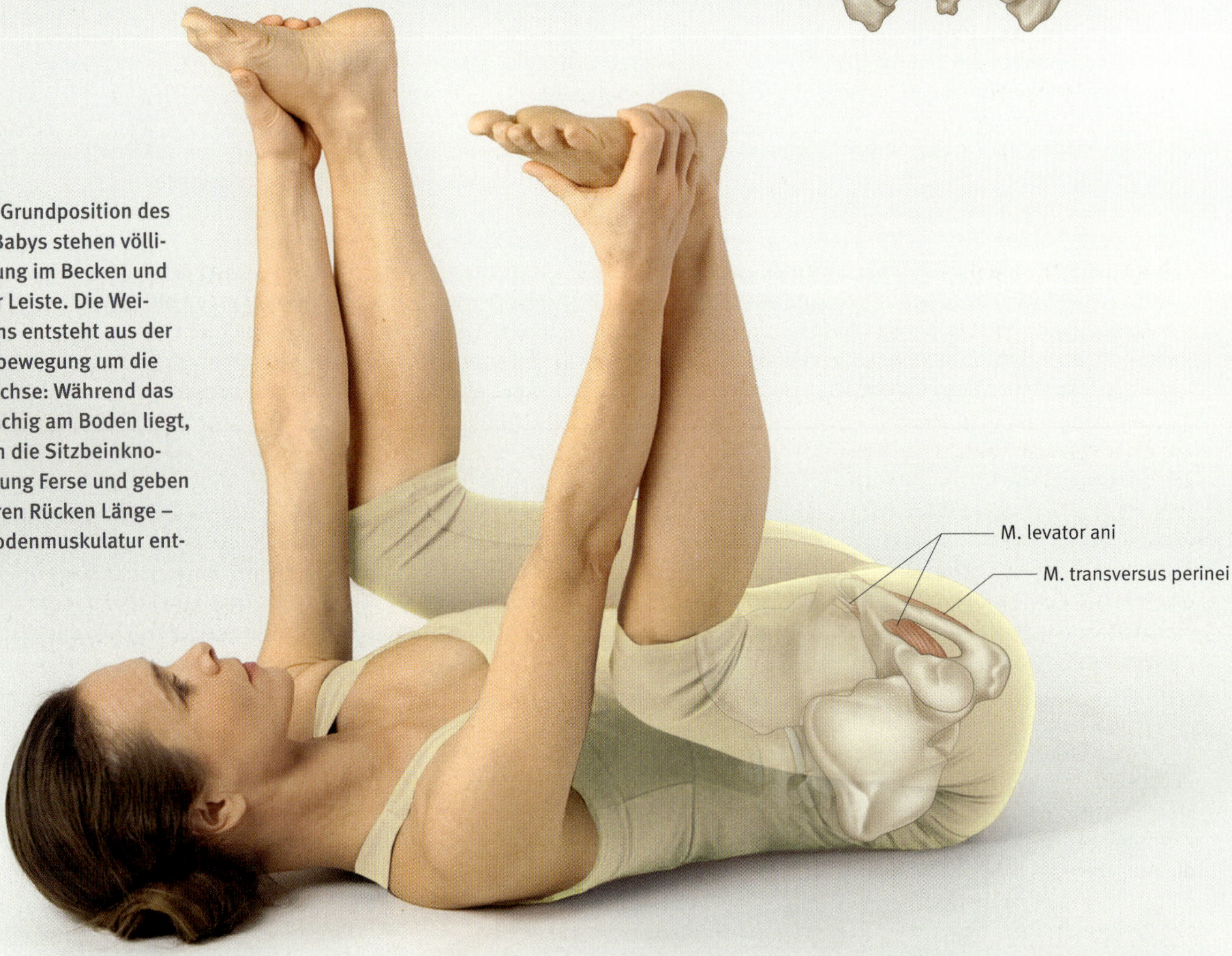

▶ Im Fokus der Grundposition des Glücklichen Babys stehen völlige Entspannung im Becken und ein Lösen der Leiste. Die Weite des Beckens entsteht aus der subtilen Rollbewegung um die Beckenquerachse: Während das Kreuzbein flächig am Boden liegt, bewegen sich die Sitzbeinknochen in Richtung Ferse und geben so dem unteren Rücken Länge – die Beckenbodenmuskulatur entspannt sich.

Evolution: Die Kraft des Loslassens

Das Becken heißt Becken, weil es eines ist – eine Knochenschale, welche die inneren Organe des Bauches trägt. Die Schale ist genau genommen ein schalenförmiger Ring, besteht aus drei Knochen, verbunden durch eine knorpelige Schambeinfuge und zwei flache Iliosakralgelenke. Diese Konstruktion ermöglicht Spannungsausgleich und Bewegungsspiel – wichtig für Bruchfestigkeit und Geburt. Die Basis des Knochenrings ist nach unten offen, den Boden bildet eine kräftige mehrschichtige Muskelplatte. Beweglichkeit im Becken und Aktivität der Muskelplatte sind durch ein ausgeklügeltes Zusammenspiel aufeinander abgestimmt: Beim Gehen und Laufen spannt sich der Beckenboden rhythmisch an und gewährleistet so optimale Stabilität im Moment der Belastung. Während einer Geburt ist es genau umgekehrt: Der Beckenboden entspannt, der Beckenausgang wird „auf weit" gestellt. Genau dieses Zusammenspiel von Spannung und Entspannung im Beckenboden und die damit verbundene Balance von Mobilität und Stabilität üben Sie in den Baby-Stellungen.

Atmung & Bewusstsein

Harmonie der Gefühle

Die Auseinandersetzung mit den Chakren lehrt uns, die Dynamik unserer Psyche zu begreifen: Gefühlsschwankungen, Denk- und Verhaltensmuster aus einer gewissen Distanz zu beobachten, sie aufzudecken und sie zu verändern schenkt Klarheit, Verständnis und die gewisse Leichtigkeit des Seins. In Höhe des Kreuzbeins liegt das Sakral-Chakra. Ist es ausgeglichen, sind wir offen für schöpferische Inspiration und künstlerische Fähigkeit, Lebensfreude und die innere Bereitschaft, das Leben mit allen Sinnen zu genießen. Ausgeglichene Schwingungen im Sakral-Chakra ermöglichen eine ansteckende Begeisterungsfähigkeit für die Liebe, für die Kunst und für die Aufgaben des Lebens. Bei Disharmonien dieses Chakras ist der Fluss des Gebens und Nehmens gestört. Wer sich gegen den Fluss des Lebens sträubt, nimmt Veränderungen als Widerstände und Probleme wahr und blockiert sich selbst für Neues.

Alltag

Beckenbodentraining

Setzen Sie Ihren Beckenboden im Alltag seinen natürlichen Funktionen entsprechend ein: Wasserlassen und Stuhlgang bieten sich an, um das Loslassen, die vollständige Entspannung des Beckenbodens und der Schließmuskeln, bewusst zu erleben. Viele Menschen pressen in diesen „Momenten des Loslassens", wobei sich der Beckenboden oft mit anspannt, was zu Entleerungsstörungen führt. Anders beim Husten, Lachen oder Schreien, hier können Sie beobachten, wie sich der Beckenboden reflektorisch genau im richtigen Moment anspannt – ein Vorgang, der nicht bewusstseinspflichtig aber bewusstseinsfähig ist. Beim Gang die Treppe runter können Sie spüren, wie sich der Beckenboden beim Aufprall des Fußes am Boden zusammenzieht, um das Becken auf der Standbeinseite zu stabilisieren. Kurzum: Mit etwas Phantasie und Geduld lernen Sie Ihren Beckenboden in 1001 Situationen kennen.

Medizin

Sexualität und Geburt

Von dem Anforderungsprofil des Beckens leitet sich dessen medizinisches Potenzial ab. Ein Verlust der Spannkraft – öfters bei Frauen – bedeutet: Senkungserscheinungen, Stressinkontinenz beim Husten und Lachen. Bei einem Verlust der Fähigkeit zur Entspannung – öfters bei Männern – sind Verstopfung, Hämorrhoiden und Fissuren (schmerzhafte Hautrisse im Analbereich) programmiert. Ein Verlust des Zusammenspiels von Spannung und Entspannung führt zu Blockierung der Iliosakralgelenke, zu Verkrampfungen des Beckenbodens und beeinträchtigt das Sexualleben. Auch der fehlende Fortschritt während der Geburt ist oft durch einen verspannten Beckenboden bedingt. Im Wochenbett unterstützt ein gut entwickelter Beckenboden die Rekonvaleszenz der Frau. Kurzum: Es gibt viele Gründe, das Potenzial an Kraft und Entspannung in der Tiefe des eigenen Beckens zu entdecken und zu nutzen.

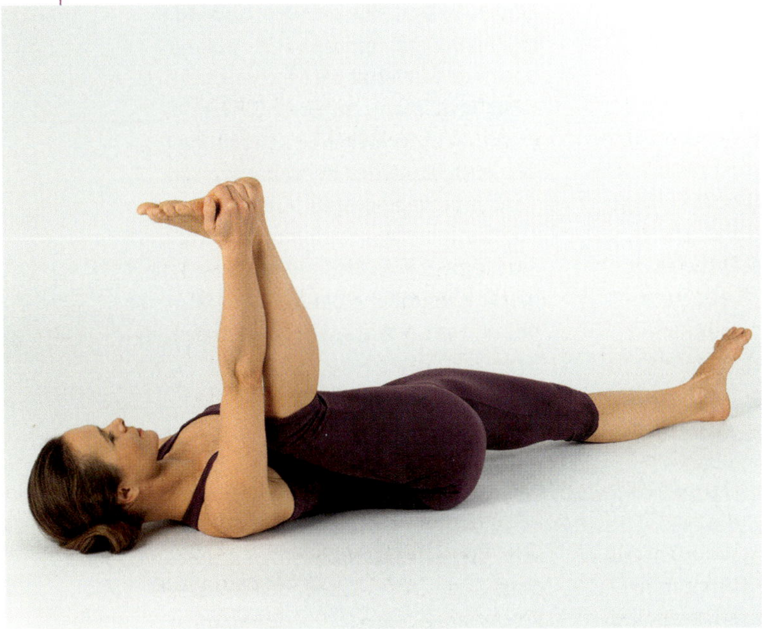

Variation 1

Gebeugt und gestreckt

Während ein Bein in der Position des Glücklichen Babys bleibt, weiten Sie die Leiste des anderen Beins und die Vorderseite des Oberschenkels.

So geht's

- Beginnen Sie in der Position des Glücklichen Babys.
- Ausatmend stellen Sie den linken Fuß vor dem Becken auf. Behutsam lassen Sie das linke Bein über die Matte in die Streckung gleiten.
- Lenken Sie Ihre Aufmerksamkeit auf die vollständige Streckung der linken Leiste. Die hintere Oberschenkelmuskulatur wird aktiviert, die Oberschenkelvorderseite und die Leiste lassen los.
- Die Konzentration liegt auf der Ausrichtung der Beine, Ihre Schultern bleiben entspannt am Boden und in großem Abstand zu den Ohren. Sie sinken entspannt bodenwärts, Ihr Nacken bleibt lang.

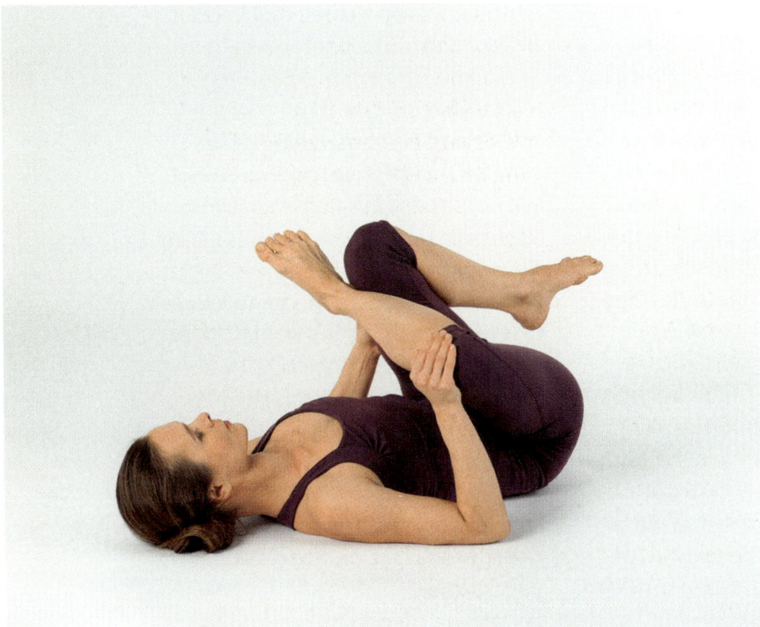

Variation 2

Wirkungsvolle Außenrotation

In dieser Variation vertiefen Sie die Außenrotation im gekreuzten Bein. So wird Ihr Becken tanzen können und gleichzeitig ein stabiler Körpermittelpunkt sein.

So geht's

- In Rückenlage stehen beide Füße vor dem Becken.
- Legen Sie den rechten Unterschenkel oberhalb des Fußknöchels auf die vordere Seite des linken Oberschenkels.
- Dehnen Sie das rechte Knie weit vom Oberkörper weg und nehmen Sie dabei die Auswärtsdrehung im Hüftgelenk wahr. Ziehen Sie in dieser Position beide Beine zum Oberkörper heran.
- Umgreifen Sie den linken Oberschenkel von außen mit der linken Hand und legen Sie die rechte Hand an die Innenseite des rechten Knies.
- Intensivieren Sie die Dehnung, indem Sie das linke Bein sanft heranziehen und das rechte Knie aktiv wegschieben.

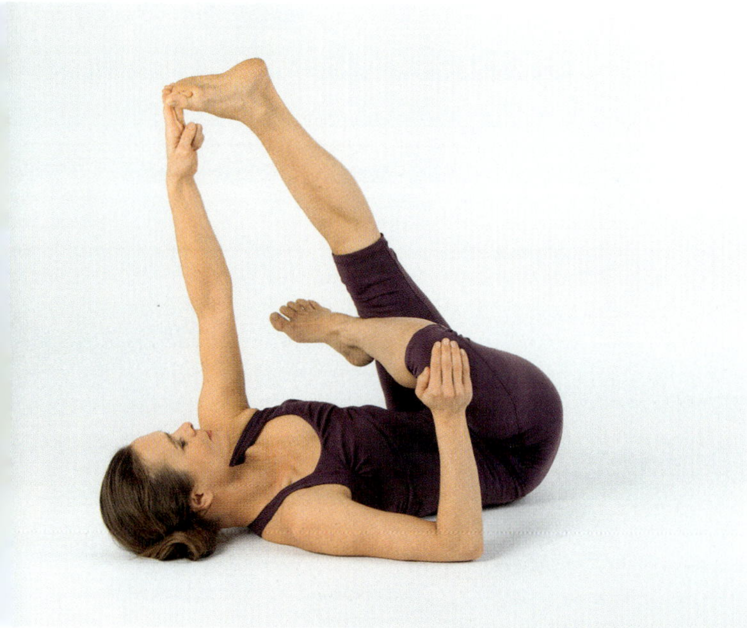

Variation 3

Ausdrehen und dehnen

Während einer intensiven Außenrotation in einem Bein längen Sie die rückwärtige Beinmuskulatur des anderen Beins.

So geht's

- Beginnen Sie in Variation 2.
- Halten Sie mit der linken Hand den linken Oberschenkel und strecken Sie langsam und behutsam das linke Bein nach oben.
- Ihre linke Schulter bleibt entspannt liegen. Wenn möglich, greifen Sie mit dem linken Zeigefinger und Daumen die linke große Zehe. Sonst umfassen Sie die Wade.
- Das Becken ist sanft eingerollt. Spüren Sie die Weite im unteren Rücken und die Dehnung am linken hinteren Bein. Ihr Kreuzbein liegt schwer und entspannt dem Boden auf.
- Indem Sie das rechte Knie nach vorn schieben, bleibt die Dehnung der tiefen Gesäßmuskulatur in der Außenrotation gut spürbar.

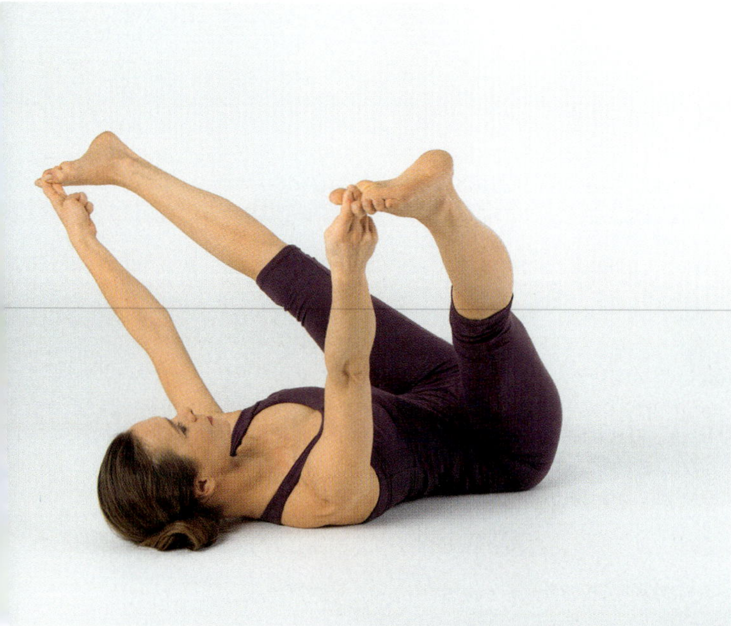

Variation 4

V-Stretch

Die Kombination von Drehung und Dehnung gibt Raum und Weite an den Innenseiten der Beine und die inneren Oberschenkel werden nachhaltig gedehnt.

So geht's

- In Rückenlage ziehen Sie beide Beine gebeugt zum Oberkörper heran.
- Greifen Sie zunächst die Innenseiten der Oberschenkel.
- Drehen Sie in beiden Hüftgelenken nach außen, die Knie bewegen sich auseinander.
- Nun strecken Sie beide Knie langsam und behutsam.
- Lassen Sie die Hände an den Innenseiten der Beine zu den Unterschenkeln gleiten. Oder umfassen Sie wieder mit Zeigefinger und Daumen die großen Zehen.
- Die Schultern rollen nach außen und bleiben entspannt, das Kreuzbein liegt schwer auf.

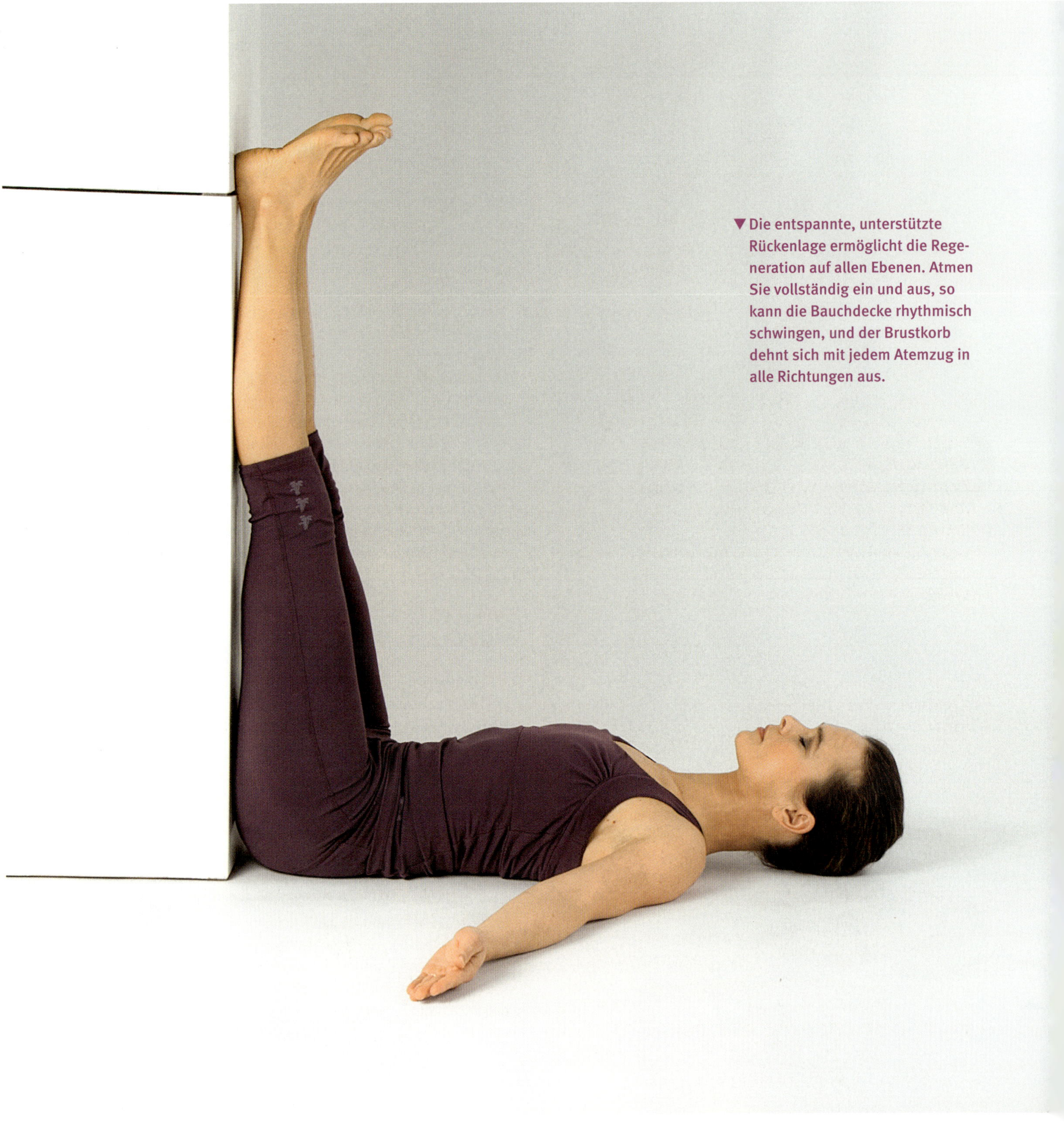

▼ Die entspannte, unterstützte Rückenlage ermöglicht die Regeneration auf allen Ebenen. Atmen Sie vollständig ein und aus, so kann die Bauchdecke rhythmisch schwingen, und der Brustkorb dehnt sich mit jedem Atemzug in alle Richtungen aus.

Ruhender See

Viparita-Karani

Übung – abhyāsa – und Losgelöstheit – vairāgya – werden als Mittel gesehen, die Wellen der Gedanken und der Sinneswahrnehmungen zur Ruhe kommen zu lassen. Neben dem kraftvollen Bemühen und der Beständigkeit des regelmäßigen Übens sind komplette Entspannung und tiefe Regeneration Ihre unersetzlichen Begleiter.

So geht's

- Setzen Sie sich aufrecht seitlich zur Wand, sodass die rechte Beckenseite die Wand möglichst flächig berührt.
- Setzen Sie die linke Hand neben und die rechte hinter dem Becken auf.
- Ziehen Sie das Steißbein zum Schambein. Das Kreuzbein rollt sich ein, der untere Rücken rundet sich.
- Drehen Sie langsam den Oberkörper von der Wand weg. Legen Sie zunächst den linken, dann den rechten Ellenbogen auf der Matte ab, das Becken behält den Kontakt zur Wand.
- Lassen Sie den Rücken zur Matte gleiten. Legen Sie mit langem Nacken den Kopf auf der Matte ab. Die Arme liegen entspannt neben dem Oberkörper.
- Ihre Sitzbeinknochen berühren die Wand. Becken, Brustkorb und Kopf liegen schwer auf der Matte. Nehmen Sie die lange Wellenform Ihrer Wirbelsäule wahr.
- Nun strecken Sie beide Beine an der Wand entlang nach oben aus, lehnen Sie das gesamte Gewicht der Beine an.
- Lassen Sie den Atem gelassen kommen und gehen.

▼ Mit der richtigen Vorbereitung gleiten Sie entspannt in die Haltung hinein. Beginnen Sie in einem aufrechten Sitz ganz nah an der Wand.

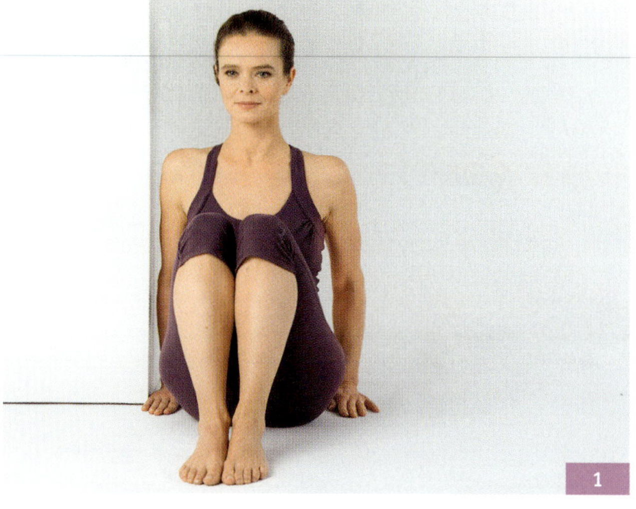

1

▼ Drehen Sie sich in die Rückenlage, indem Sie erst die Ellenbogen nacheinander zur Matte bringen, dann den Brustkorb Wirbel für Wirbel. Abschließend legen Sie den Kopf sanft und mit langem Nacken ab.

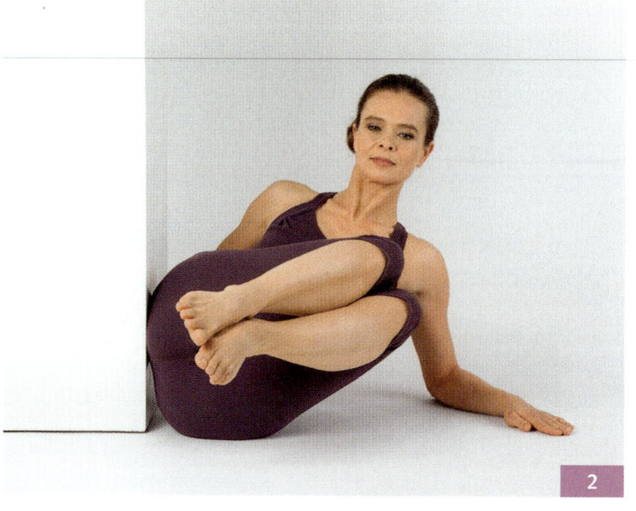

2

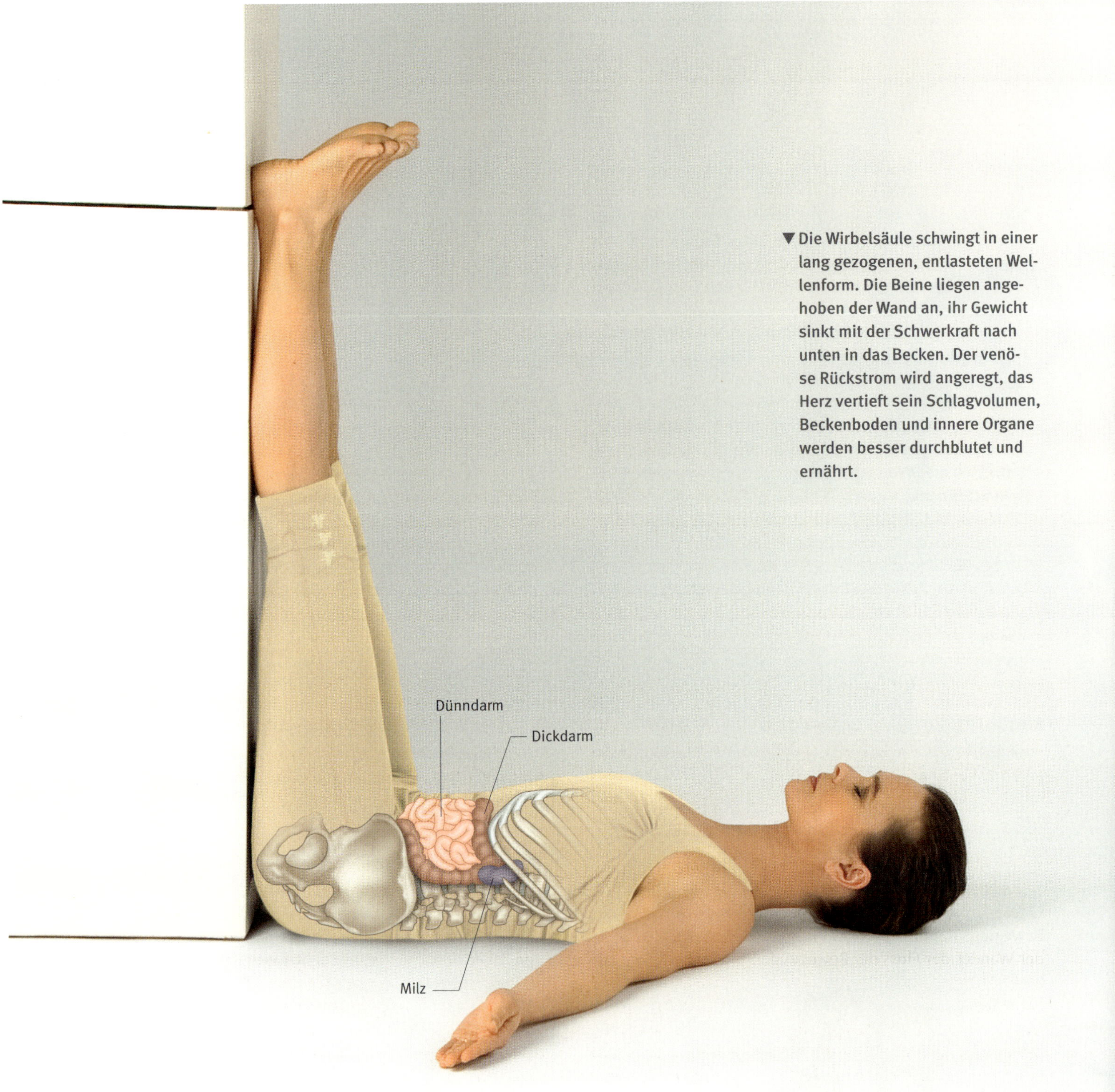

▼ Die Wirbelsäule schwingt in einer lang gezogenen, entlasteten Wellenform. Die Beine liegen angehoben der Wand an, ihr Gewicht sinkt mit der Schwerkraft nach unten in das Becken. Der venöse Rückstrom wird angeregt, das Herz vertieft sein Schlagvolumen, Beckenboden und innere Organe werden besser durchblutet und ernährt.

Evolution: Flach liegen und Beine hoch!

Ich weiß es nicht mit Sicherheit, aber ich vermute es: Bereits in der Steinzeit haben unsere Vorfahren zwischendurch ihre Füße an der Höhlenwand entlang nach oben zur Decke gestreckt, um in den Genuss der regenerierenden Wirkung einer Umkehrposition zu kommen. Liegende Positionen sind ideal zum Ausruhen und Schlafen. Liegende Positionen mit den Füßen in der Luft gehen noch einen Schritt weiter: Die Füße sind oben, der Kopf ist unten, die Welt steht für einen Moment kopf. Ob Neandertaler und Höhlenmenschen dabei Geistesblitze zuteilwurden oder ob sie nur mal eben die Beine hochlagern wollten? Wer weiß das schon. Aber eines ist sicher: Umkehrpositionen wie Kerze und Kopfstand stehen von alters her für Regeneration und Auszeit.

Atmung & Bewusstsein

Wertschätzung erfahren

Yogis wissen aus Erfahrung: Es ist wirkungsvoll, die Perspektive zu ändern. Dafür stellen sie sich sogar auf den Kopf! In der sanften Umkehr wird Ruhe erfahrbar. Sie bietet Zeit, sich zu sammeln, Dinge zu überdenken, den Blickwinkel zu verändern. In der Stille verändern sich die Wahrnehmung und das tiefere Bewusstsein. Es entsteht eine Verbindung zum in jedem Menschen innewohnenden Mitgefühl. Den Kopf auf der Vertrauen gebenden Erde abzulegen ist eine Einladung, bewusst zu genießen und alle Gedanken ruhen zu lassen. In der Haltung des wertfreien Beobachtens wächst die Stärke, sich vom inneren Zwang, Dinge besitzen zu müssen oder erreichen zu wollen, zu befreien. Diese Bereitschaft bringt die Erfahrung mit sich: Das Leben ist Bewegung; das einzig Beständige ist der Wandel, der Fluss der Bewegung. Nichts dauert ewig. Sich diesem permanenten Wandel gelassen zu öffnen, sich ihm entspannt zuzuwenden, ermöglicht vairagya, das Hinter-sich-Lassen von Hinderlichem und Überholtem.

Alltag

Relax, Siesta und Timeout

Für alle Venenprobleme gilt der Grundsatz: Lieber liegen oder laufen statt stehen oder sitzen. Zugegeben: Sie werden im Büro nicht so ohne Weiteres die Beine auf den Tisch legen können. In einem halbleeren Zugabteil mit einer Zeitung unter den Füßen kann es knapp salonfähig sein, aber auch das bleibt die Ausnahme. Im Büro kann man sich Hocker und Kissen vor den Stuhl stellen und zwischendurch mal in Corbusier-Manier die Beine lang strecken. Apropos: Langstreckenflüge bergen ein erhöhtes Thromboserisiko. Nicht jedem ist der Luxus vergönnt, in der ersten Klasse die Beine lang zu strecken. Aktivieren Sie alternativ die Muskelpumpe in Ihren Füßen: Stehen Sie auf, finden Sie ein ruhiges Plätzchen in der Gangway oder vor dem Notausgang und wippen Sie dort zwanzigmal in den Zehenstand rauf und runter. Im übertragenen Sinn bedeutet jedes Innehalten in der Hektik des Alltags eine „Umkehr" – egal ob Denkpause, Timeout, Siesta, Blitzmeditation, Powernap oder Yoga-Sekundenschlaf.

Medizin

Regeneration und Stressabbau

Die Umkehrpositionen bieten medizinisch ein breites Wirkungsspektrum: Der Rückfluss von Blut und Lymphe aus den Beinen in Richtung Herz wird begünstigt, wichtig bei müden und schweren Beinen, Venenstauung und Krampfadern, chronisch venöser Insuffizienz, Wasser in den Beinen sowie bei Lymphödemen. Durch den vermehrten Blutrückfluss wird das Herz zu einem größeren Schlagvolumen angeregt – hilfreich bei Regulationsschwierigkeiten des Blutdrucks wie niedrigem Blutdruck. Gleichzeitig wirkt sich die Umkehrposition beruhigend auf das vegetative Nervensystem aus – Puls, Atmung und auch die Gedanken werden ruhiger und vertiefter. Das Stresssystem wird sozusagen runtergefahren – ideal bei Konzentrationsschwierigkeit, Nervosität, Ausgelaugtheit oder einfach nach einem intensiven Arbeitstag. Besonders hilfreich und zur regelmäßigen Anwendung empfohlen für Menschen mit Stehberufen.

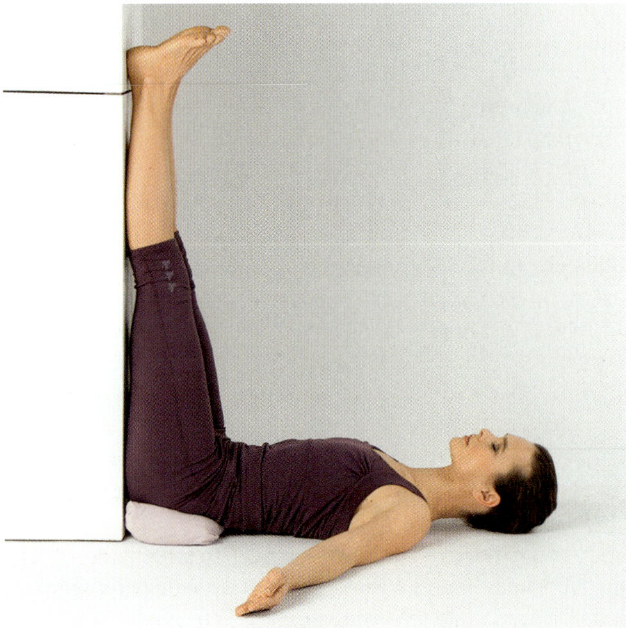

Variation 1

Getragen und angelehnt das Herz weiten

Liegt das Becken höher als das Herz, werden auf sanfteste Weise die kraftvollen Energien des Unterkörpers mit mentalen und emotionalen Wellen ausgeglichen.

So geht's

- Legen Sie ein festes Kissen oder eine gerollte Decke von etwa 7–8 cm Dicke dicht an die Wand.
- Setzen Sie sich seitlich zur Wand auf das Kissen. Ihre rechte Körperseite mit der Hüfte berührt die Wand.
- Gehen Sie wie auf Seite 59 beschrieben in die Position des Ruhenden Sees.
- Das Kissen unterlagert das Kreuzbein und den unteren Rücken. Schultern, Arme und Kopf liegen am Boden.
- Halten Sie das Becken in Kontakt mit der Wand und lassen Sie das Gewicht der Beine in die Hüftgelenke sinken.
- Schließen Sie die Augen und entspannen Sie in die Weite des Herzraums hinein.

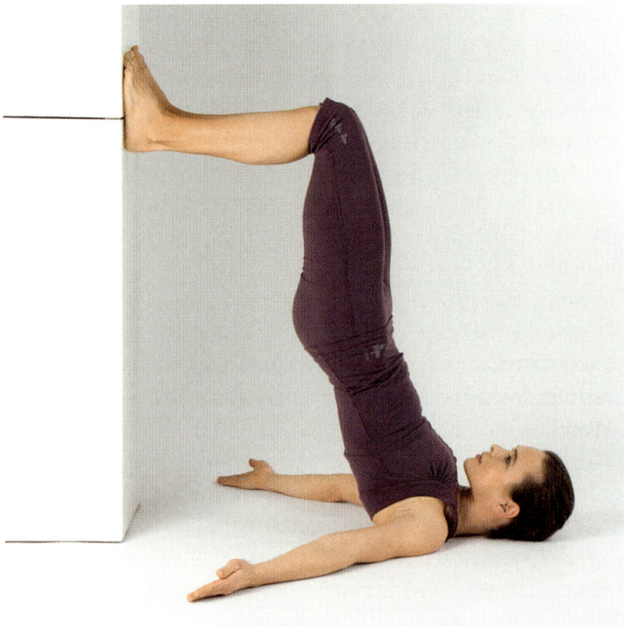

Variation 2

Unterstützter Schulterstand

Wird das Unterste nach oben gekehrt, verändern sich die Anforderungen an den Körper. Dehnen Sie zusätzlich Ihren Nacken, den Sitz des eigenen Willens.

So geht's

- Beginnen Sie in der Position des Ruhenden Sees. Ziehen Sie das Steißbein zum Schambein. Rollen Sie über das Kreuzbein und lösen Sie Wirbel für Wirbel von der Matte.
- Gleiten Sie mit den Fußsohlen an der Wand entlang, die Knie beugen sich. Halten Sie den Blick konsequent nach oben gerichtet.
- Strecken Sie beide Leisten und längen Sie aus der Beckenkraft beide Taillen. Ihre Füße tragen über den Kontakt zur Wand einen großen Teil des Körpergewichts.
- Verweilen Sie für mehrere Atemzüge. Dann rollen Sie ausatmend Wirbel für Wirbel zurück in die Rückenlage. Die Beine strecken sich wieder.

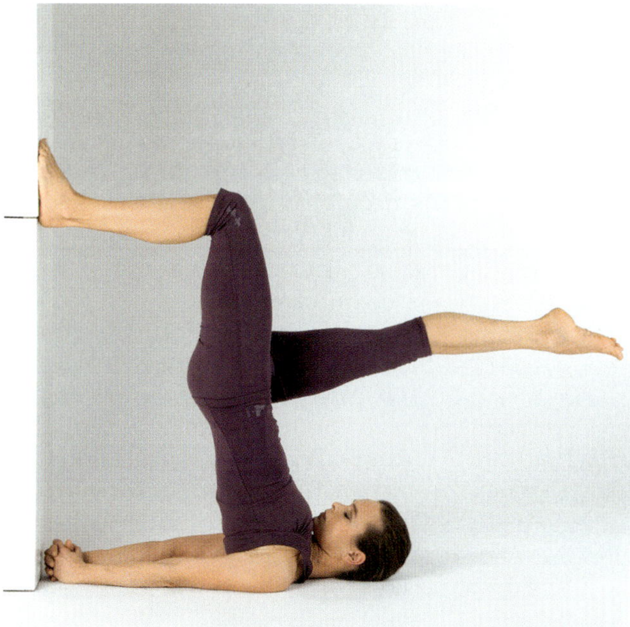

Variation 3

Himmelsschritte

In der Umkehrung setzen Sie Ihren Fuß kraftvoller ein und führen die Beine über dem Kopf weit auseinander. So verbinden Sie intensive Anspannung mit Loslassen.

So geht's

- Beginnen Sie im unterstützten Schulterstand (Variation 2). Verlagern Sie das Gewicht auf den linken Fuß, drücken Sie kraftvoll den linken Fuß zur Wand, das Gewölbe zwischen Großzehenballen und Ferse bleibt aktiv.
- Längen Sie sich aus der Wirbelsäule heraus noch weiter, Steiß nach oben.
- Strecken Sie das rechte Bein an der Wand entlang aus und führen Sie es gestreckt im großen Bogen aus dem Hüftgelenk über den Kopf.
- Die Sitzbeinknochen ziehen bei langer Lende himmelwärts.
- Balancieren Sie den Körper in der Umkehrung und verweilen Sie für mehrere ausgeglichene Atemzüge.

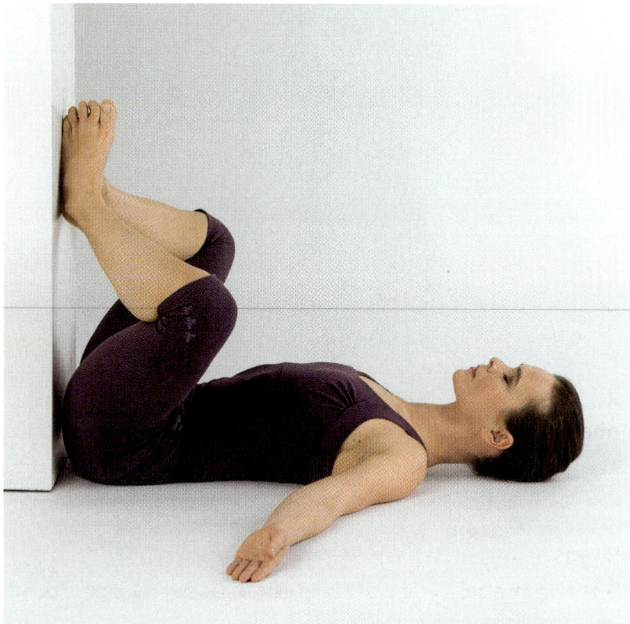

Variation 4

Schmetterling

Schmiegen sich die Füße aneinander, werden Beine und Becken miteinander zu einem Energiekreislauf verbunden.

So geht's

- Beginnen Sie wieder in Rückenlage mit angelehnten Beinen (Ruhender See).
- Lassen Sie die Füße an der Wand nach unten gleiten. Die Knie beugen sich.
- Lassen Sie die Knie nach außen gleiten wie zwei Schmetterlingsflügel, die Außenkanten der Füße liegen an der Wand.
- Die Hüftgelenke drehen nach außen. Die Fußsohlen berühren sich, Groß- und Kleinzehenballen sowie die Fersen schmiegen sich aneinander.
- Atmen Sie gelassen bis in die Tiefe Ihres Beckens. Taille, Bauch, Lenden und Beckenboden geben Raum.

Stützen und Drehen

Die zahlreichen Stützhaltungen im Yoga bieten eine Auseinandersetzung mit der Schwerkraft und dem Eigengewicht. Sie verhelfen zu einer guten Körperorganisation und anmutiger Leichtigkeit. In den Drehübungen erleben Sie die Drehfreudigkeit des Brustkorbs und spüren Flexibilität und Weite im Herzraum.

Weite, Breite und Raum

Das Geheimnis des stabilen Stützes mit angemessener Spannung liegt – wie im Stehen oder Liegen – in der Bewusstheit für die Anordnung des Skeletts und einer angemessenen Stabilität des eigenen Schwerpunkts. Viele Schlüsselelemente der Schulterausrichtung können Sie in der Geste „Namaste", der Gebetshaltung vor dem Herzen, erspüren: Legen Sie die Hände vor dem Herzen ohne Druck aneinander, die Oberarme dicht am Oberkörper haltend. Spüren Sie Ihre Schultern. Oft sind sie nach vorn gerutscht, die Oberarmköpfe schieben sich ebenfalls nach vorn. Schmiegen Sie nun die Handinnenflächen aneinander. Die Ellenbogen steigen seitlich auf, dabei gleiten die Schultern seitwärts in die Breite, die Oberarmköpfe zentrieren sich im Gelenk. Gleichzeitig steigt das Brustbein sanft auf, und die Brustwirbelsäule streckt sich: Herz und Atem bekommen Raum. Ihre Schulterblätter bewegen sich auf dem Brustkorb wie zwei Flügel, die sich nach hinten, unten und außen aufdrehen. Verweilen Sie für mehrere Atemzüge. Analog zur Ausrichtung von Fuß und Bein erhalten Ihre Yoga-Stützhaltungen den Auftrieb durch ein aktives Handgewölbe und die Stabilität durch aktive Arme, die sich spiralig verschrauben. Während die Oberarme nach außen drehen und die Unterarme nach innen, strecken sich die Ellenbogen, ohne zu blockieren oder sich in einer X-Stellung zu überstrecken.

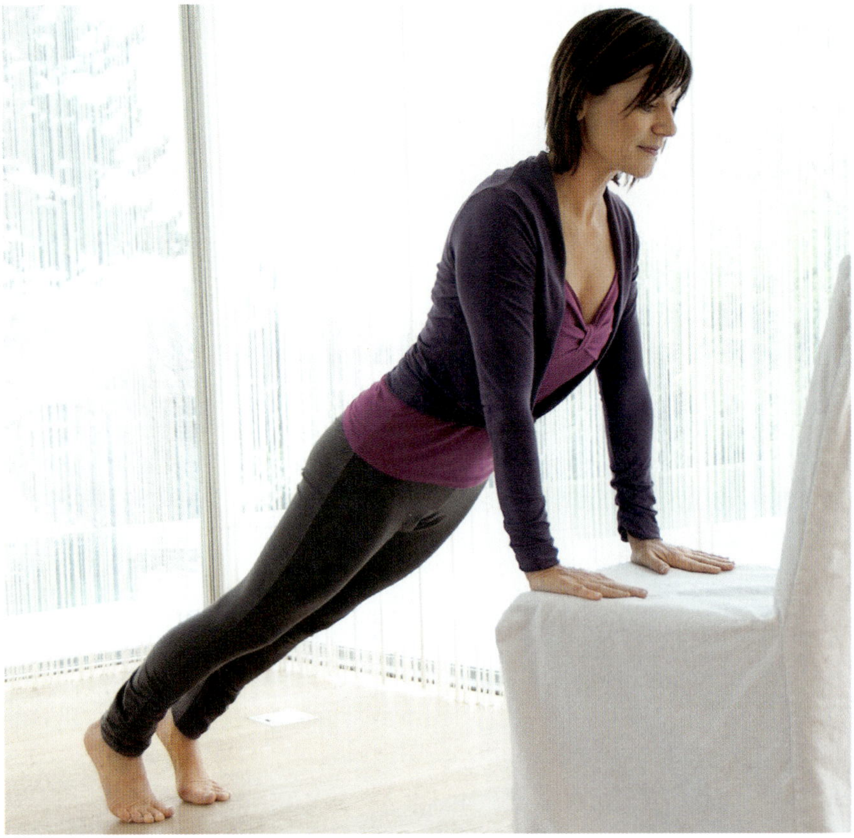

▶ Stützen: kraftvolle Arme, lockere Schultern und Bewegungsfreiheit, um aus dem Herzen heraus zu handeln.

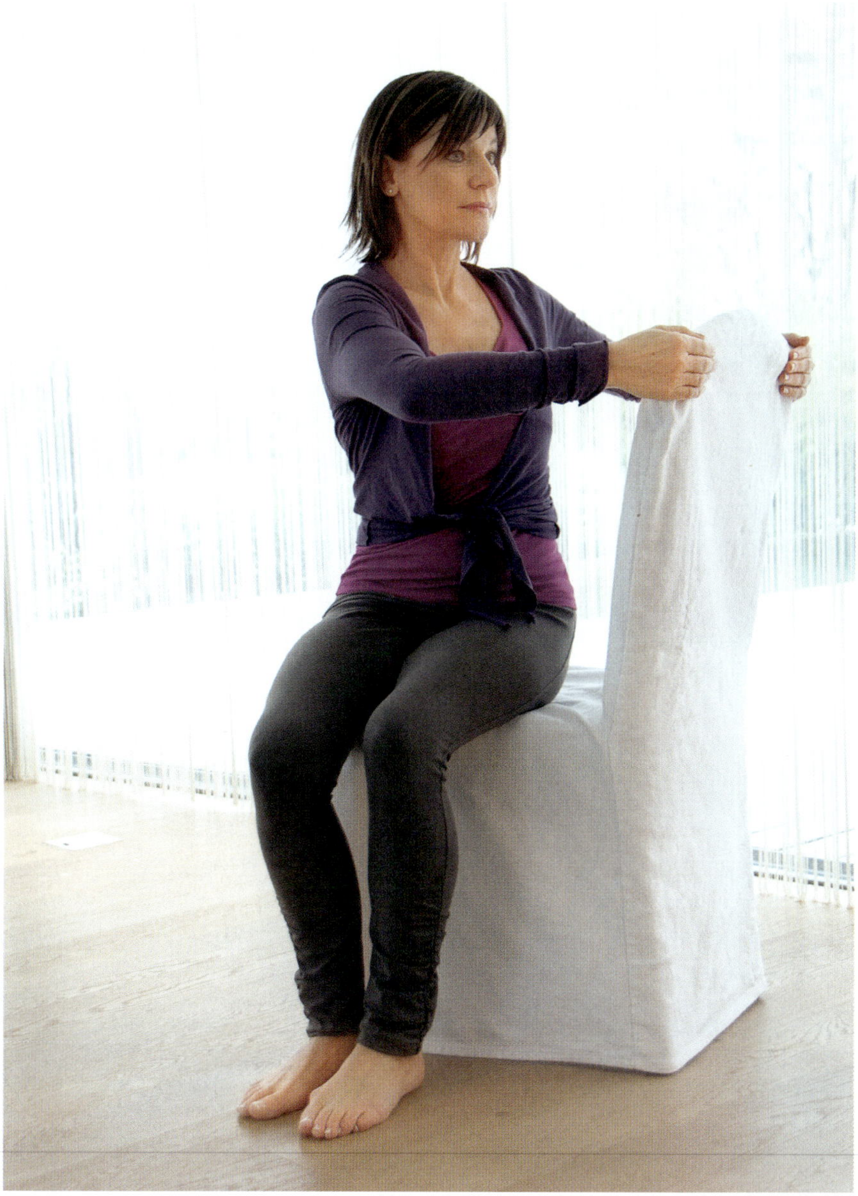

◀ **Drehen: öffnet den Herzraum, schafft Weite für den Atem und gleicht die Energien der Körperseiten aus.**

Den Herzraum strahlen lassen

Der Herzraum wird im Yoga als wichtigster Meditationsraum gesehen. Seine Durchlässigkeit und Weite sind die Grundvoraussetzung, um sich dem höheren Selbst zu nähern. Das Schlüsselelement jeder Drehung ist der Brustkorb mit seiner Flexibilität und seiner Drehfreudigkeit. Die Rippen können sich auseinanderbewegen und wieder zusammengleiten. Sie sind in der Lage, den Brustkorb dreidimensional schwingen zu lassen, damit lebenswichtige Organe wie Herz und Lunge pulsieren können. Wird das Bewegungspotenzial nicht ausgeschöpft, verkümmert der Korb zum Brustkasten und wird als Ganzes nach vorn und oben angehoben. Die Rückseite der Taille verengt sich, der untere Rücken wird komprimiert und das Atemvolumen verkleinert sich.

Die präzise Ausrichtung in einer Drehhaltung schult Ihre Feinfühligkeit für Ihre zwölf Rippenpaare, die mit 44 kleinen Gelenken mit der Wirbelsäule verbunden sind. In dieser spiraldynamischen Bewegungserfahrung erleben Sie die Verknüpfung von Aufrichtung und Verschraubung. Um den Brustkorb zu beleben, bereiten Sie jede Drehung mit einer Aufrichtung vor. Die gegengleiche Einrollbewegung von Becken und Kopf, die Sie bereits im Liegen geübt haben, verlängert die Wirbelsäule. Der Brustkorb folgt reaktiv diesem Bewegungsimpuls: Die oberen Rippen folgen dem Kopf, die unteren sinken mit dem Becken nach hinten und unten. Die Rippen spannen sich in eine dreidimensionale Weite. Der Aufrichtung folgt das Drehen und Gegendrehen von Becken und Kopf. Deshalb stellen Sie sich bei manchen Drehungen vor, eine Beckenseite nach vorn zu schieben, während der Brustkorb nach hinten dreht. Die Wirbelsäule verschraubt sich dabei über ihre gesamte Länge. Spürbar wird die Drehung im Brustraum, in der Weite des Herzens und dem Tanz des Atems.

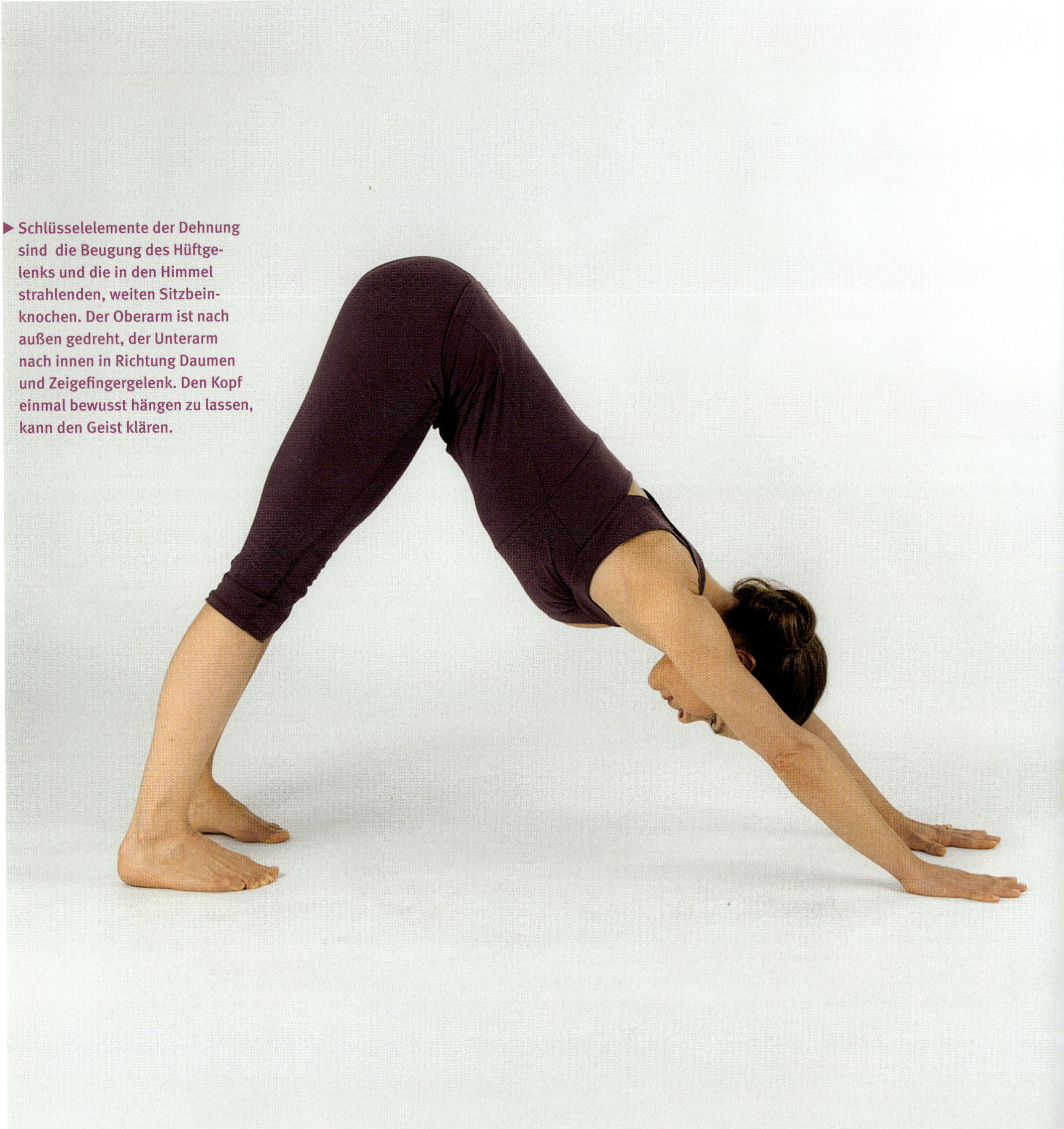

▶ Schlüsselelemente der Dehnung sind die Beugung des Hüftgelenks und die in den Himmel strahlenden, weiten Sitzbeinknochen. Der Oberarm ist nach außen gedreht, der Unterarm nach innen in Richtung Daumen und Zeigefingergelenk. Den Kopf einmal bewusst hängen zu lassen, kann den Geist klären.

Herabschauender Hund

Adho Mukha Svanasana

Kraftvoll auf beide Arme gestützt lenken Sie die Aufmerksamkeit zur Körperrückseite – sie muss weit und lang sein. Eine intensive Dehnung der Beinrückseiten von den Waden bis zum Becken ist ebenso spürbar wie eine Offenheit im mittlere Rücken und eine Intensivierung der Atmung im Herzraum.

So geht's

- Begeben Sie sich in den Vierfüßlerstand. Die Knie stehen etwas hinter den Hüftgelenken – der perfekte Abstand von Händen und Füßen für den Hund.
- Richten Sie beide Hände weit gefächert senkrecht unter den Schultern aus. Die Mittelfinger zeigen in Verlängerung der Unterarme geradeaus nach vorn; drücken Sie die Fingerkuppen in die Matte, um Ihr Handgewölbe aufzubauen.
- Schieben Sie beide Schultern wie Flügel in die Weite nach außen.
- Stellen Sie die Zehen auf.
- Ausatmend lösen Sie die Knie von der Matte und dehnen das Becken diagonal nach oben.
- Schieben Sie das Steißbein himmelwärts. Der gesamte Rücken ordnet sich gestreckt in die Haltung ein. Intensivieren Sie die Beugung des Hüftgelenks.
- Abschließend lassen Sie den Kopf entspannt zwischen den Armen hängen.
- Schaffen Sie so viel Länge wie möglich im unteren Rücken, indem Sie die Rückseiten der Oberschenkel weit nach hinten und oben ausrichten.
- Gleichzeitig streben die Fersen zur Matte.

▼ Beginnen Sie im Vierfüßlerstand. Die Ellenbogen sind leicht gebeugt, die Schultern breiten Sie wie kleine Flügel weit zur Seite aus. Die Zehen sind dabei aufgestellt.

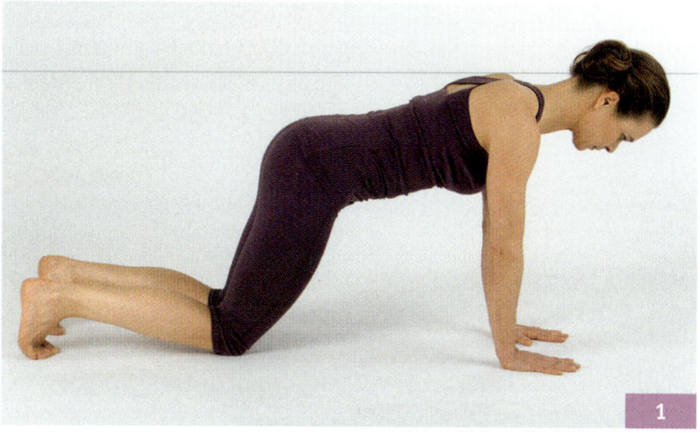

1

▼ Wenn sich nun die Knie vom Boden heben, führt das Becken Sie in die Haltung hinein. Das Ziel besteht darin, das Becken so spitz und weit aufsteigen zu lassen wie möglich.

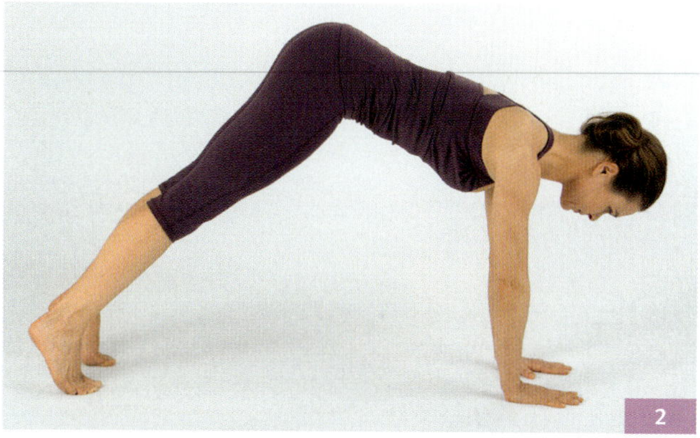

2

▶ Neben einer Dehnung der gesamten rückseitigen Bein- und Rückenmuskulatur ist die Außenrotation der Oberarme als stabilisierende Spannung im Bereich der Schultergelenke und Schulterblätter spürbar.

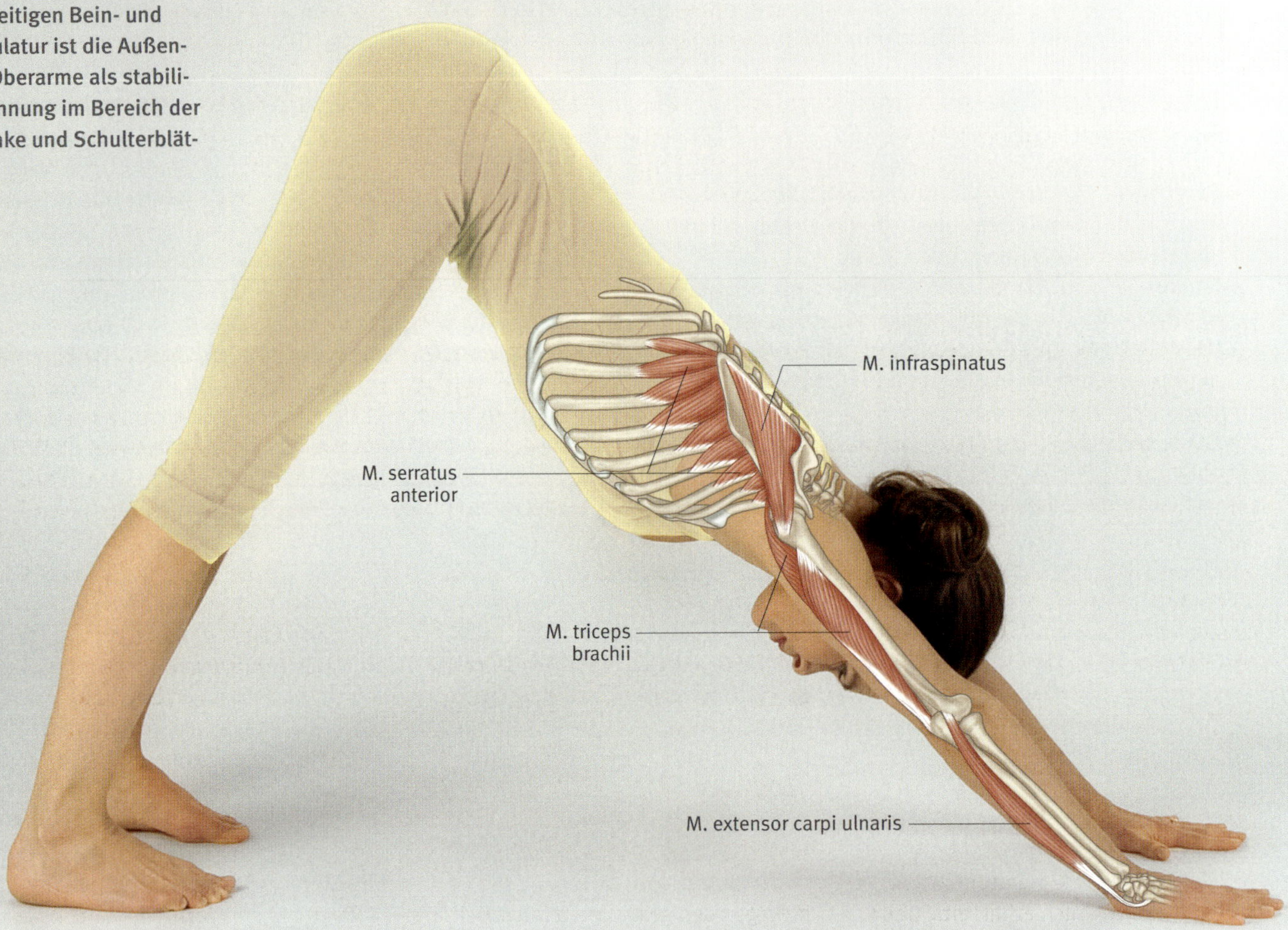

Evolution: Das Vermächtnis des Homo erectus

Menschenaffen können sich durchaus aufrichten und auf zwei Beinen stehen – aber sie können ihre Knie nicht richtig strecken, sie bleiben in halb sitzender Position stehen. Außerdem bleibt der Oberkörper mehr oder weniger nach vorne gebeugt. In der medizinischen Fachsprache heißt dies „Streckdefizit der Knie“ und „Rundrücken“. Diese beiden Charakteristika treffen leider auch auf viele Menschen zu. Was vor Jahrmillionen vielversprechend mit der Aufrichtung zum Homo erectus begann, wird heutzutage durch das ewige Sitzen vor dem PC wieder infrage gestellt: Beim Sitzen sind die Knie zwangsläufig gebeugt und der Oberkörper vornüber geneigt. Die Langzeitfolgen sind nicht schwer zu erraten: Streckdefizit der Knie und Rundrücken! Angesichts des drohenden Rückschrittes in der Haltungsevolution des Menschen verspricht die Übung Hund konkrete Abhilfe: Knie und Wirbelsäule werden gestreckt – gleichzeitig und maximal; Schultern und Arme werden gekräftigt.

Atmung & Bewusstsein

Mut zur Umkehrung

Im Stütz arbeitet die Atemhilfsmuskulatur besonders effektiv und die Rippen heben sich leichter. Diese Unterstützung nutzen Menschen unwillkürlich, wenn sie in Atemnot sind. Die Erleichterung beim Atmen können Sie in der Haltung des Hundes gezielt nutzen, um sich achtsam im Herzen zu sammeln und auf die tiefen Schwingungen des Atems in den inneren Körperräumen zu fokussieren. Den Kopf bewusst hängen zu lassen kann auf spürbare Weise den Geist klären. Indem Sie mutig die Perspektive wechseln und den Atem schwingen lassen, gewinnen Sie eine positive Ausstrahlung, die aus der Weite des Herzens und der inneren Aufrichtung entsteht. Das Zwerchfell erhält eine neue Herausforderung in der Umkehrung. Druck und Entlastung drehen sich um. Mit Händen und Füßen ausgeglichen das Körpergewicht zu tragen, sich zu stützen, fördert den körperlichen Zusammenschluss, das Erleben der körperlichen Einheit.

Alltag

Bein- und Rückenstrech

Naheliegend ist das Aufheben kleiner Gegenstände vom Boden mit gestreckten Beinen und geradem Rücken: Aus den Hüftgelenken heraus beugen Sie sich mit gestreckten Beinen und kerzengeradem Rücken nach vorne bis zur Horizontalen – die rückseitige Beinmuskulatur muss Spannung aufbauen und gleichzeitig Länge zulassen. Genau darum geht's. Ob Sie mit geraden Beinen und geradem Rücken bis zum Boden runterkommen, hängt von Länge und Elastizität der rückseitigen Beinmuskulatur ab: Wenn ja, wunderbar! Wenn nein: Knie beugen und „normal“ weiterbücken. Als Gymnastik im Büro zwischendurch: Sie legen ein Bein gestreckt auf den Stuhl und bewegen den gestreckten Rücken wie ein Klappmesser auf dieses Bein zu. Oder: Hände an die Tischkante, Arme und Wirbelsäule in Verlängerung der Tischebene bringen, Beine bleiben gestreckt. Oder morgens im Bett eine Minute im Langsitz verweilen – Rücken kerzengerade, Beine gestreckt.

Medizin

Dehnung der Rückseite

Beim Hund wird die gesamte Rückseite vom Scheitel bis zur Sohle gedehnt. Die Fersen werden sukzessive abgesenkt, so lernt die rückseitige Beinmuskulatur, Spannung auszuhalten und gleichzeitig Länge zuzulassen – die wirksamste Maßnahme gegen Muskelverkürzungen. Der Beinstretch beim Hund ist ideal bei Beschwerden der Achillessehne, Verkürzungen der Wadenmuskulatur, bei Streckdefiziten der Kniegelenke und Verkürzungen der rückseitigen Beinmuskeln. Der Rückenstretch begradigt Hohlkreuz und Rundrücken, da die gesamte Wirbelsäule vom Steiß in Richtung Scheitel langgezogen wird – ideal als Ausgleich für Steh- und Sitzberufe, gegen Kreuzschmerzen und verspannte Rückenmuskeln. Zudem werden die Schultergelenke über Kopf mobilisiert. Dank der Stützfunktion werden Arm- und Schultermuskeln gekräftigt. Der Kopf hängt locker, was die Nackenmuskeln entspannt und bei Spannungskopfschmerz hilft.

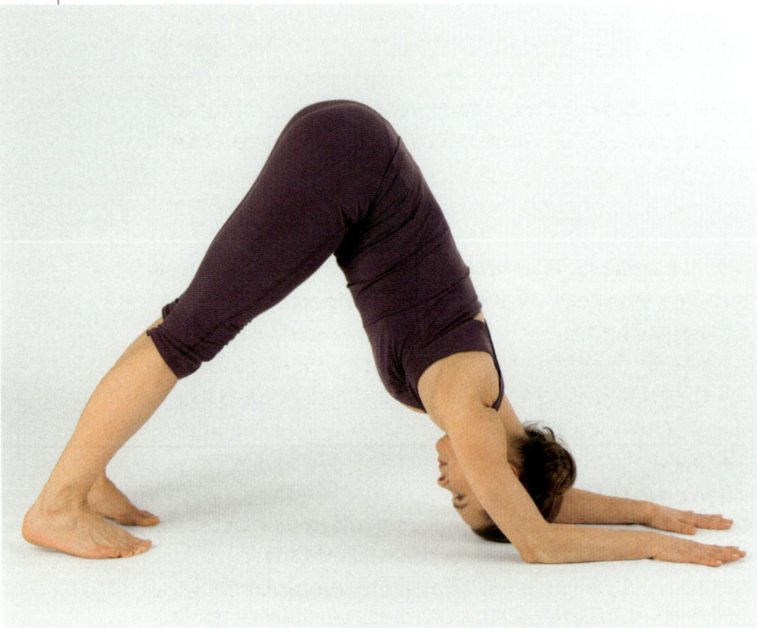

Variation 1

Schultergelenke zentrieren

Lassen Sie beide Oberarmkugeln in die Tiefe und Breite der Schultern sinken. Der Muskelmantel der Schulter schützt und umschließt das Gelenk.

So geht's

- Im Kniestand beginnend, setzen Sie beide Ellenbogen senkrecht unter den Schultern auf.
- Verlängern Sie die innere Achse durch den gegensätzlichen Zug von Becken und Kopf.
- Schieben Sie beide Schultern weit nach außen.
- Stellen Sie sich vor, beide Oberarmkugeln rollen wie zwei Golfbälle in die weiten Kapseln der Schultern.
- Stellen Sie die Zehen auf und schieben Sie ausatmend das Becken nach oben.
- Dehnen Sie die Fersen zur Matte.
- Vertiefen Sie dabei alle Ausrichtungsprinzipien der Schultern: Weite, Breite und Außenrotation.

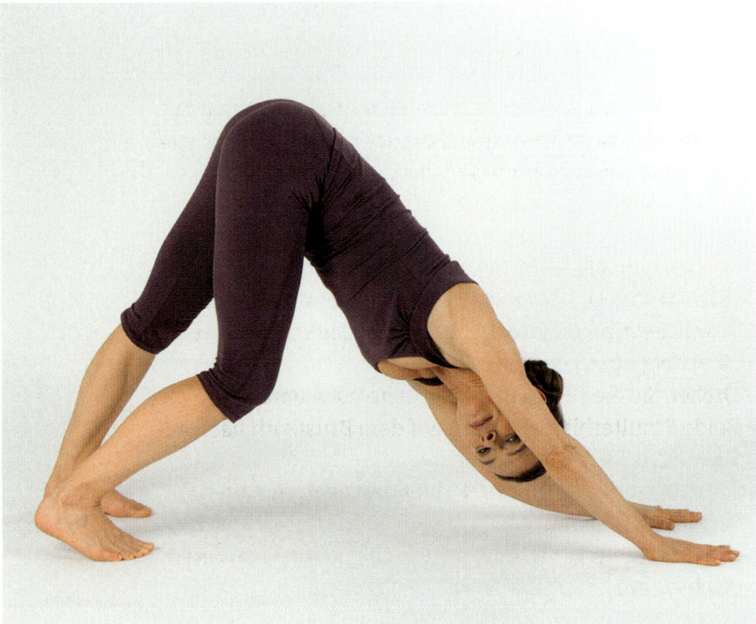

Variation 2

Bärengang dank Händen wie Tatzen

Aktive Handgewölbe geben einen direkten Impuls zum Schultergelenk, das sich kraftvoll weitet und zentriert ausrichtet.

So geht's

- Beginnen Sie im Vierfüßlerstand. Die Finger sind gefächert, die Mittefinger zeigen gerade nach vorn.
- Verwurzeln Sie die stabile Außenkante der Kleinfingerseite mit der Matte.
- Das Handgewölbe hebt sich. Die Daumenseite spannt weit und flach den Gegenbogen.
- Kleinfinger und Daumenballen tragen das Hauptgewicht. Eine luftige Höhle bildet sich zwischen der Mittelhand und den Fingern.
- Schieben Sie das Becken nach oben. Rollen Sie abwechseln die Füße ab und dehnen Sie diagonal schwingend den Brustkorb in Richtung gebeugtes Knie.

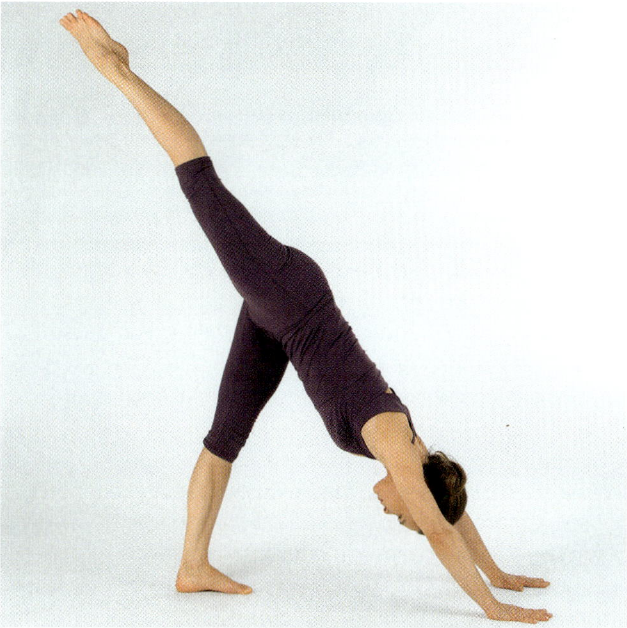

Variation 3

Ein kraftvoller Stütz beflügelt

Aktive Handgewölbe und Arme, weite Schultern und stabilisierte Schulterblätter lassen Ihr Bein in ungeahnte Höhe aufsteigen.

So geht's

- Im Vierfüßlerstand strecken Sie die Wirbelsäule und weiten Ihre Schultern. Aktivieren Sie das Handgewölbe.
- Heben Sie ausatmend das Becken an, strecken Sie die Knie.
- Lassen Sie die Schulterblätter ausatmend weit auseinandergleiten wie zwei wunderschöne Flügel. Dann in Richtung Becken schieben, sodass sie sich breit an den Brustkorb anschmiegen.
- Verlagern Sie einatmend das Gewicht auf den linken Fuß. Lassen Sie das rechte Bein in großem Bogen aus der Stabilität von Armen, Schultern und Rumpf aufsteigen.
- Becken und Schultern bleiben parallel ausgerichtet, beide Taillen sind gleich lang.

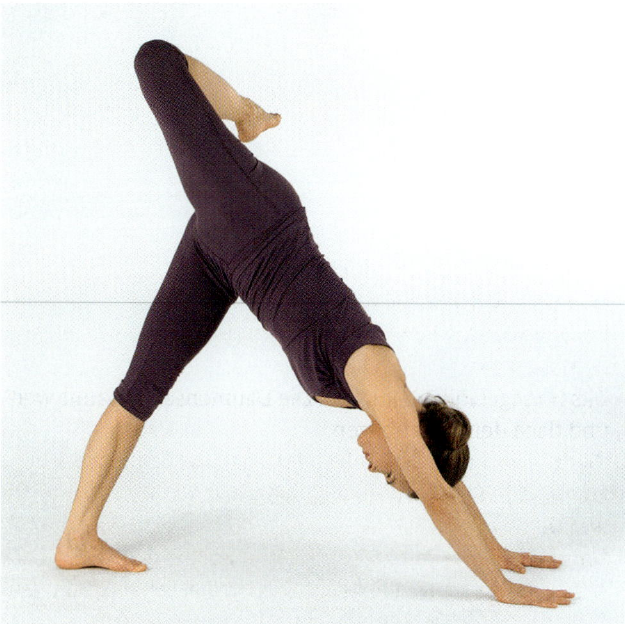

Variation 4

Stabil und verdreht

Die spiralige Streckung der stützenden Arme – Unterarme nach innen, Oberarme nach außen – setzt sich in einer spiraligen Verdrehung des Körpers fort.

So geht's

- In Variation 3 lassen Sie die rechte Ferse zum Becken gleiten und strecken das rechte Knie himmelwärts.
- Die rechte Beckenseite dreht sich auf. Die Lendenwirbelsäule folgt der Bewegung.
- Drehen Sie die rechte Brustkorbseite nach unten.
- Beide Schulterblätter gleiten auf dem Brustkorb nach außen und beckenwärts.
- Die Brustwirbelsäule streckt sich und beide Schultern drehen nach außen.
- Beide Hände tragen das gleiche Gewicht, die linke Ferse strebt zum Boden.

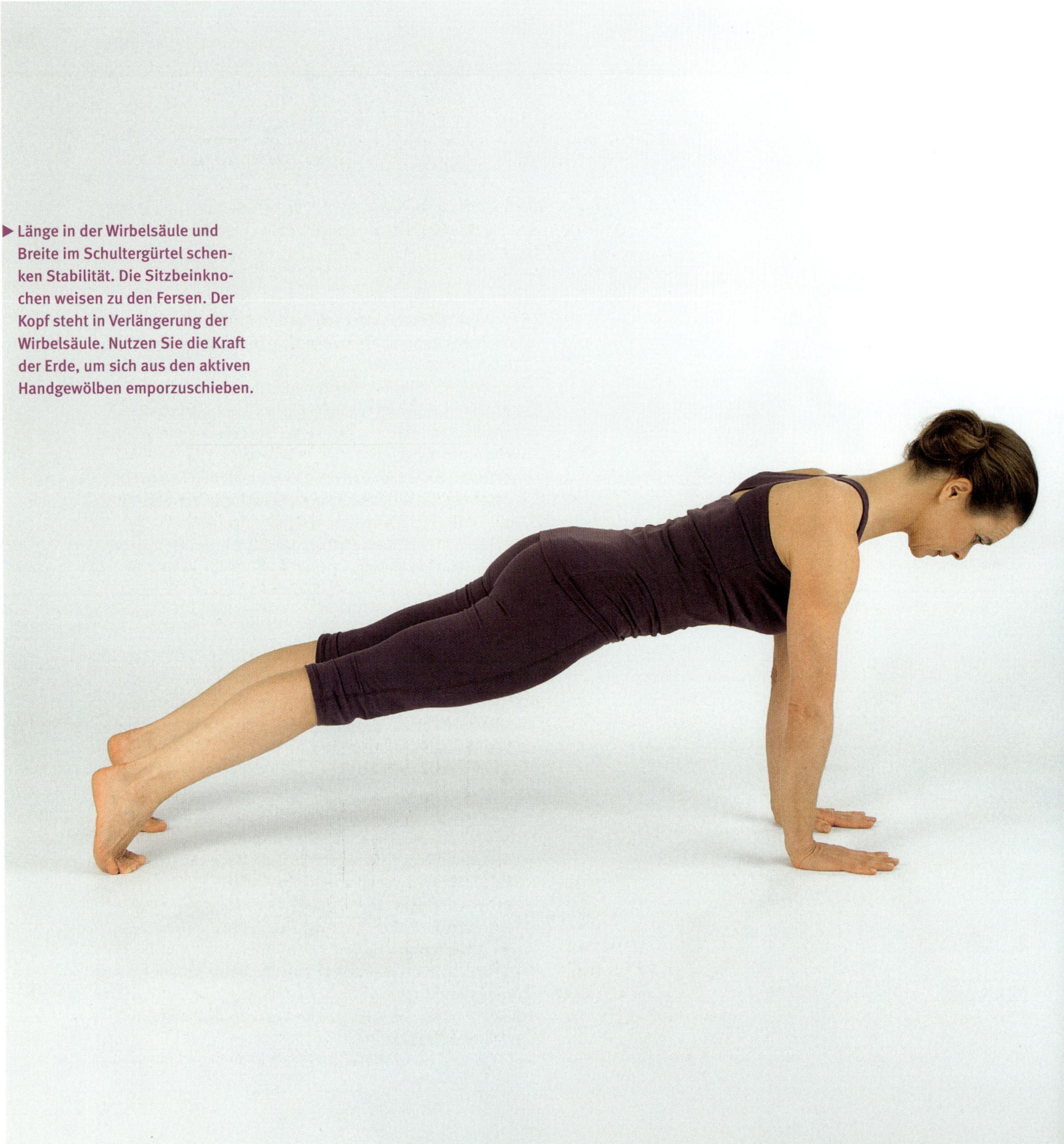

▶ Länge in der Wirbelsäule und Breite im Schultergürtel schenken Stabilität. Die Sitzbeinknochen weisen zu den Fersen. Der Kopf steht in Verlängerung der Wirbelsäule. Nutzen Sie die Kraft der Erde, um sich aus den aktiven Handgewölben emporzuschieben.

Brett

Chaturanga Dandasana

Wenn der Körper im Stütz längs und quer angespannt ist, erfahren Sie eine sensible Verbindung mit Ihrer Körpermitte. Feine und tiefliegende Muskeln eng an der Wirbelsäule stabilisieren die innere Achse. Das Zusammenspiel von Bauch- und Beckenbodenmuskeln gibt ein Gefühl, von der Mitte getragen zu werden.

So geht's

- Beginnen Sie wieder im Vierfüßlerstand. Richten Sie die Längsspannung ein: Steißbein und Krone des Kopfes sind weit auseinander. Nehmen Sie wahr, wie die Bauchdecke aktiviert wird.
- Dann die Querspannung aufbauen, indem Sie die Schultern in die Breite schieben.
- Vertiefen Sie die Spannung der Körpermitte, indem Sie den Bauch breitflächig nach innen ziehen.
- Lösen Sie nun ausatmend die Knie von der Matte und stellen Sie die Füße nacheinander zurück. Die Knie sind gestreckt. Kraftvoll wie ein Brett schwebt der Körper horizontal.
- Erhöhen Sie den Druck der aktiven Hände. Schieben Sie sich von der Erde nach oben. Die Bauchspannung vertieft sich.
- Becken, Wirbelsäule, Schultergürtel sind kraftvoll miteinander verbunden.
- Ihre Schulterblätter sind wie geheime Flügel, sie liegen breit auf dem Brustkorb, eingebettet in stabilisierende Muskeln.
- Nehmen Sie den gesamten Körper vorn und hinten im Gleichgewicht und ausgeglichen wahr.

▼ **Die Hände stehen senkrecht unter den Schultern, die Knie etwas hinter den Hüftgelenken. Die Kleinfingerseite ist am Boden verankert. Daumengrundgelenk zur Hand ziehen, so aktivieren Sie das Handgewölbe.**

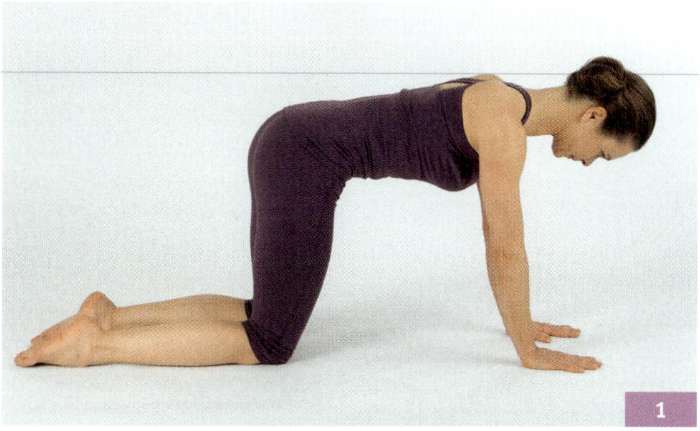

1

▼ **Experimentieren Sie mit der Grundspannung im Körper: Strecken Sie ein Bein aus. Die Schultern sind weit weg von den Ohren, die Bauchdecke nach innen aktiviert. Lösen Sie das gebeugte Knie vom Boden.**

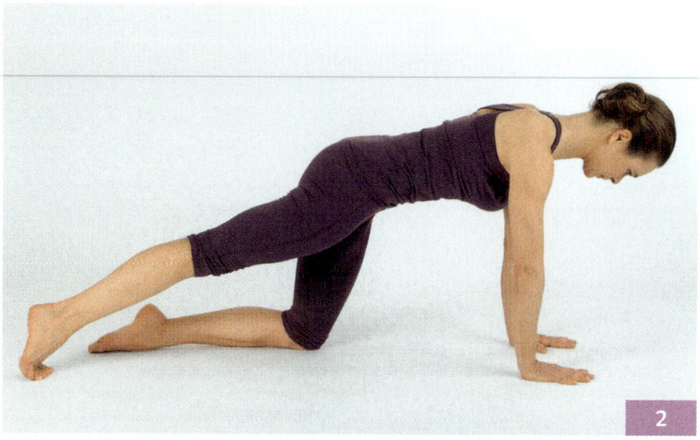

2

▶ Wenn beide Schulterblätter nach hinten, unten und außen gedreht werden, verankern sie sich stabil auf dem Thorax. Die Längsspannung der Wirbelsäule aktiviert die stabilisierende Rumpfspannung – der Bauch hebt und strafft sich. Ein höherer Druck auf die Hände vertieft diese innere Spannung.

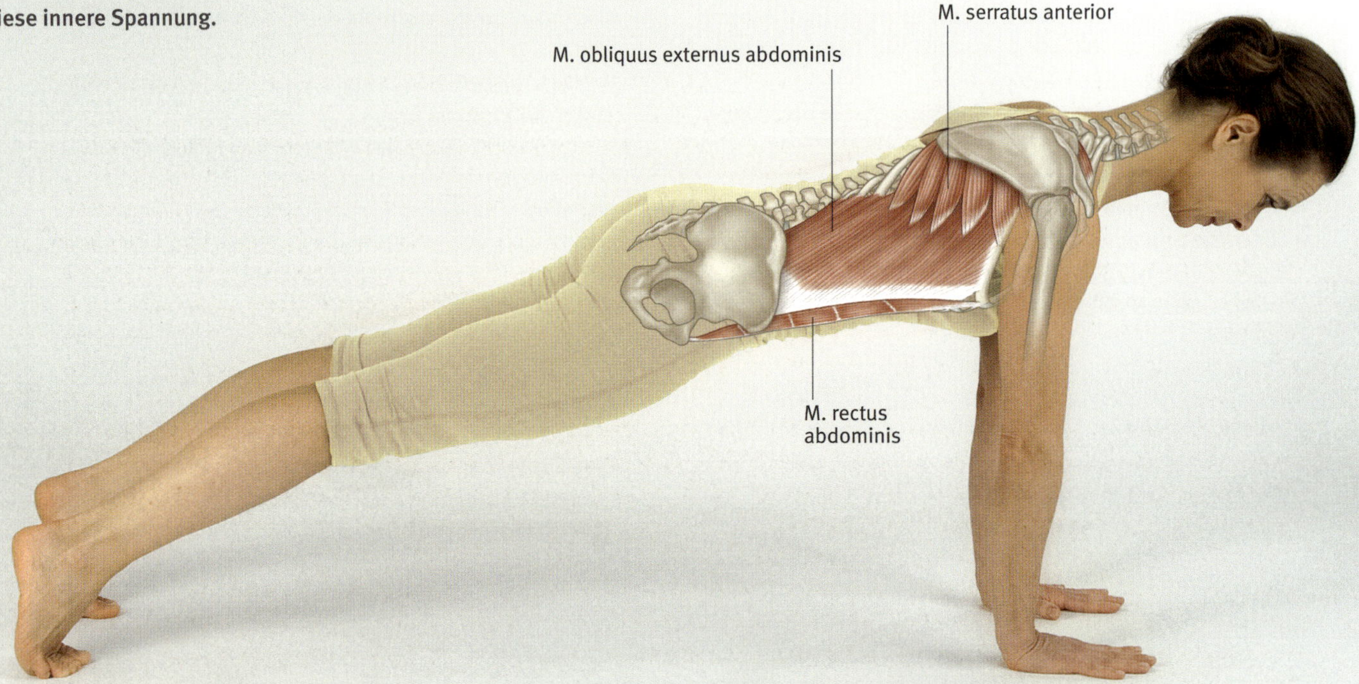

Evolution: Die ersten Schritte an Land

Als die Fische vor 380 Millionen Jahren an Land gingen, mussten Atmung und Fortbewegung neu erfunden werden. Die Kiemenatmung unter Wasser wurde auf Lungenatmung an Land umgestellt. Zweitens wurden die Flossen zu Extremitäten umgebaut. Die ersten „Arme" und „Beine" der Ur-Vierfüßler mussten den Rumpf vom Boden hochhieven und ihn stabil über dem Boden abstützen. Genau darauf kam es an: Die Ur-Vierfüßler nutzten die gleiche Links-rechts-Schlängelbewegung zur Fortbewegung wie Schlangen, nur über dem Boden statt am Boden. Dies erfordert erhebliche Kraft in den Armen und den Beinen sowie gleichzeitig eine sehr hohe Rumpfstabilität. Bei allen Variationen der Brettübung muss der Rücken stabil wie ein Brett bleiben und darf nicht durchhängen – egal ob das Brett in Bauch-, Seit- oder Rückenlage ausgeführt wird. Das erfordert aktive Bauch- und Rückenmuskeln. Bei der Fortbewegung haben zwei oder drei Extremitäten Bodenkontakt, so ergeben sich die vielen Varianten des Bretts.

Atmung & Bewusstsein

Handeln aus dem Herzen

Regelmäßiges Stützen in der Yoga-Praxis verbessert die Haltung, vertieft den Atem und erleichtert die Kraftherausforderungen des Alltags. Wir handeln vor allem mit Armen und Händen. Handeln bedeutet gestalten. Verben wie begreifen, erfassen oder eben handeln bringen das klar zum Ausdruck. Im Vergleich zu den Tieren sind Bewegungsradius und Spannbreite unserer Arme viel größer. Auch die Feinmotorik und das Gefühl in den Fingerspitzen sind differenzierter. Die Hände sind über die Arme mit dem Herz eng verbunden. Die Arme verwirklichen sozusagen die Empfindungen des Herzens, die Herzensqualitäten. Hände, die streicheln, umarmen, jemanden auffangen oder helfen sind Ausdruck einer harmonischen Verbindung zum Anahata, dem Herzchakra. Je stärker unser Gefühl für Arme und Hände, je bewusster wir mit Stützkraft und angemessener Spannung umgehen, desto sicherer handeln wir im Sinne unseres Herzens.

Alltag

Handgriff und Rumpfstabilität

Gestikulieren, mit Gegenständen hantieren oder flink auf der PC-Tastatur tippen – in all diesen Fällen bleiben die Schultern stabil, während Hände und Finger mobil sind. In der Fachsprache ist von „offener Muskelkette" die Rede. Das Gegenteil davon ist die „geschlossene Muskelkette", beispielsweise wenn Sie sich am Geländer festhalten. Das Brett wird im Alltag am besten bei geschlossener Muskelkette der Arme geübt: Wo immer Sie sich mit einer oder mit beiden Händen festhalten, können Sie die Essenz des Bretts üben: dezidiert-kräftiger Griff, stabil-elastischer Arm, breit-entspannte Schultern, geschmeidig-stabiler Rumpf. Zum Beispiel an der Haltestange im Bus, am Steuerrad Ihres Autos, am Einkaufs- oder Kinderwagen oder wenn Sie einen schweren Gegenstand durchs Zimmer schieben. Richtig umgesetzt entwickeln Sie so automatisch eine optimale Kraftübertragung zwischen Rumpf und Arm.

Medizin

Hilft gegen Rückenschmerz

Zwischen Rückenschmerzen und fehlender Rumpfstabilität gibt es einen einfachen Zusammenhang: Schwache Rumpfstabilität und wenig trainierte Bauchmuskulatur gehen häufig mit Rückenschmerzen einher. Und umgekehrt: Die Kräftigung der Bauchmuskulatur verschafft Abhilfe bei vielen Rückenschmerzen. Das Brett und seine Varianten sind ideal geeignet, die mehrschichtige schräg, längs- und querverlaufende Bauch- und Rumpfmuskulatur zu trainieren. Ein Waschbrettbauch muss es nicht sein, aber bretthart darf er schon werden, der Bauch! Hilft bei Überlastung der Lendenwirbelsäule, chronischen Bandscheibenproblemen, Hohlkreuz, Bauchmuskel- und Beckenbodenschwäche. Die Brettübung ist ein idealer Ausgleich für Steh- und Sitzberufe. Zudem werden je nach Variante Stabilität, Kraft, Beweglichkeit und Ausdruckskraft der Schultern und Arme trainiert.

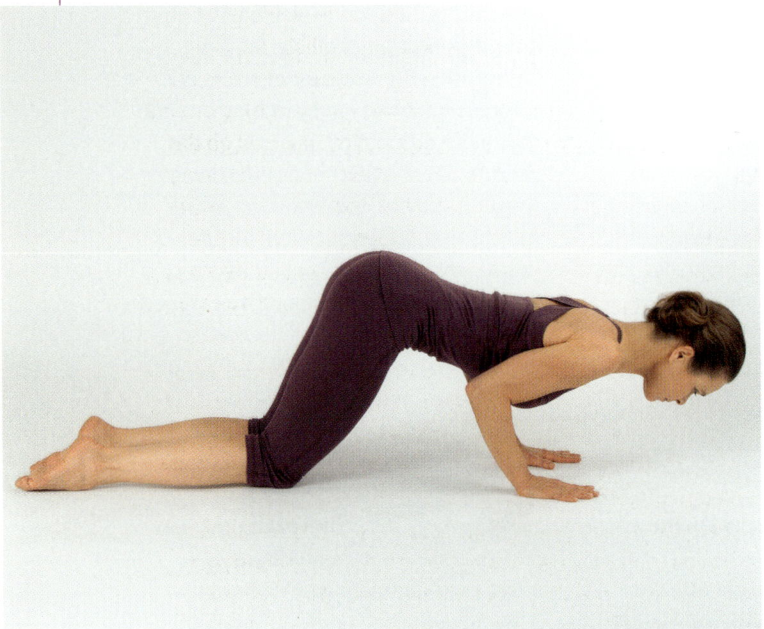

Variation 1

Empfindsam verneigen

So können Sie die Kraft Ihrer Schultern und Arme situationsgerecht einsetzen. Negative Gedanken wie „Meine Arme sind zu schwach“ verlieren ihre Wirkung.

So geht's

- Im Vierfüßlerstand fächern Sie die Hände senkrecht unter den Schultern am Boden auf, die Mittelfinger in Verlängerung der Unterarme. Das Hauptgewicht liegt auf der stabilen Kleinfingerseite. Der Daumenballen baut die Gegenspannung auf.
- Schieben Sie die Schultern nach außen, lassen Sie einatmend die Rippen mit in die Breite gleiten.
- Ausatmend beugen Sie beide Arme eng neben dem Brustkorb, die Oberarme bleiben nach außen gedreht.
- Der Abstand zwischen Schultern und Ohren ist weit.
- Einatmend strecken Sie die Arme wieder.

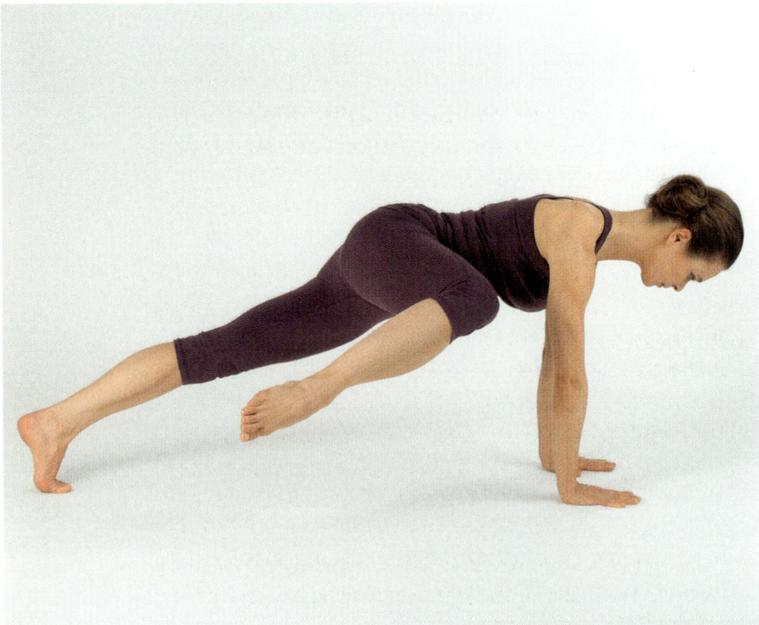

Variation 2

Stabiler Stütz – beweglicher Rumpf

Die Querspannung Ihrer Schultern können Sie sich bildlich vorstellen wie die ausgebreiteten Flügel eines Drachens, der gleich abhebt.

So geht's

- Beginnen Sie im kraftvollen Brett. Überprüfen Sie jedes Detail: Drachenflügel-Spannung, Längsspannung der Wirbelsäule, aktive Bauchmuskeln, die Ihren Rücken tragen, aktive Gewölbehände, spiralig verschraubte Arme.
- Behalten Sie Ihre perfekte Ausrichtung bei und verlagern Sie das Gewicht auf den linken Fuß.
- Führen Sie das rechte Knie außen in Richtung rechter Schulter.
- Schultern und Dekolleté bleiben weit. Ihre Arme stützen sicher, die Wirbelsäule neigt sich harmonisch in einem großen Bogen nach rechts.
- Dann mit dem anderen Bein.

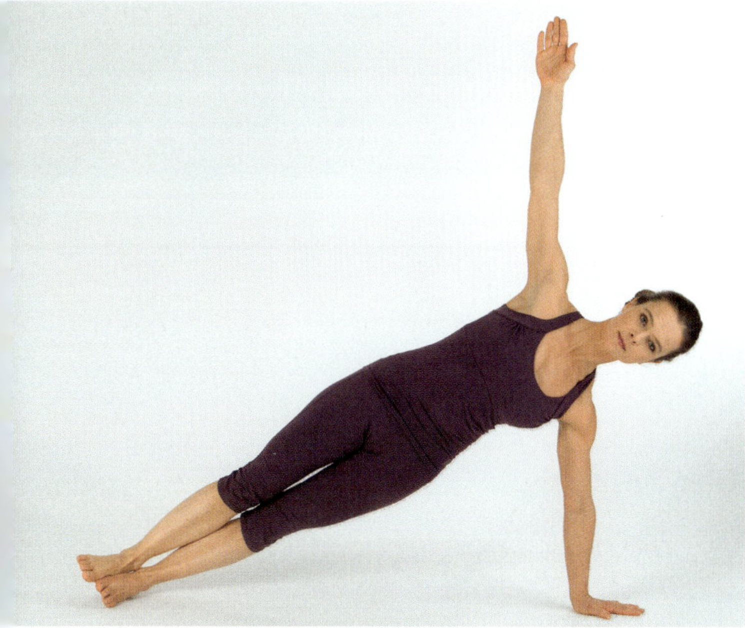

Variation 3

Vasisthasana – seitliche Herausforderung

Ein zentriertes Schultergelenk gibt Ihnen das Gefühl, sich kraftvoll emporzuheben, statt belastend in der Schulter zu hängen.

So geht's

- Legen Sie sich auf die linke Seite und stützen Sie die linke Hand senkrecht unter der Schulter auf. Beide Beine liegen gestreckt übereinander.
- Bauen Sie Ihre Drachenflügelspannung in den Schultern auf. Die noch passiv hängenden Rippen ordnen sich in die schräge Linie ein, die untere Taille längt sich.
- Stemmen Sie die Stützschulter in die Breite in Richtung Boden und heben Sie das Becken.
- Ihr rechter Arm zieht einen Bogen nach oben.
- Um das Schultergelenk zu zentrieren, lassen Sie die Oberarmkugel in die Tiefe der Schulter sinken.

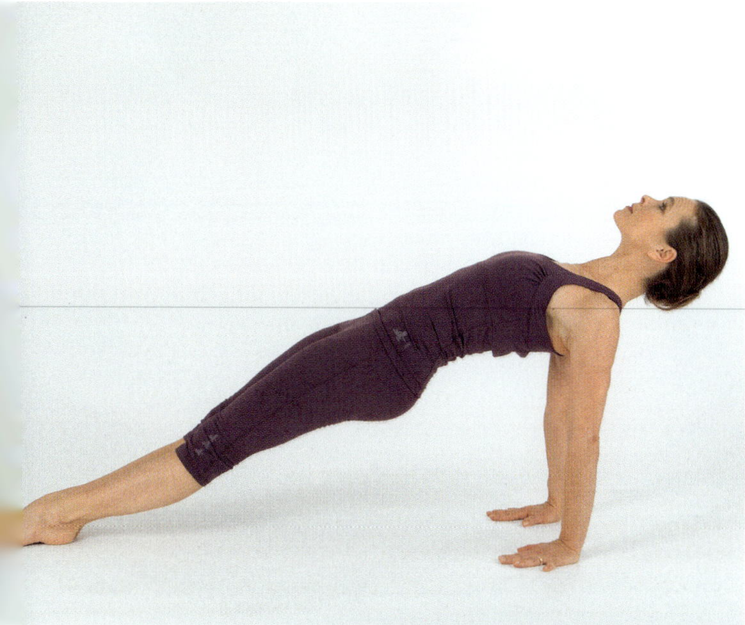

Variation 4

Purvotthanasana – emotionale Weite

Das Zentrieren der Oberarmköpfe in rückwärtigen Stützhaltungen fordert die intensivste muskuläre Kontrolle. Breiten Sie achtsam die Schultern zur Seite aus.

So geht's

- Kommen Sie in einen aufrechten Sitz mit lang gestreckten Beinen. Setzen Sie beide Hände hinter dem Körper auf, die Fingerspitzen weisen zum Körper.
- Längen Sie die gesamte Vorderseite des Körpers, um sich wie im Liegestuhl der Sonne zuzuwenden.
- Verbinden Sie die Schulterblätter in der Weite mit dem Becken und halten Sie die Schultern möglichst zentriert. Lenken Sie die Bauchdecke breit nach innen.
- Ausatmend nutzen Sie das Zusammenspiel aller Muskeln und heben das Becken an, bis sich die Leisten vollständig strecken. Steiß und Krone des Kopfes streben auseinander, die Schultern nach außen.

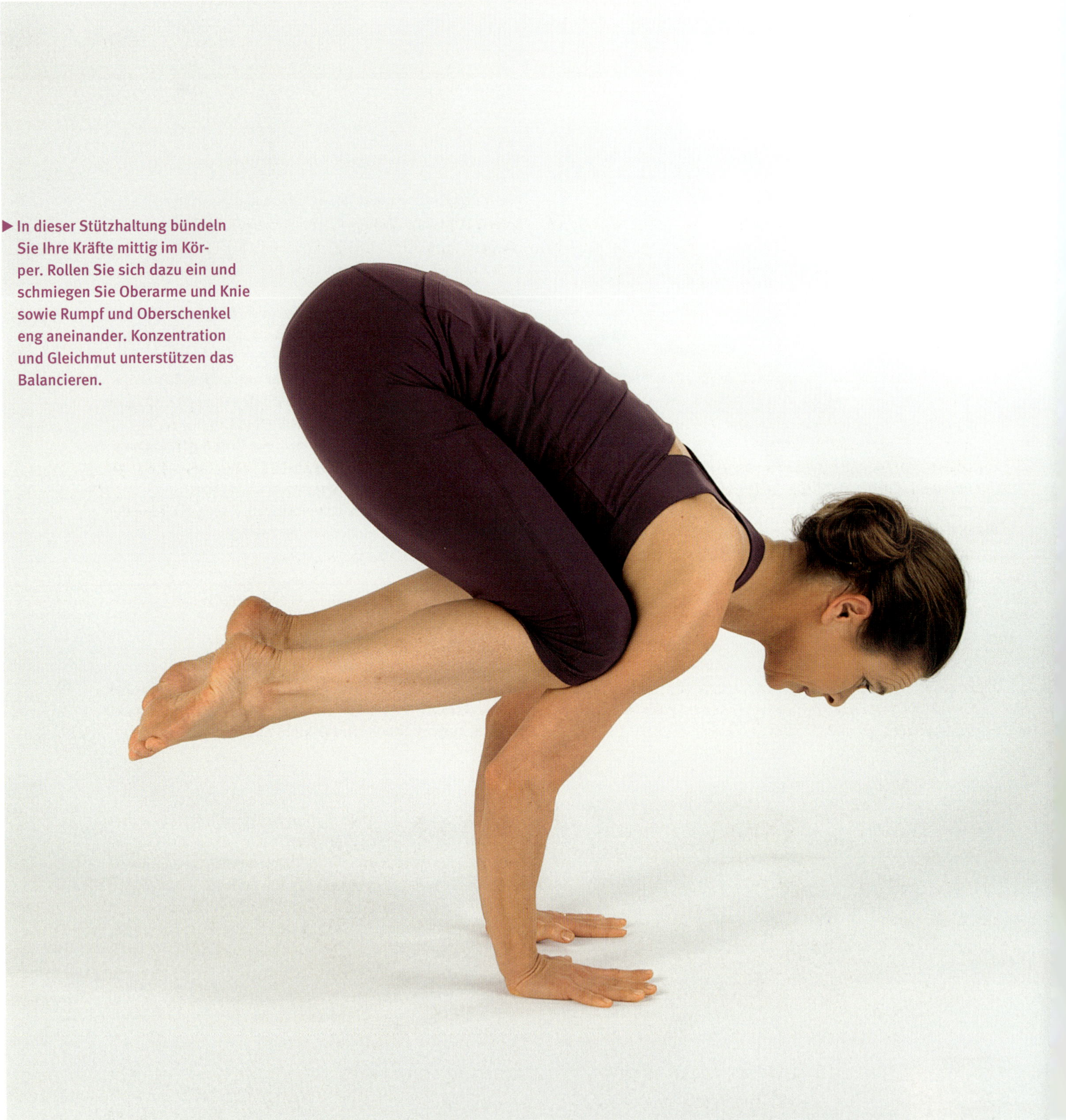

▶ In dieser Stützhaltung bündeln Sie Ihre Kräfte mittig im Körper. Rollen Sie sich dazu ein und schmiegen Sie Oberarme und Knie sowie Rumpf und Oberschenkel eng aneinander. Konzentration und Gleichmut unterstützen das Balancieren.

Krähe

Bakasana

Yoga bedeutet beharrliches Bemühen, und genau das benötigen Sie, um in dieser fordernden Haltung Ihr Gleichgewicht zu finden. Eine sinnvolle Ausrichtung führt dabei mit Leichtigkeit zum Erfolg. Dennoch sind ein gewisses Maß an Disziplin und wachsame Geduld nötig, um länger im Gleichgewicht zu bleiben.

So geht's

- Sie hocken mit etwa mattenbreit geöffneten Füßen.
- Setzen Sie die Hände vor den Füßen auf. Die Mittelfinger weisen gerade nach vorn, die Kleinfingerseite ist verankert, das Handgewölbe aktiv.
- Legen Sie die Oberarme an die Innenseiten der Knie.
- Verlagern Sie das Gewicht auf die Hände und heben Sie das Becken höher als den Schultergürtel an.
- Drücken Sie die Beine an die Arme und die Arme nach außen gegen die Beine, diese Gegenspannung aktiviert Ihre Beckenkraft.
- Rollen Sie das Becken sanft ein.
- Sammeln Sie Ihre Kräfte im Bereich des Solarplexus. Hier laufen viele Bauchmuskeln wie ein Stern zusammen.
- Vertiefen Sie die Beckenkraft und die Sternkraft in der Mitte Ihres Körpers, bis sich die Füße, von dieser Kraft getragen, von der Matte lösen.
- Bündeln Sie Ihre Kräfte in der Mitte des Körpers. Runden Sie sich von innen.
- Balancieren Sie sich gelassen aus.

▼ Begeben Sie sich in die breite Hocke und setzen Sie die Hände auf. Die Knie liegen mit den Innenseiten unterhalb der Schultermuskeln an. So lassen sich die Beine am sichersten stabilisieren.

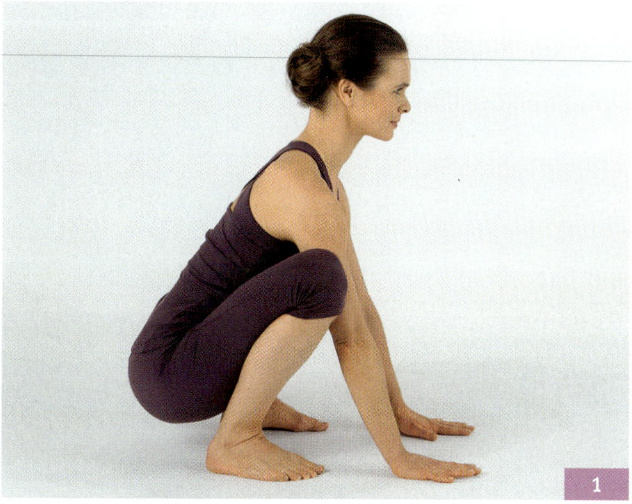

1

▼ Bereiten Sie sich auf die Balance vor, indem Sie das Gewicht nach vorne verlagern und die Konzentration ganz auf die innere Mitte des Körpers lenken.

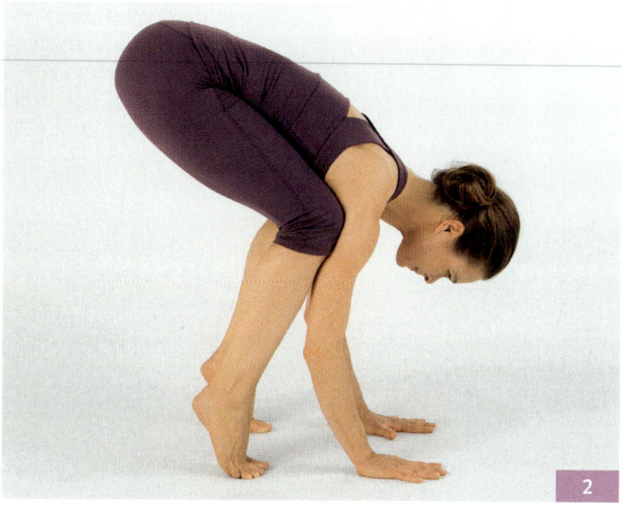

2

▶ Im Stütz auf gebeugten Armen sorgen der Gleichgewichtssinn und die Armmuskulatur dafür, das Becken über dem Schultergürtel auszurichten und zu halten. Diese Schwerpunktkontrolle hilft, Stürze zu vermeiden.

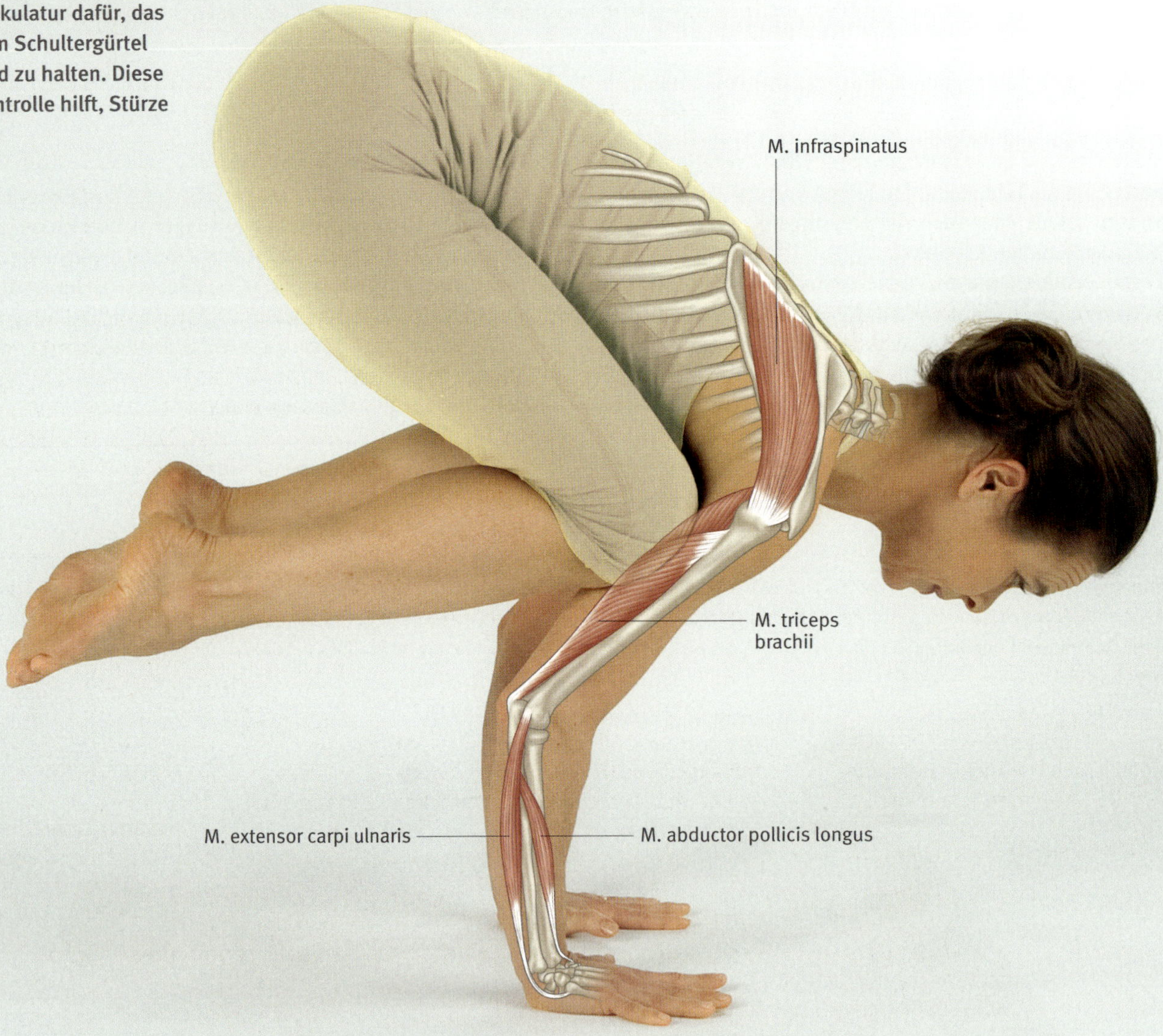

Evolution: Flexible Hüften, offenes Becken

Die Ausgangsstellung in der tiefen Hocke erfordert und fördert eine hohe Beweglichkeit des Beckens und der Hüftgelenke. In vielen asiatischen und arabischen Kulturen ist die tiefe Hockstellung heute noch die am weitesten verbreitete „Sitzposition" – egal ob Straßenrand, Café, Wartezimmer oder Toilette. Vor der Erfindung des Stuhls war es vermutlich in unseren Breiten genauso. Bei vielen Naturvölkern kommt die tiefe Hocke heute noch als bevorzugte Gebärposition speziell während der Eröffnungswehen zum Einsatz: Das Tiefertreten des Kindes wird begünstigt, Verspannungen im Becken werden durch Positionsreflexe gelöst, der Beckenboden kann sich entspannen, die Presskraft des Rumpfes nach unten wird gestärkt. Bei der Krähen-Endstellung werden Hüft- und Beinstellung nicht mehr verändert, die tiefe Hocke steht jetzt sozusagen auf dem Kopf: Die Kraft der Arme und die Fähigkeit, den Oberkörper stabil auszubalancieren, werden so wirkungsvoll trainiert.

Atmung & Bewusstsein

Sich zentrieren

Die Krähe ist ein Symbol für Glück, langes Leben, Treue und Wachsamkeit. In dieser Haltung können Sie sich auf unterschiedlichen Ebenen zentrieren. Durch die Konzentration auf die Ausführung und den Willen, sich nicht ablenken zu lassen, finden Sie Ihr Gleichgewicht. Sich bewusst auf den Moment zu fokussieren hilft nicht nur in der Haltung der Krähe, bei sich zu bleiben. Unterstützt wird die Balance durch die Zentrierung der Kraft im Solarplexus. Er ist ein sensibles Energiezentrum, in dem uns Emotionen beflügeln oder bremsen können. Während in vielen Haltungen Atemräume geweitet werden, um Prana und Lebendigkeit zu erfahren, ist hier die Verbindung zur Ausatmung gefragt. Durch sie vertiefen Sie die Kraft im Becken und im Bauch. Durch Zentrierung erfahren Sie, dass Ihre Hände Sie auch in kniffligen Situationen tragen und Sie aus eigener Kraft und durch persönlichen Willen ins Gleichgewicht kommen.

Alltag

Garten, Schuhe und Kinder

Die tiefe Hocke als Alltagsübung bietet sich in unseren Breitengraden an für Gartenarbeiten, beim Binden der Schuhe, beim Aufheben leichter bis mittelschwerer Gegenstände vom Boden, beim Spielen mit Kindern oder als Entlastungsstellung für zwischendurch sowie gezielt während Schwangerschaft und Geburtsvorbereitung. Manchmal verunmöglicht die Unbeweglichkeit der Sprung- oder Hüftgelenke eine tiefe Hocke, die Knie können nicht weit genug nach vorne gebracht werden. In diesem Fall wählen Sie situativ zwischen hoher Hocke mit Fersenbodenkontakt oder tiefer Hocke ohne Fersenbodenkontakt. Die Krähe selbst kommt im Alltag eher selten vor, ihre Essenz aber kann nützlich bis lebensrettend sein, wenn es um Schwerpunktkontrolle geht (vergleiche Trikonasana, Seite 41): Wenn Sie auf der Leiter stehend eine Glühbirne wechseln, auf den Zehenspitzen ein Buch vom Regal fischen oder sich zum Fenster hinauslehnen.

Medizin

Von der Geburt bis zum Alter

Die tiefe Hocke ist ideal zur Geburtsvorbereitung. Zudem wird die Beweglichkeit der Hüft-, Knie- und Sprunggelenke synchron trainiert. Tiefe Hocke und Krähe helfen auch bei Verstopfung und Darmträgheit: Der Beckenboden entspannt sich, die Bauchmuskulatur entwickelt sanfte Kraft nach unten. Ein besonderer Aspekt kommt der Sturzprävention bei älteren Menschen zu. Durch Verlagerung des Körperschwerpunkts von den Beinen auf die Arme und zurück entwickeln Sie die Fähigkeit, Ihren Schwerpunkt auch in schwierigen Situationen zu stabilisieren. Genau darauf kommt es an, wenn Sie im Stehen das Gleichgewicht zu verlieren drohen: Schwerpunktkontrolle! Manche Sturzverletzung ließe sich vermeiden, wenn Sie im entscheidenden Moment blitzschnell nach unten in die tiefe Hocke „absacken" würden – statt brettsteif wie ein gefällter Baum nach vorne auf die Handgelenke oder seitlich auf den Oberschenkel zu fallen.

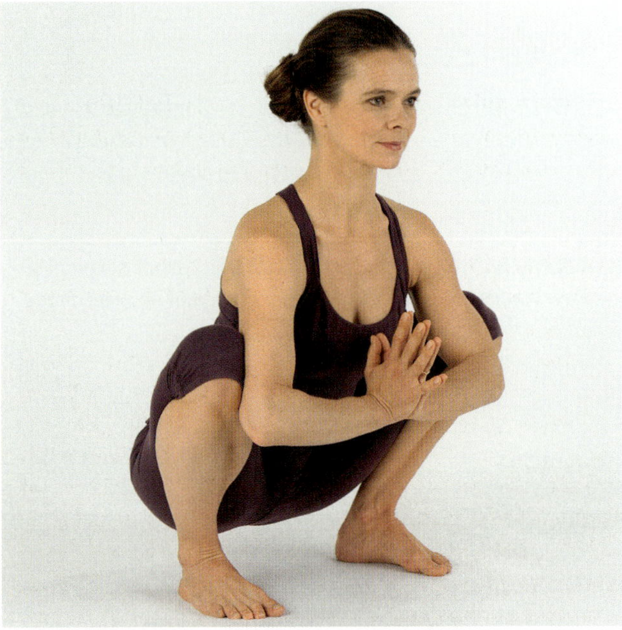

Variation 1

Becken und Schultern weiten

Neben dem Stütz können Mudras Ihr Feingefühl für Weite und Ausrichtung der Schultern schulen und muskulär harmonisieren.

So geht's

- Begeben Sie sich in die weite Hocke, die Füße etwa mattenbreit geöffnet. Lassen Sie das Steißbein zum Boden sinken und richten Sie den Oberkörper auf.
- Legen Sie beide Hände vor dem Herzen zusammen. Die Oberarme liegen an den Oberschenkelinnenseiten.
- Richten Sie sich aus dem Herzraum auf und atmen Sie bis in die Tiefe Ihres Beckens.
- Stellen Sie sich vor, wie sich das Becken mit jedem Atemzug weitet.
- Schmiegen Sie die Handballen intensiver aneinander. Nehmen Sie wahr, wie die Schultern dadurch nach außen geschoben werden.

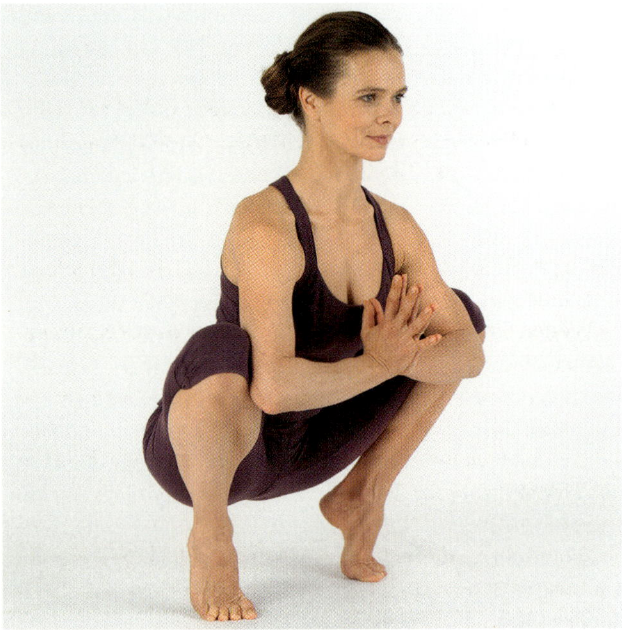

Variation 2

Indische Hocke im Ballenstand

Konzentration, innere Aufrichtung und das Feingefühl für die Tiefe Ihres Beckens lassen Sie die Balance auf Groß- und Kleinzehenballen finden.

So geht's

- Begeben Sie sich wieder in die indische Hocke. Spüren Sie den diamantförmigen Raum zwischen Sitzbeinknochen, Steiß- und Schambein.
- Einatmend verkleinern Sie den Raum und lenken die vier Knochen zueinander.
- Lösen Sie die Spannung wieder beim Ausatmen.
- Einatmend aktivieren Sie wieder den Beckenboden und lenken die entstandene Kraft in das Innere Ihres Beckens. Heben Sie gleichzeitig beide Fersen senkrecht an.
- Verweilen Sie in der Balance und Beckenkraft. Ihr Atem schwingt über dem kraftvollen Becken.

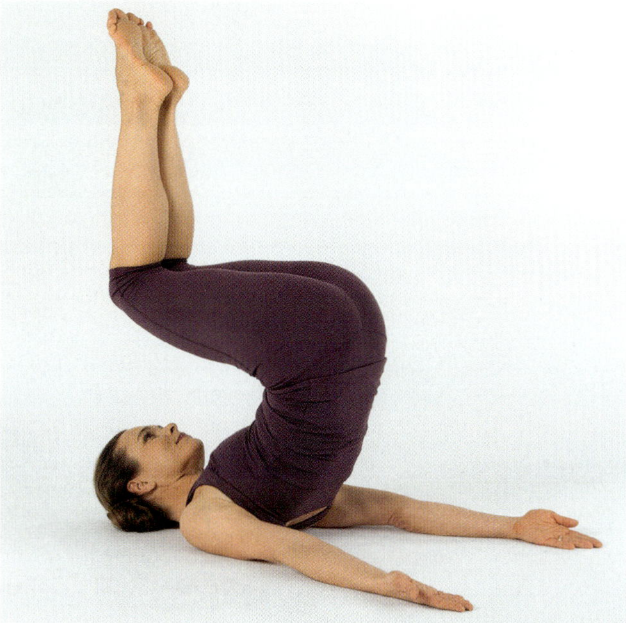

Variation 3

Beckenimpuls

Spannung aufbauen und lösen, im Bewegungsfluss den Beckenbodenimpuls rhythmisch aktivieren – dies entspricht der dynamischen Funktion des Beckenbodens.

So geht's

- Beginnen Sie in der indischen Hocke.
- Ausatmend ziehen Sie den Steiß zum Schambein und rollen das Becken ein.
- Senken Sie das Becken eingerollt zur Matte und rollen Sie über den runden Rücken auf den Boden bis zu Ihren Schulterblättern. Die Arme liegen längs am Körper.
- Einatmend rollen Sie wieder auf in die indische Hocke. Aktivieren Sie den Beckenboden und lenken Sie die Kraft innerlich nach oben.
- Legen Sie die Hände vor dem Herzen aneinander.
- Wiederholen Sie die Bewegungen fließend-elegant und mehrfach hintereinander.

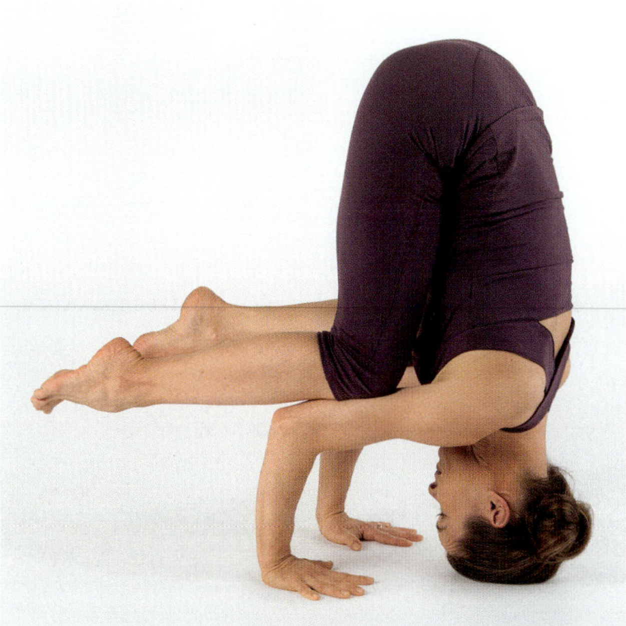

Variation 4

Auf den Kopf gedreht

In dieser Über-Kopf-Stützhaltung wird das Schulterblatt mit der Gelenkpfanne nach oben gedreht. Die aktive Außenrotation zentriert das Gelenk optimal.

So geht's

- Beginnen Sie in der tiefen Hocke und setzen Sie beide Hände vor dem Körper auf.
- Weiten Sie Ihre Schultern und schieben Sie die Schulterblätter in der Breite zum Becken.
- Setzen Sie die Krone des Kopfes auf. Hände und Kopf bilden ein Dreieck.
- Die Beine bleiben im Kontakt mit dem Armen. Die Fersen lösen sich von der Matte.
- Längen Sie aktiv den Nacken. Verteilen Sie das Gewicht gleichmäßig auf Schultern, Arme und Hände.
- Aktivieren Sie den Beckenboden und Ihr solares Zentrum, bis sich die Füße vom Boden lösen.

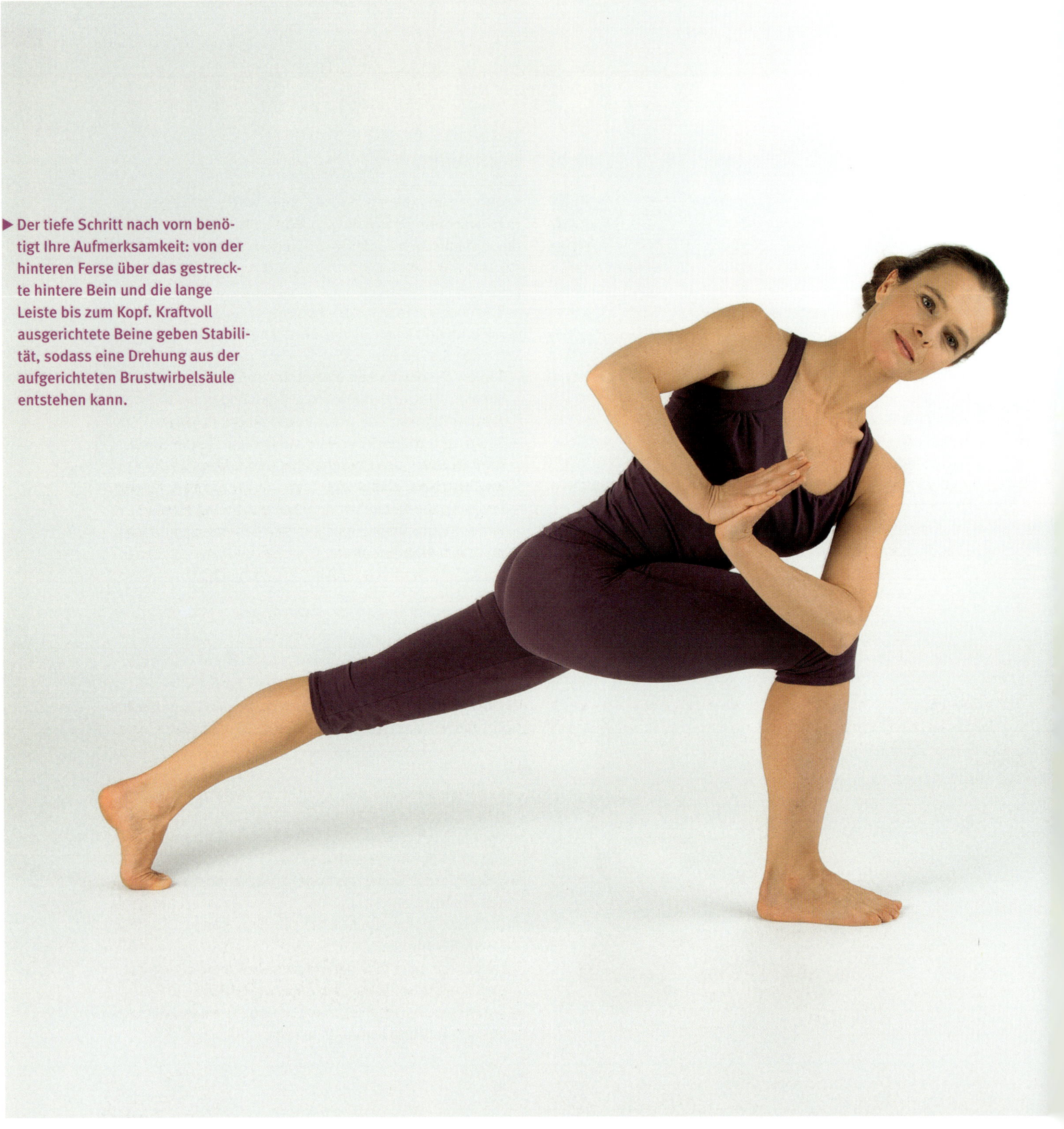

▶ Der tiefe Schritt nach vorn benötigt Ihre Aufmerksamkeit: von der hinteren Ferse über das gestreckte hintere Bein und die lange Leiste bis zum Kopf. Kraftvoll ausgerichtete Beine geben Stabilität, sodass eine Drehung aus der aufgerichteten Brustwirbelsäule entstehen kann.

Läufer gedreht

Parivritta Dhavakasana

Um einen großen Schritt im Leben zu gehen, braucht es Mut und Durchsetzungskraft, Flexibilität und Weitblick. All das finden Sie in folgender Haltung: Die Beinmuskulatur braucht Kraft und Ausdauer, das Hüftgelenk die Dehnfähigkeit, Brustwirbelsäule und Brustkorb benötigen Rotationsfähigkeit.

So geht's

- Legen Sie im Stand beide Hände an das Becken und lassen Sie den linken Fuß weit nach hinten gleiten.
- Setzen Sie beide Hände neben dem rechten Fuß auf. Die rechte Ferse steht senkrecht unter dem Knie.
- Dehnen Sie die linke Ferse weit nach hinten. Das linke Knie streckt sich und weist gerade nach unten. Lassen Sie die linke Leiste weiter und weiter werden.
- Einatmend verlängern Sie das Kreuzbein nach hinten und richten aus der langen Leiste die Wirbelsäule bis über den Kopf hinaus aus.
- Ziehen Sie die Oberschenkel in Richtung Mittellinie der Matte.
- Lösen Sie die Hände von der Matte. Richten Sie den Oberkörper mit weitem Herzen auf und legen Sie die Hände vor dem Herzen aneinander: Anjali-Mudra.
- Schieben Sie die Krone des Kopfes in die Länge nach vorn und beginnen Sie einatmend die Rotation nach rechts.
- Der Brustkorb dreht Rippe für Rippe aus der Länge der Brustwirbelsäule, die Lendenwirbelsäule folgt harmonisch. Der Nacken bleibt lang.

▼ Mit einem sanften Druck Ihrer flachen Hand richten Sie das Becken aus. Das Kreuzbein sinkt nach unten, der untere Rücken verlängert sich und wird spürbar entlastet.

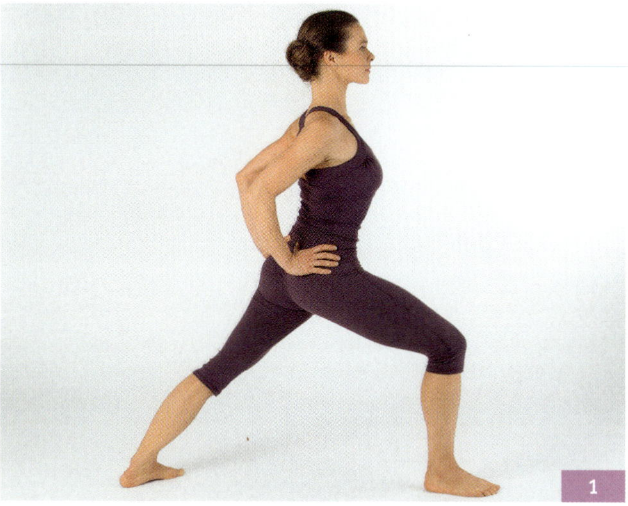

▼ Halten Sie das hintere Bein kraftvoll ausgerichtet. Die Leiste streckt sich in eine geführte Dehnung. Die Ferse zeigt senkrecht nach oben und strebt nach hinten.

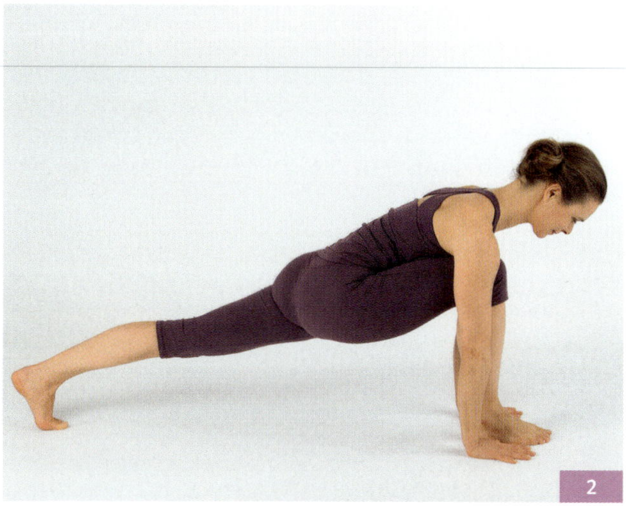

▶ Die Rotation erfolgt vorwiegend aus der Brustwirbelsäule und durch Einsatz der Bauchmuskulatur – besonders der schrägen. Dabei schließen sich die Rippen der Thoraxhälfte des vorderen Beines, die des hinteren Beines weiten sich.

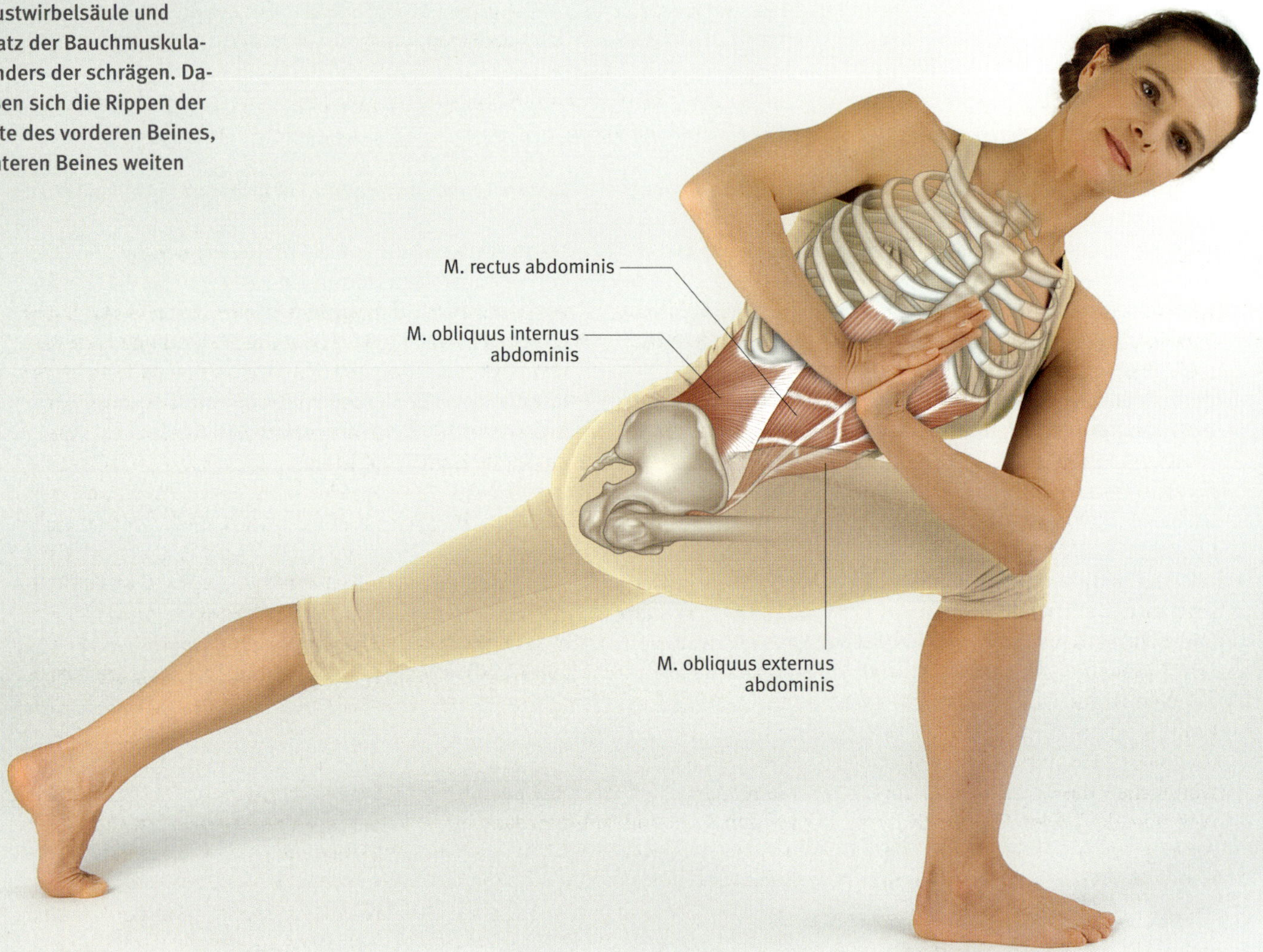

Evolution: Aufrichtung und Kreuzgang

Auf den ersten Blick haben Ausfallschritt, tiefe Hocke und gedrehter Oberkörper nicht viel mit der Dynamik des Laufens zu tun. Auf den zweiten Blick schon! Die Evolution vom Vierbeiner zum Zweibeiner folgt einer einfachen Formel: Aufrichtung des Oberkörpers um 90 Grad plus Kreuzgang. Zunächst die Aufrichtung: Angelpunkt sind die Hüftgelenke, die Hüftbeugemuskeln müssen enorm an Länge zulegen, die Leisten sich maximal öffnen. Zweitens, der Kreuzgang: Ein Bein vor, Oberkörper und Arme drehen dagegen. Genau diese Knackpunkte werden in den verschiedenen Läuferpositionen betont und geübt: Maximale Streckung in einem Hüftgelenk bei gleichzeitiger Rotation des Oberkörpers zur Gegenseite. Zwei Minuten Läuferposition statt zwanzig Minuten Lauftraining? Für Herz und Kreislauf sicher nicht, für das Bewegungssystem vielleicht schon.

Atmung & Bewusstse1in

Eng verbunden

Der innere Hüftmuskel durchzieht den Beckenraum entlang der Wirbelsäule nach oben und ist dort verknüpft mit dem wichtigsten Atemmuskel, dem Zwerchfell. Fortschreiten und tiefes Durchatmen sind aufs Engste miteinander verwoben. Ein fester, unelastischer Hüftbeuger behindert die Schwingungen des Zwerchfells und lässt die Atmung und die Energieversorgung des Körpers ungleichmäßig und flach werden.

Die Erde symbolisiert Vertrauen, Halt, Kraft – und Alltag. Der Himmel steht für Träume, Ziele und das Außergewöhnliche – das Göttliche. Der Yogi verbindet die beiden Ebenen. Sich im Alltag gut zu organisieren, die täglichen Anforderungen und Rollen mit Engagement und Herz zu bewältigen, sich selbst dabei und das Besondere des Lebens zu integrieren – genau darum geht es im Yoga. Der Prozess der Entfaltung fordert Auseinandersetzung in Körper, Geist und Seele.

Alltag

Asymmetrisch hochkommen

Die Umsetzung im Alltag sieht so aus: Sie befinden sich am Boden, in der Hocke oder auf einem Stuhl. Beim Hochkommen schieben Sie nun ein Bein etwas nach vorne, das andere Bein etwas nach hinten. Auf dem Stuhl sitzend können Sie einen Fuß etwas seitlich vom Stuhl nach hinten stellen, den anderen Fuß vor den Stuhl. Jetzt mit asymmetrischer Fußstellung aufstehen: Das hintere Bein strecken, das vordere Bein bleibt leicht gebeugt, der Oberkörper ist aufgerichtet und dreht sich leicht zum vorderen Bein – und fertig ist der Läufer! Das ist zunächst etwas ungewohnt – die meisten Menschen stellen ihre Füße parallel vor den Stuhl und kommen dann in jungen Jahren mit „Schwung“ und in fortgeschrittenen Jahren mithilfe der Arme hoch. Wer in „Läufermanier“ hochkommt und sich nicht selbst wie einen Kartoffelsack aus dem Stuhl hochhievt, entwickelt Kraft in den Beinen plus dynamische Ausstrahlung.

Medizin

„Läufer“ statt Laufen?

Ständiges Sitzen, aber auch kraftvolle Beugungen des Hüftgelenks wie beispielsweise beim Fahrradfahren oder Rudern schränken mit der Zeit die Bewegung des Hüftgelenks ein. Der „Läufer“ ist die optimale Zwischendurch-Übung gegen das ewige Sitzen zu Hause oder im Büro. Zwei Minuten „Läufer“ alle zwei Stunden wirken Wunder bei beruflichen Dauersitzlingen. Für Laufsportler sind die Läuferpositionen vielleicht die besten „all in one“ Dehn- und Kräftigungsübungen: Kraftausdauer und koordinatives Gleichgewichtstraining der gesamten Beinmuskulatur. Gleichzeitig wird die Drehfreudigkeit der Brustwirbelsäule trainiert, ideal bei Rundrücken, Skoliose und starrem Brustkorb. Die Schultergelenke werden in verschiedene Richtungen mobilisiert, was den Aktionsradius der Arme vergrößert – ideal bei unbeweglichen Schultern oder Schwierigkeiten mit Arme-über-Kopf-Bewegungen.

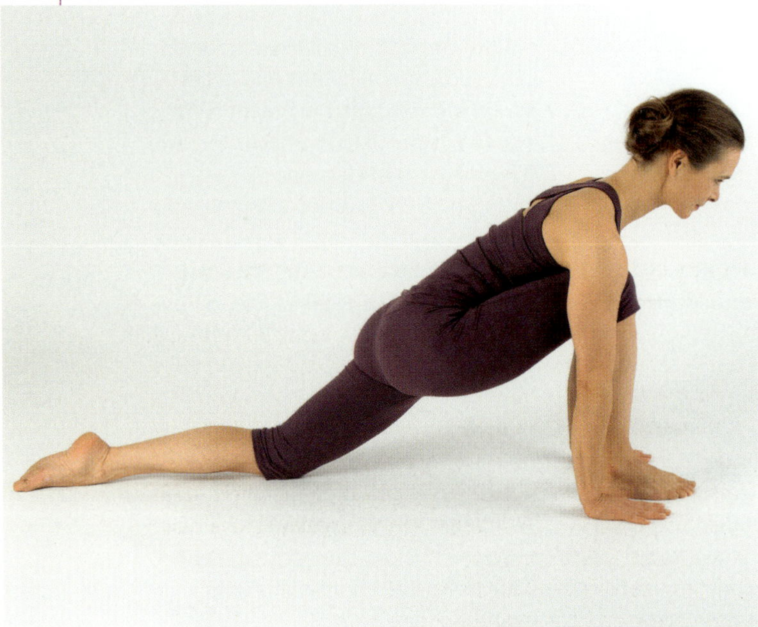

Variation 1
Raum geben

Die optimale Streckung der Leiste ist essenziell für die Balance des Beckens, die physiologischen Schwingungen der Wirbelsäule und die Rückbeuge.

So geht's

- Lassen Sie aus der Haltung des Läufers heraus das hintere Knie zur Matte sinken. Die Hände liegen neben dem rechten Fuß auf der Matte.
- Ausatmend entspannen Sie den linken Oberschenkel, um die Leiste noch weiter zu öffnen.
- Stellen Sie sich vor, die rechte Ferse weiter nach vorn zu schieben und das linke Knie nach hinten zu verschieben. Die Leistendehnung vertieft sich.
- Aus der offenen Leiste längen Sie die Wirbelsäule über die Krone des Kopfes hinweg.
- Der Bauch hält Kontakt mit dem rechten Oberschenkel, während das Herz sich nach vorn weitet.

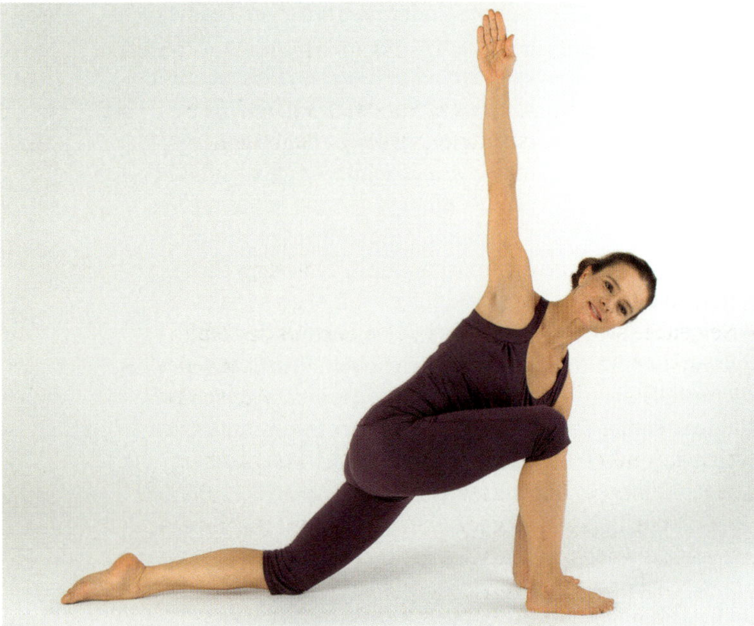

Variation 2
In die Weite drehen

Stabilität der Beine sowie Weite der Leiste ermöglichen eine geführte Drehung aus der inneren Achse. Alle feinen Gelenke der Wirbel werden mobilisiert.

So geht's

- In der Haltung des Läufers mit abgelegtem Knie lösen Sie die rechte Hand von der Matte.
- Beginnen Sie die Drehung nach rechts mit dem Kopf aus einem langen Nacken.
- Spüren Sie sich in die Verbindung der Rippenbögen zur Wirbelsäule hinein. Laden Sie jedes der feinen Wirbelgelenke ein, sich nach rechts zu drehen.
- Abschließend zeigt Ihr rechter Arm senkrecht nach oben.
- Nun atmen Sie frei und gelöst in beide Flanke und stellen sich vor, wie die Zwischenrippenmuskulatur mit jedem vollständigen Atemzug elastischer wird. Alles Blockierte, alle Einschränkungen lassen Sie mit dem Atem los.

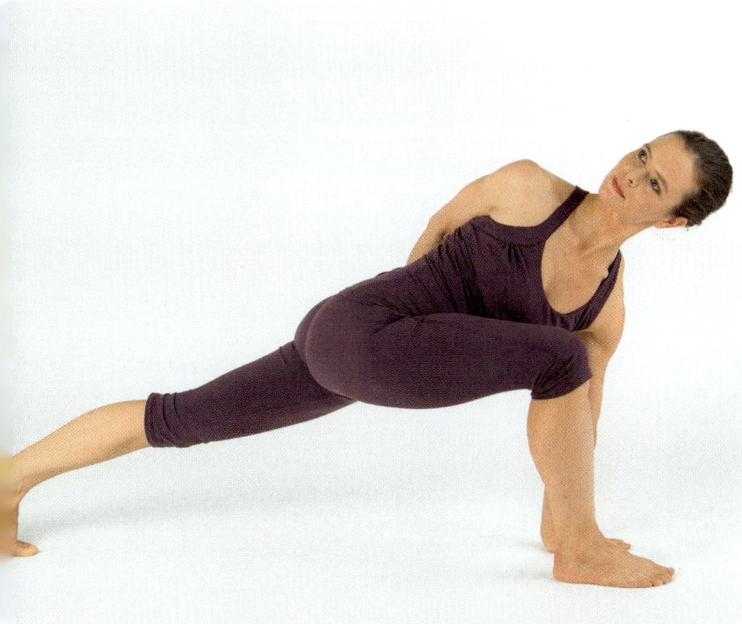

Variation 3

Stabilität schenkt Flexibilität

Eine gestreckte Leiste und ein aufgerichtetes Becken aktivieren den Brustkorb zur spiraligen Drehung. Gleichzeitig kräftigen sie die Beinmuskulatur.

So geht's

- Beginnen Sie wie in Variation 1. Die Ferse des vorderen Fußes steht senkrecht unter der Kniekehle.
- Strecken Sie sorgsam das hintere Bein und richten Sie die Ferse senkrecht aus. Kniekehle und Leiste des gestreckten hinteren Beines weiten sich.
- Beginnen Sie die Drehung wieder mit dem Kopf. Die Krone des Kopfes strebt dabei diagonal nach oben, der Nacken bleibt lang. Ist der Kopf um ca. 45 Grad gedreht, fließt die Drehung weiter zu den oberen Brustwirbeln, diese drehen oben mehr als unten.
- Der rechte Arm gleitet auf den Rücken.
- Halten Sie die Beine und das Becken stabil.

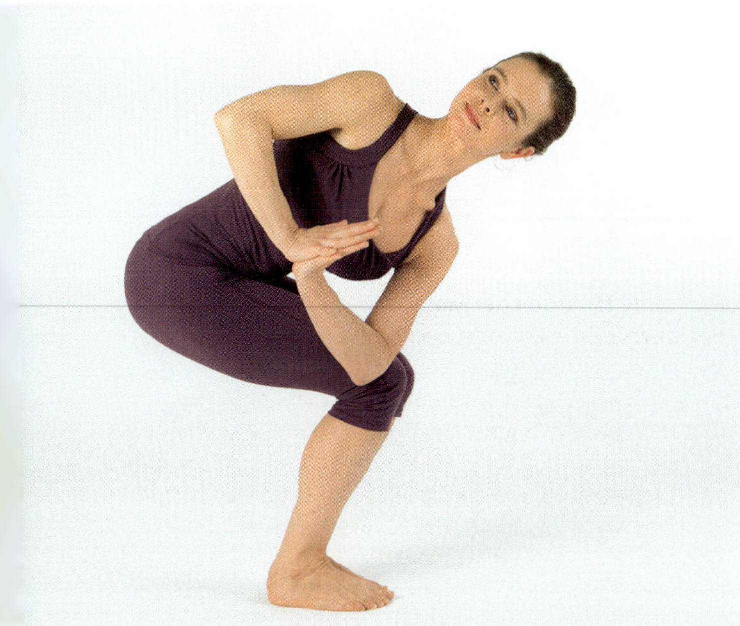

Variation 4

Utkanasana – die mächtige Haltung

Der Wechsel in der tiefen Hocke von Kompression in der Drehung und Weite beim Lösen aktiviert und harmonisiert die Organtätigkeit.

So geht's

- Beginnen Sie im aufrechten Stand, die Hände vor dem Herzen in Anjali-Mudra.
- Neigen Sie sich mit einem langen Rücken aus den Hüftgelenken nach vorn. Beide Sitzbeinknochen strahlen wie zwei Lichter nach hinten und oben. Der Steiß und die Krone des Kopfes streben weit auseinander.
- Nun beginnt der Kopf mit der Drehung. Beide Nackenseiten sind lang und faltenfrei.
- Die Drehung setzt sich über die Brustwirbelsäule fort. Der linke Ellenbogen gleitet dabei zur Außenseite des rechten Knies, der rechte Ellenbogen strebt nach oben. Die Rippen fächern sich an der unteren Körperseite auf.

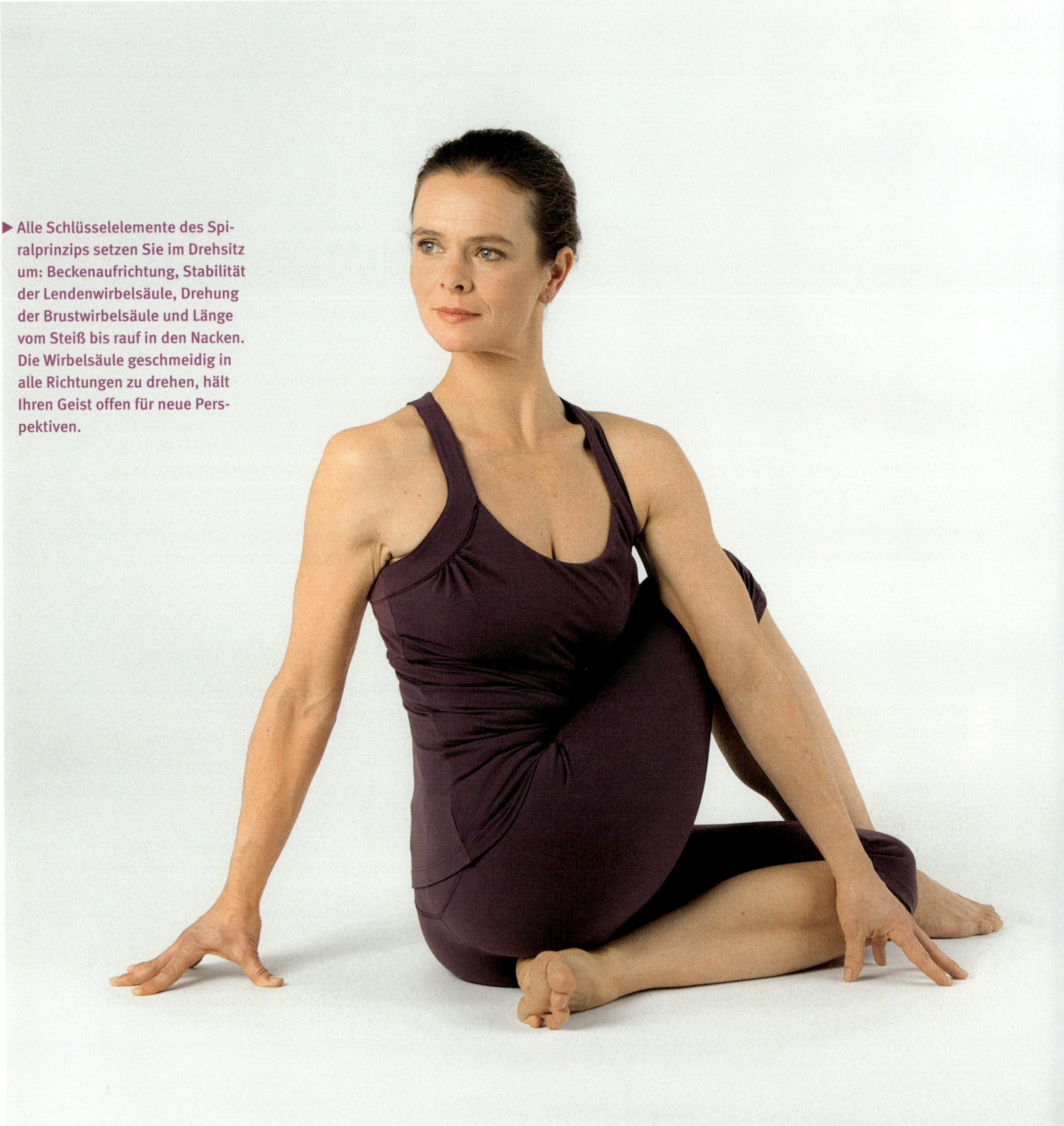

▶ Alle Schlüsselelemente des Spiralprinzips setzen Sie im Drehsitz um: Beckenaufrichtung, Stabilität der Lendenwirbelsäule, Drehung der Brustwirbelsäule und Länge vom Steiß bis rauf in den Nacken. Die Wirbelsäule geschmeidig in alle Richtungen zu drehen, hält Ihren Geist offen für neue Perspektiven.

Drehsitz

Ardha Matsyendrasana

Diese Körperhaltung trägt den Namen des Heiligen „Matsyendra", der die Lehren des Yoga verbreitete. Durch Verschraubung und Aufrichtung werden Bandscheiben und kleine Wirbelgelenke dreidimensional durchbewegt. Alle diagonalen Bänder werden gedehnt und die spiralig schrägen Muskelsysteme gefordert.

So geht's

- Beginnen Sie im aufrechten Sitz, das linke Bein gestreckt, der rechte Fuß dicht vor dem Becken aufgestellt (Bild 1).
- Auf dem höchsten Punkt der Sitzbeinknochen ausbalanciert, richten Sie sich aus der inneren Achse in die Länge auf und lenken die Krone Ihres Kopfes himmelwärts.
- Kreuzen Sie den rechten Fuß über das linke Bein und setzen Sie ihn neben dem linken Oberschenkel ab (Bild 2).
- Die Oberkörperdrehung nach rechts beginnt mit dem Kopf. Während Sie ihn weiter nach oben schieben, drehen Sie mit langem Nacken achtsam zur Seite des gekreuzten Beines. Die Drehung fließt weiter zur oberen Brustwirbelsäule.
- Der linke Arm kann nun mit außenrotierter Schulter von außen an das rechte Bein gelegt werden. Ihre Schultern bleiben breit, das Dekolleté weit.
- Das linke Bein zum rechten Becken anwinkeln.
- Verweilen Sie aufmerksam in der Haltung. Einatmend vertiefen Sie die Längsspannung, ausatmend die Rotation.

▼ Länge: Stellen Sie sich vor, an einer Wand zu sitzen. Die Wirbelsäule schmiegt sich der Wand, das Bein dem Boden an. Den Hinterkopf schieben Sie nach oben.

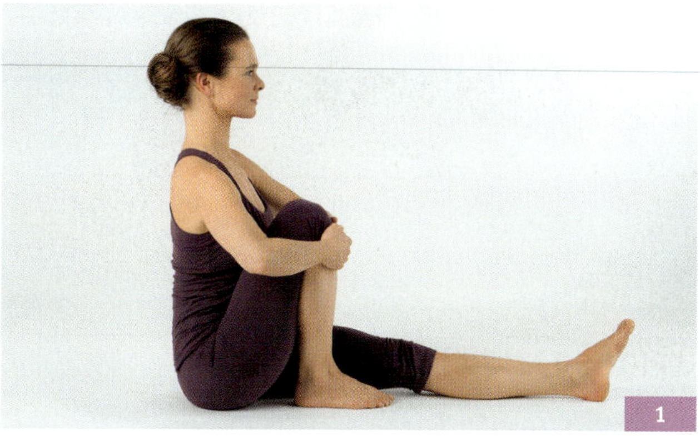

1

▼ Drehung: Das Becken dreht gegen den Oberkörper, Lende und Taille links werden länger. Die linke Beckenseite steht dabei tiefer. Die Brustwirbelsäule ist nach rechts, das Becken nach links gedreht.

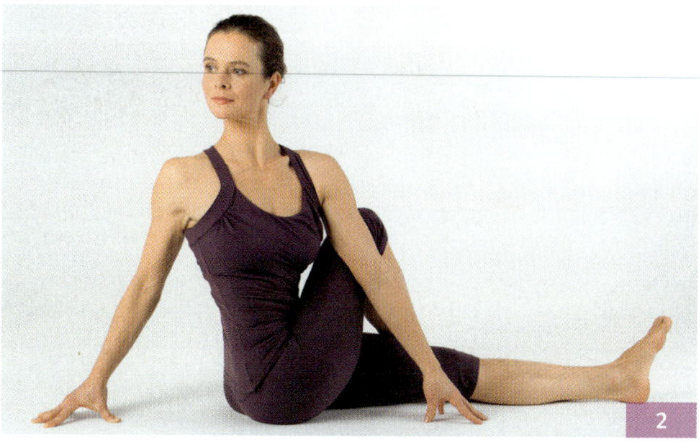

2

Der Drehsitz mobilisiert die Brustwirbelsäule sowie den Thorax. Dabei gehen die Rippen durch die Drehung des Rumpfes unterschiedlich weit auseinander: Auf der einen Seite nähern sie sich an, auf der anderen entfernen sie sich voneinander. Die zusätzliche intensive Atmung erreicht unter anderem auch die Zwischenrippenmuskulatur.

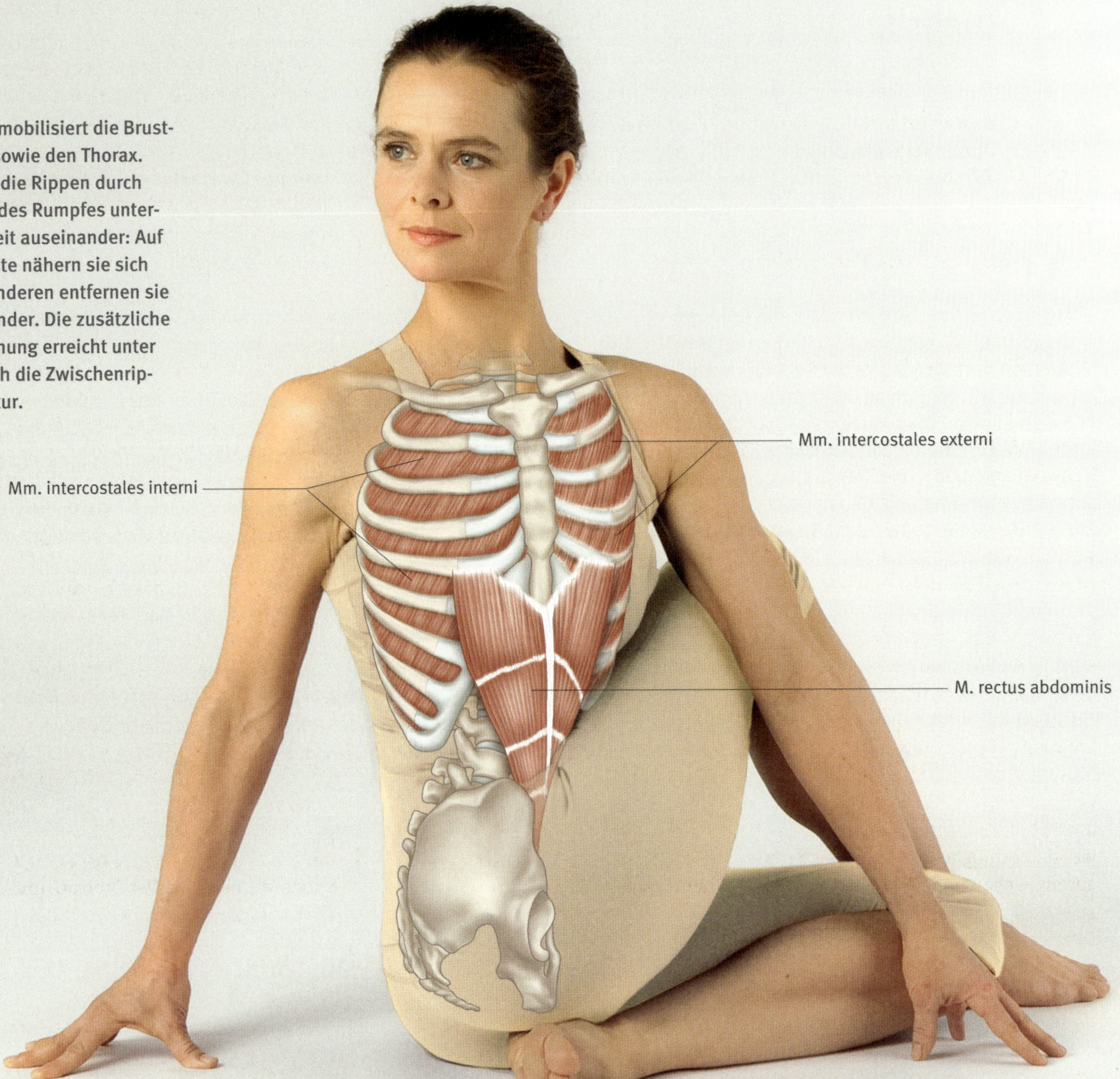

Evolution: Aus Jahrmillionen wird eine Übung

Seit vier Millionen Jahren ist der Mensch zu Fuß unterwegs. Die Aufrichtung vom Vierbeiner zum Zweibeiner erfolgte grob in zwei Etappen: erstens die Neuorientierung der Wirbelsäule von der Horizontalen in die Vertikale; Dreh- und Angelpunkt der Aufrichtung sind die Hüftgelenke. Zweitens dreht sich die Wirbelsäule beim Gehen abwechslend nach links und nach rechts. Der Mensch ist ein Kreuzgänger – rechtes Bein vor, linker Arm vor. Dies im Gegensatz zum Passgang der Menschenaffen – rechtes Bein vor, rechter Arm vor. Mit anderen Worten: Evolutionsgeschichtlich sind Aufrichtung und Kreuzgang aufs Engste verbunden. Für die Wirbelsäule bedeutet dies „vertikale Länge" und „horizontale Drehung". Genau das verkörpert der Drehsitz – Länge und Drehung. So verdichteten die Yogis von damals Jahrmillionen Evolution zu einer superintelligenten Asana.

Atmung & Bewusstsein
Verdrehtes zurückdrehen

Bei allen Drehsitz-Varianten gilt: Länge beim Einatmen und intensive Drehung beim Ausatmen. Achten Sie auf die unterschiedliche Weite im Brustkorb: Auf einer Seite gehen die Rippen weit auseinander, auf der anderen Seite schmiegen sie sich eng aneinander.

Ein freier Geist ist in einem verkrampften Körper wohl nicht vorstellbar. Mangelnde Flexibilität schränkt die Sinneswahrnehmung ein, vor allem aber lähmt sie das Interesse, zu hinterfragen und sich weiterzuentwickeln. Die Wirbelsäule geschmeidig in alle Richtungen zu drehen und zu wenden ermöglicht es, Einseitigkeiten auszugleichen und neue Perspektiven zu entdecken. Emotionale Knoten, erstarrte Meinungen und festgefahrene Gedanken lösen zu können bringt Sie schließlich zur Einsicht, dass Verdrehtes auch wieder zurückgedreht werden kann und so neue Lösungswege in Sicht sind.

Alltag
Eine Säule, die wirbeln will

Es gibt 1001 Möglichkeiten, die Wirbelsäule im Alltag zu drehen. Lassen Sie sich etwas einfallen, werden Sie kreativ, beispielsweise im Büro. Stellen Sie das Telefon ans linke Ende des Schreibtisches (oder ans rechte), Sie und der PC schön zentriert in der Mitte. Wenn's klingelt, bleiben Stuhl und Becken wie angefroren an Ort und Stelle und Sie greifen mit der rechten (linken) Hand zum Telefon am Tischende. Das geht nur dank drehfreudiger Brustwirbelsäule. Es geht immer um Länge und Drehung der Wirbelsäule – beim Anschnallen im Auto, beim Crawl-Schwimmen, beim Blick nach links auf dem Fahrrad, beim Gehen, beim Laufen.

Medizin
Gut gegen Kreuzschmerzen

Ardha Matsyendrasana ist eine der wichtigsten Übungen bei Kreuzschmerzen. Die Lendenwirbelsäule ist oft überlastet, weil die Brustwirbelsäule ihre Drehbeweglichkeit verloren hat und jetzt die Lendenwirbel dafür einspringen sollten. Das Problem dabei: Diese Kompensation ist anatomisch unmöglich. Die Anordnung der kleinen Wirbelgelenke entscheidet, wie weit nach rechts und nach links gedreht werden kann! Bei der Lendenwirbelsäule sind es 5–15 Grad, bei der flexiblen Brustwirbelsäule über 50 Grad. Stabile Lendenwirbelsäule und drehfreudige Brustwirbelsäule lautet das medizinische Mantra für eine gesunde Wirbelsäule. Der Drehsitz mit Fokus auf die Rotation in der Brustwirbelsäule ist ideal zur Behandlung und Vorbeugung chronischer Kreuzschmerzen.

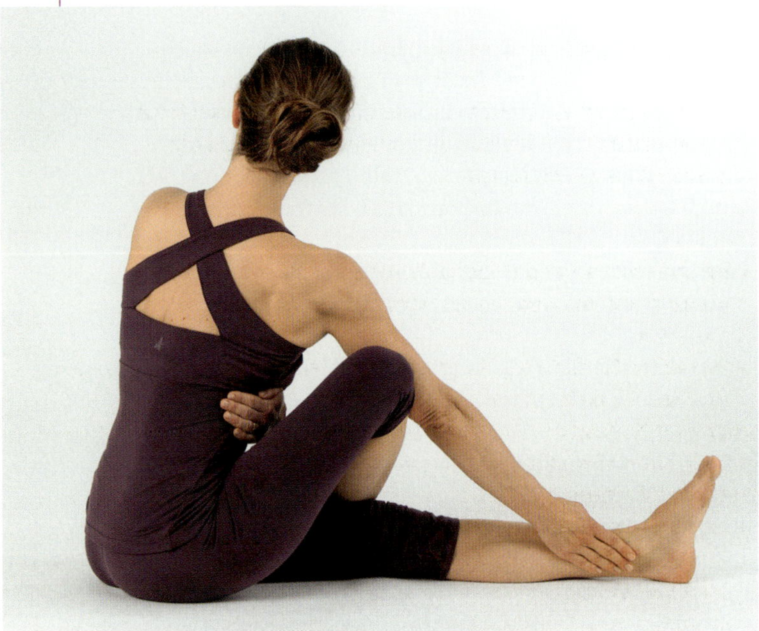

Variation 1
Unten stabil, oben beweglich

Eine Berührung zeigt manchmal mehr als viele Worte. Mit der Unterstützung Ihrer Hand gleiten die Rippen nacheinander in die Rotation.

So geht's

- Kreuzen Sie im aufrechten Sitz den rechten Fuß über das linke Bein. Dann dehnen Sie sich mit geradem Rücken aus den Hüftgelenken nach vorn. Beide Sitzbeinknochen sind zum hinteren Mattenrand ausgerichtet. Steißbein und Kopf streben auseinander.
- Die rechte Hand gleitet zum linken Schienbein oder zum Außenknöchel. Die andere Hand greift nach den unteren Rippenbögen auf der rechten Brustkorbseite.
- In der gestreckten Vorbeuge drehen Sie sich über die gesamte Länge der Wirbelsäule nach links.
- Die linke Hand unterstützt die Rippenbewegung. Nehmen sie die Beweglichkeit Ihres Brustkorbs wahr.

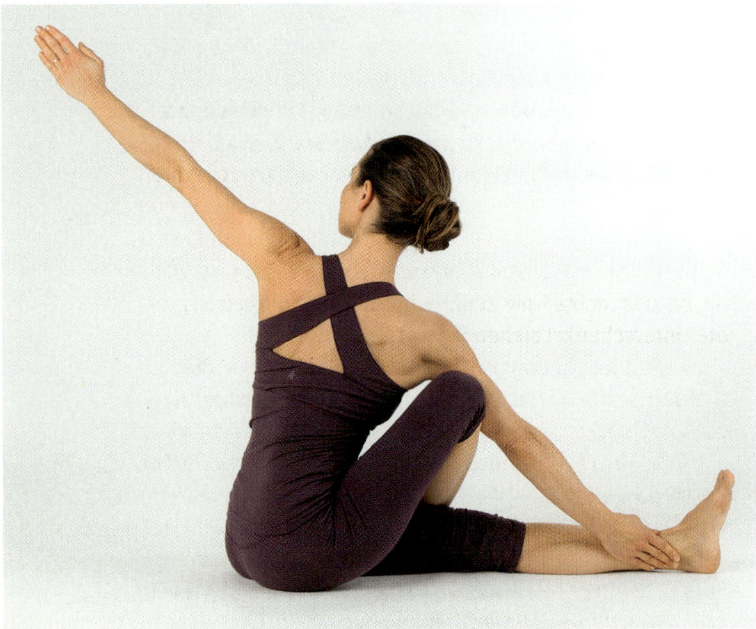

Variation 2
Drehpotenzial vom Steiß bis zum Scheitel

Rotationen schulen die Beweglichkeit des Brustkorbs. In der Drehung nach außen wird die Weite des Herzens erfahrbar.

So geht's

- Führen Sie den linken Arm im größtmöglichen Bogen diagonal nach oben. Die unteren Rippen der linken Brustkorbseite drehen Rippe für Rippe nach hinten links, die der rechten Brustkorbseite noch weiter nach vorne-oben.
- Die Drehung im Brustwirbelsäulenbereich ist deutlicher wahrnehmbar als in der Lendenwirbelsäule.
- Nutzen Sie das Drehpotenzial Ihrer Kopfgelenke sinnvoll. Beide Nackenseiten sind gleich lang. Stellen Sie sich vor, dass die linke Ohrspitze wie bei einem Lux nach oben gerichtet ist.

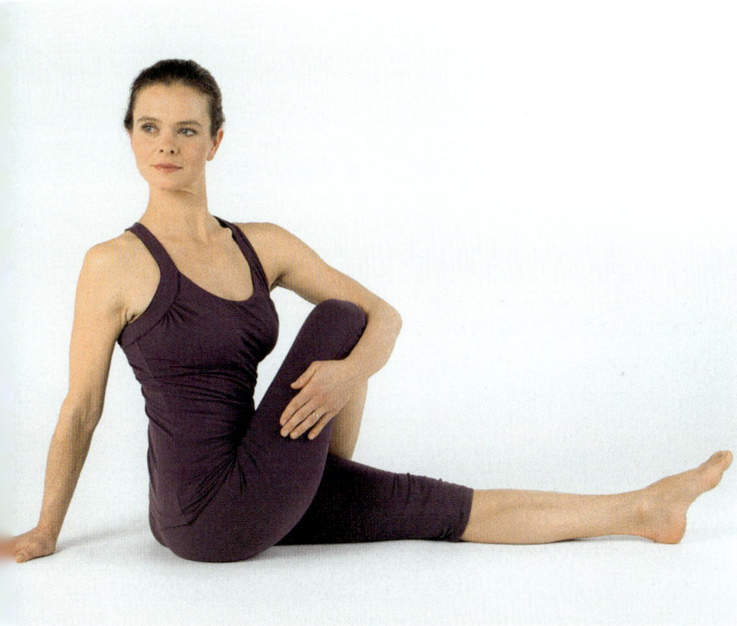

Variation 3
Atem und Organe drehen mit

Drehungen lösen Blockaden der oberflächlichen Muskulatur und ermöglichen die feinen Atembewegungen. Das wirkt wie eine Massage der Organe.

So geht's

- Im aufrechten Sitz das rechte Bein gebeugt über das linke kreuzen und mit dem linken Arm dicht zum Körper heranziehen.
- Verweilen Sie für einige Atemzüge und lenken Sie Ihre Aufmerksamkeit auf die Atembewegungen Ihres Bauches.
- Wieder beginnt die Drehung am Kopf, der Nacken bleibt lang, das rechte Ohr gespitzt, die obere Brustwirbelsäule gliedert sich ein.
- Vertiefen Sie in der Drehung Ihren Atem. Spüren Sie der Organmassage nach.
- Mit jeder Vertiefung der Rotation wird Ihre Wirbelsäule länger.

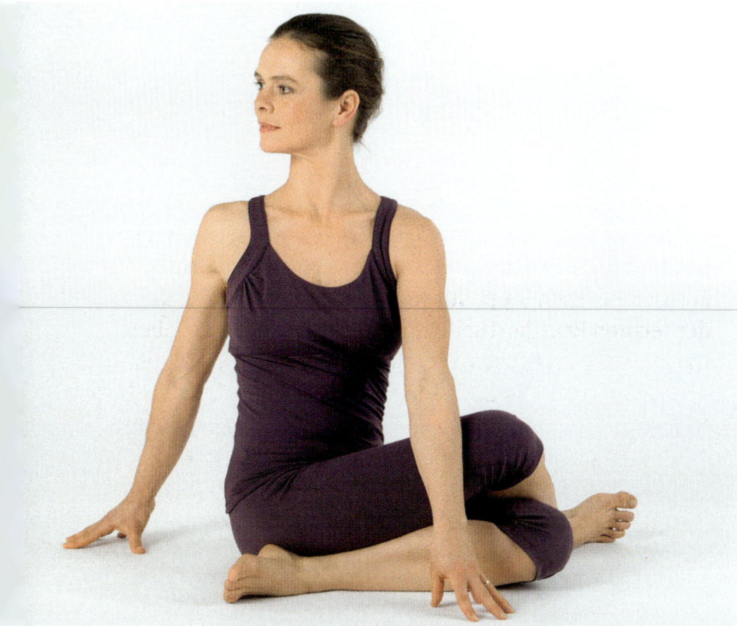

Variation 4
Der Klassiker

Diese Beinposition erdet Ihr Becken, so wird die Gegendrehung von Becken und Brustkorb deutlich. Das Becken dreht tendenziell nach vorn, während der Brustkorb zurückdreht.

So geht's

- Beginnen Sie im Langsitz. Kreuzen Sie die gebeugten Beine, bis das rechte Knie senkrecht über dem linken liegt, die Unterschenkel ziehen Sie ans Becken.
- Verweilen Sie für einige Atemzüge und spüren Sie die dreidimensionalen Atembewegungen Ihres Brustkorbes.
- Gleiten Sie nach rechts in die spiralige Drehung der Wirbelsäule, Ihre Achtsamkeit bleibt bei Ihrem Brustkorb. Die unteren Rippen der linken Seite folgen der Beckenaufrichtung nach hinten unten, die oberen Rippen links der Kopfaufrichtung nach vorne und oben.
- Spüren Sie in der Haltung, wie jede Atembewegung diese Brustkorbausrichtung vertieft.

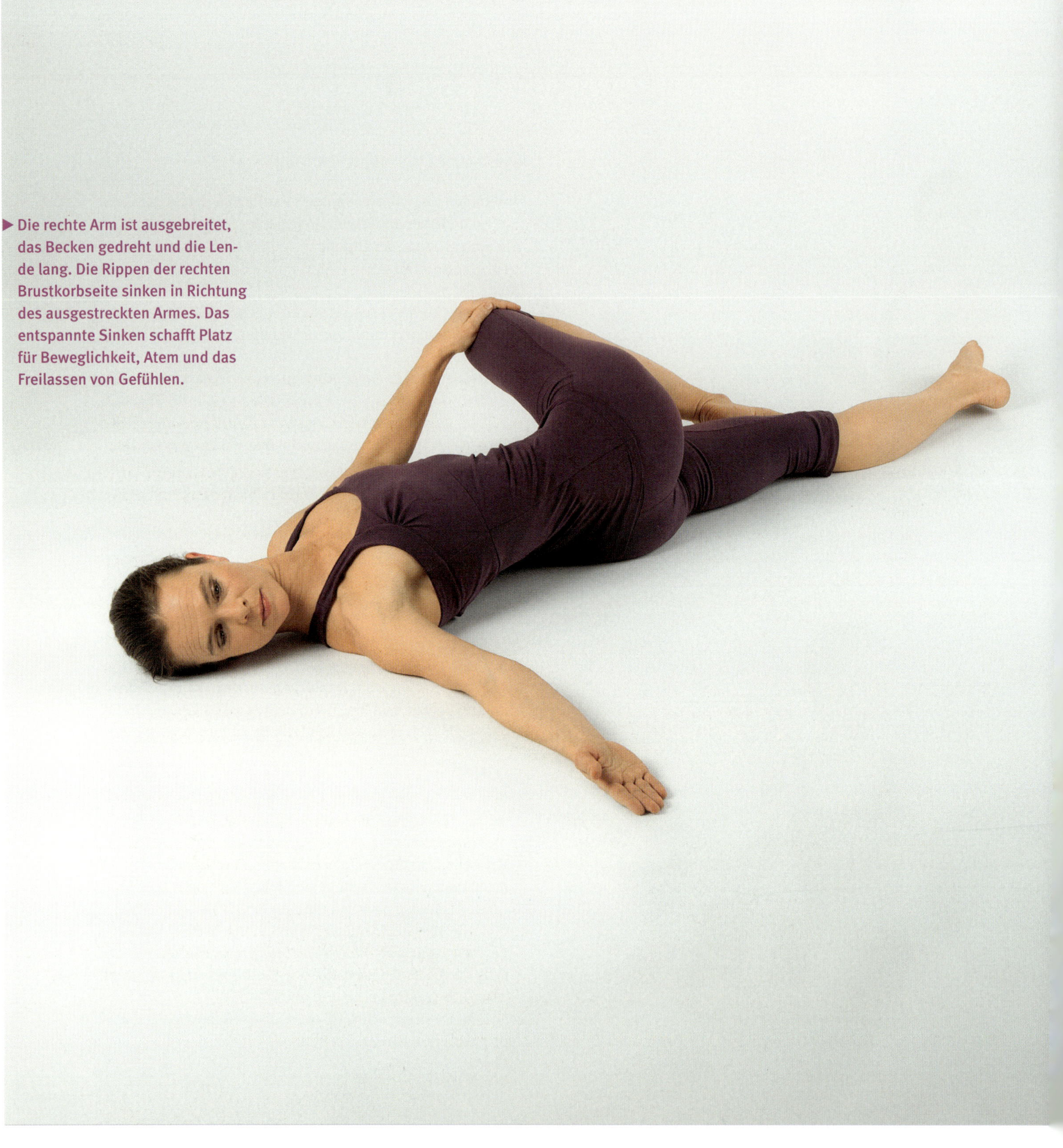

▶ Die rechte Arm ist ausgebreitet, das Becken gedreht und die Lende lang. Die Rippen der rechten Brustkorbseite sinken in Richtung des ausgestreckten Armes. Das entspannte Sinken schafft Platz für Beweglichkeit, Atem und das Freilassen von Gefühlen.

Krokodil

Makarasana

Drehbewegungen wirken ausgleichend auf das Energie- und Muskelsystem, mobilisieren Wirbelsäule und Brustkorb und vertiefen den Atem. Liegende Drehungen veranschaulichen Ihnen, was Übung und Losgelöstheit im Yoga bedeuten: präzise Ausrichtung im Liegen, um dann gelöst in eine Drehung zu sinken.

So geht's

- In Rückenlage stellen Sie den rechten Fuß vor dem Becken auf. Das linke Bein ist gestreckt, die Arme sind unterhalb der Schultern ausgebreitet.
- Schieben Sie den rechten Fuß in die Matte. Heben Sie das Becken leicht an und versetzen Sie es zum rechten Mattenrand.
- Ausatmend führen Sie das rechte gebeugte Bein über das gestreckte linke, der rechte Fuß löst sich dabei von der Matte.
- Längen Sie die Wirbelsäule von innen.
- Drehen Sie den Kopf zur rechten Seite und legen Sie die linke Hand auf den rechten Oberschenkel.
- Ausatmend dehnen Sie die obere Beckenseite zum unteren Mattenrand und rollen das Becken sanft ein. Die Taillen werden gleich lang, der untere Rücken ist verlängert.
- Lenken Sie die Konzentration zu Flanken und Brustkorb. Lassen Sie ausatmend die Flanke und die Rippen der rechten Körperseite Rippe für Rippe „einsinken".
- Schieben Sie jetzt die rechte Hand weiter nach rechts, dadurch bekommen die Rippen mehr Raum.

▼ Schieben Sie die Mittelfinger weiter und weiter nach außen, sodass der rückwärtige Brustkorb sich auf der Matte ausbreitet. Der vordere untere Rippenbogen sinkt entspannt in den Bauchraum und zur Seite.

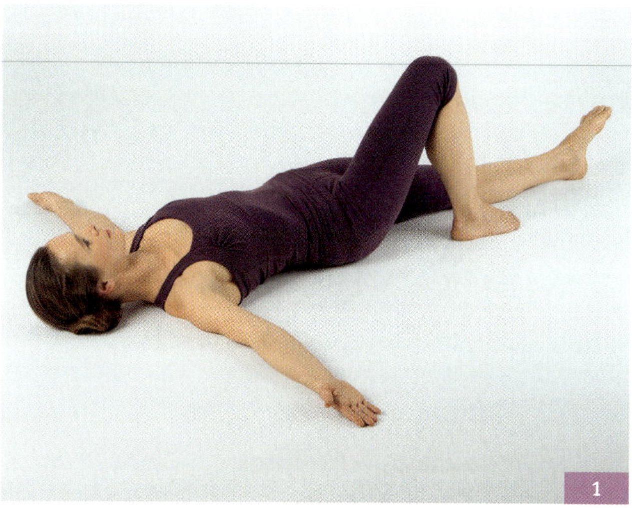

1

▼ Versetzen Sie das Becken, dann können sich die Beckenseiten während der Drehung lotgerecht übereinander ausrichten. Das vertieft die Längsspannung der Lendenwirbelsäule.

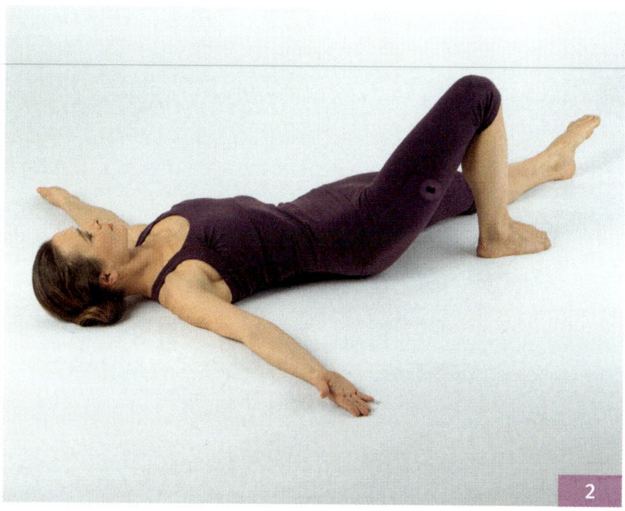

2

▶ Die Verschraubung des Beckenrings mit der Wirbelsäule sorgt für Beweglichkeit im Hüft- und Iliosakralgelenk. Zudem werden besonders die Außendreher des Hüftgelenks gedehnt.

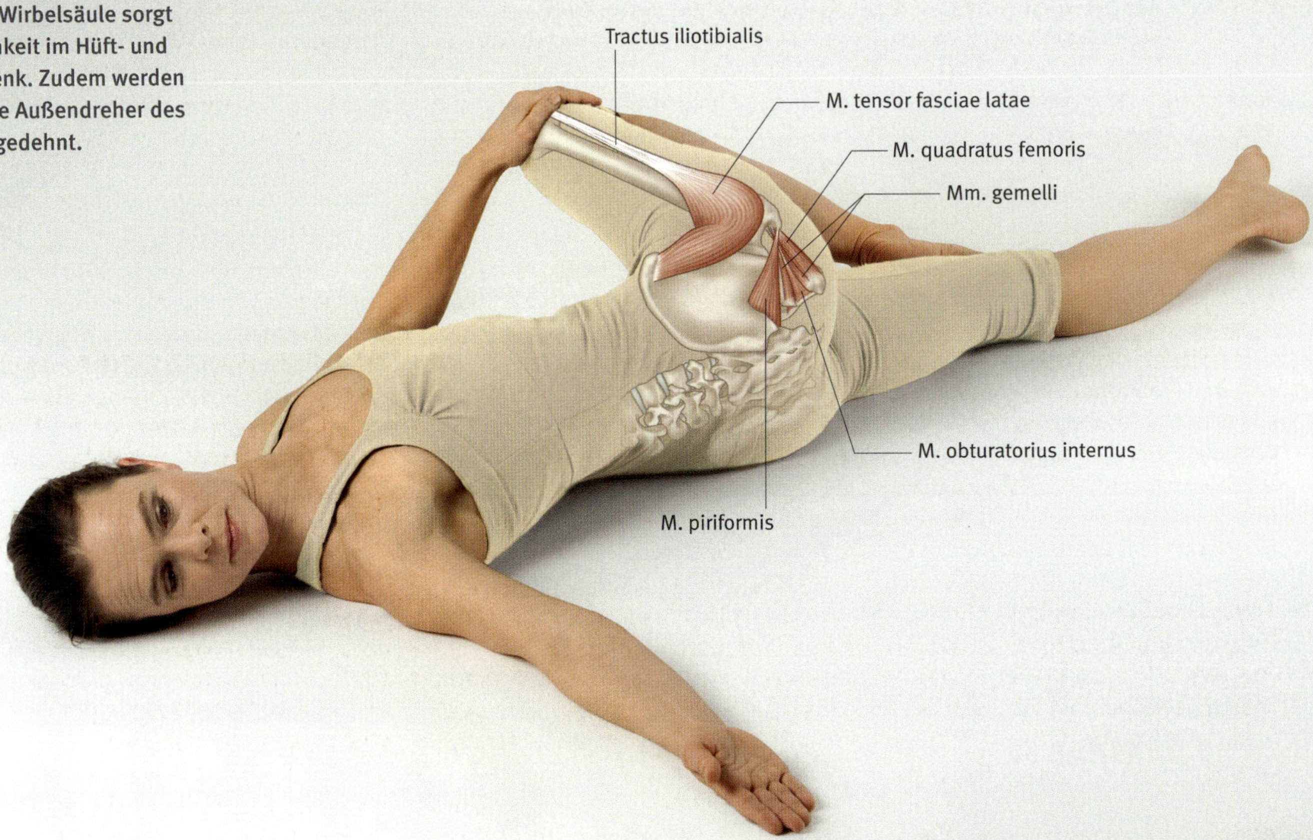

Evolution: Fortbewegung in der 3. Dimension

Die Evolutionsgeschichte der Fortbewegung begann in Ihren Anfängen vor Jahrmillionen mit einer einfachen Schlängelbewegung: Der Fisch, der im Wasser hin- und herzappelt, dann die Schlange, die sich durchs Gebüsch schlängelt, oder die Eidechse mit der gleichen Grundbewegung. Dann ein Quantensprung: Die Links-rechts-Schlängelbewegung wird durch Beuge- und Streckbewegungen abgelöst, z. B. beim Gepard, der im gestreckten Galopp über die Prärie fegt. Streckung der Wirbelsäule in der Flugphase, Beugung in der Bodenphase. Mit dem aufrechten Gang des Menschen hat sich die Fortbewegung noch einmal geändert: Der Mensch verschraubt sich beim Laufen um seine Körperlängsachse nach links und nach rechts – im Kreuzgang eben. Anders die Menschenaffen, sie gehen im Passgang. Diese entscheidende Dreh- und Gegendrehbewegung von Kopf und Becken wird im Krokodil formal geübt. Ohne drehfähiges Becken kein menschlicher Gang!

Atmung & Bewusstsein

Verhärtetes lösen

Eine vollständige Atmung benötigt bewegliche Rippen. Eng zusammengezogen oder wahllos gespreizt verliert der Brustkorb seine Elastizität und sein subtiles Zusammenspiel. Ein verhärteter Brustkorb, der zum belastenden Brustkasten verkümmert ist, schränkt Atem und Bewegung ein und kann Ausdruck stockender Gefühle sein. Liegende Drehungen decken auf vielen Ebenen Blockierungen auf. Wie emotional beweglich bin ich? Wie viel Flexibilität ist wünschenswert? Drehbewegungen dienen der Selbstbeobachtung und ermöglichen, Automatismen aufzudecken. Wo entdecke ich Steifheit oder Hemmnisse? Was fesselt meinen Geist? Welche Verspannung hemmt meine Flexibilität, meine Anpassung, meine Weiterentwicklung? Beobachtung, Reflexion und Selbstkritik sind die ersten Schritte zur Selbsterkenntnis. Sich persönlich und empfindsam für Veränderungen zu öffnen ebnet den Weg für gesellschaftliche und kulturelle Veränderungen.

Alltag

Nur nicht immer symmetrisch

Sie kennen es aus Tierfilmen: Das Krokodil liegt faul in der Sonne und blinzelt im Halbschlaf mit den Augen. Wärmstens zur Nachahmung empfohlen! Egal ob entspannt auf dem Sofa, beim Sonnenbad oder abends vor dem Einschlafen im Bett: Aus der Rückenlage drehen Sie Ihr Becken zur Seite und achten dabei streng auf einen langen und unverdrehten unteren Rücken. Kein Hohlkreuz! Das Krokodil funktioniert übrigens auch umgekehrt: Aus der Bauchlage heraus drehen Sie den Oberkörper zur Seite, ein Arm bleibt gestreckt hinten am Rücken, der andere Arm gebeugt vor dem Gesicht. Das Entscheidende beim regulären wie beim „umgekehrten" Krokodil ist die gegensinnige Drehung von Becken und Oberkörper. Mit etwas Phantasie und Übung entdecken Sie neue Varianten – egal ob Schlafposition, Kuschelstellung oder Sonnenbad – Hauptsache, die Wirbelsäule wird auf ihrer gesamten Länge gleichmäßig sanft gedreht – mal links, mal rechts herum.

Medizin

Piriformis, Traktus & Co.

Die aktiven, kontrollierten Beckendrehungen mobilisieren den „Beckenring", speziell die Iliosakral- und die Hüftgelenke. Ideal bei Steifigkeit und Unbeweglichkeit. Zudem werden – speziell in den Variationen, bei denen beide Füße mit beiden Händen ergriffen werden – wichtige Hüftmuskeln intensiv gedehnt, v. a. die Hüftaußenroller (z. B. Piriformis-Muskel) und die Hüftbeuger (z. B. Hüftbeuger Psoas- und Traktus-Muskel). Diese Muskeln haben traurige Berühmtheit erlangt, weil sie ab dem 40. Lebensjahr zu sehr schmerzhaften Muskelansatzentzündungen führen können, die oft als ausstrahlende Rücken- oder Hüftgelenkschmerzen fehldiagnostiziert werden. Das Krokodil mit seinen Varianten ist eine Wunderübung, um Durchblutung, Geschmeidigkeit und Funktionsfähigkeit dieser Alarmmuskeln im Beckenbereich zu fördern. Richtig und ohne Hohlkreuz ausgeführt ist das Krokodil zudem hilfreich bei Kreuzschmerzen.

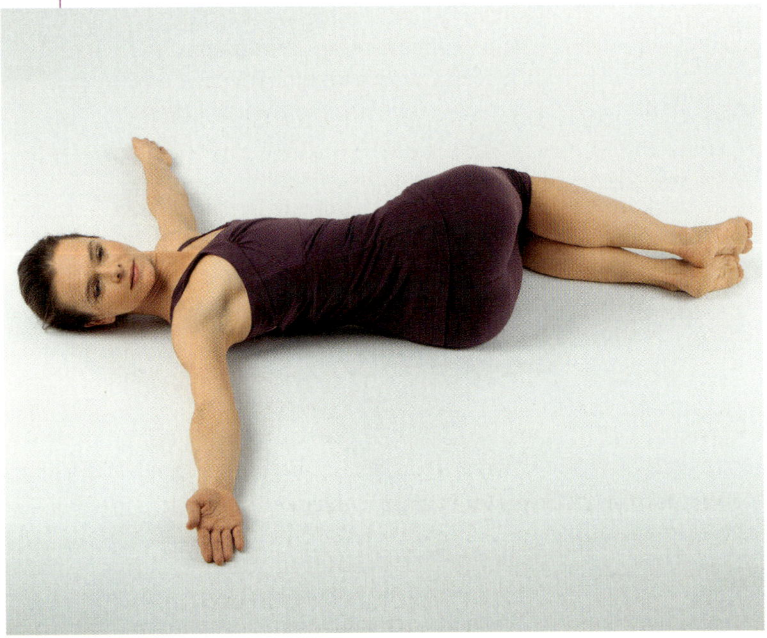

Variation 1

Wendeltreppe

Körperbewusstheit vertieft Bewegung und Ausrichtung. Lassen Sie Ihre innere Achse durch eine entspannte Drehung beweglich werden und laden Sie sie energetisch auf.

So geht's

- In Rückenlage mit aufgestellten Beinen breiten Sie beide Arme zu Seite aus. Die Handinnenflächen sind nach oben gedreht.
- Lassen Sie beide Schultern breit und schwer zur Matte sinken.
- Ausatmend gleiten die gebeugten Beine zur linken, der Kopf zur rechten Seite.
- Lenken Sie Ihre liebvolle Aufmerksamkeit zum Steißbein.
- Lassen Sie Ihr inneres Auge an der Innenseite der Wirbelsäule aufsteigen, als ob Sie bewusst Stufe für Stufe einer Wendeltreppe emporwandern.
- Führen Sie jeden Wirbel in eine entspannte Drehung.

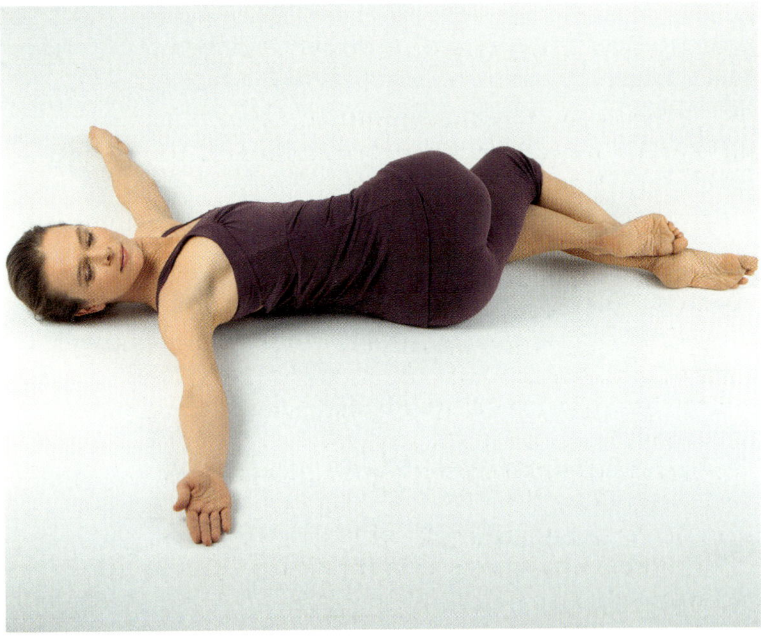

Variation 2

Rechts und links umschlungen

Werden die Beine umeinandergewunden, vertieft das die Rotation und intensiviert die Dehnung der Außenseite der oberen Hüfte.

So geht's

- In Rückenlage mit ausgebreiteten Armen strecken Sie beide Beine senkrecht nach oben.
- Kreuzen Sie den rechten Oberschenkel weit oben über den linken. Dann beugen Sie das linke Knie und schieben Sie den rechten Fuß unter die linke Wade.
- Stellen Sie den linken Fuß auf. Versetzen Sie das Becken nach rechts.
- Drehen Sie ausatmend die Beine nach links und den Kopf nach rechts.
- Beide Schulterblätter liegen breit und schwer auf. Legen Sie ggf. ein Kissen unter die Beine.
- Verlängern Sie die obere Taille und den unteren Rücken.

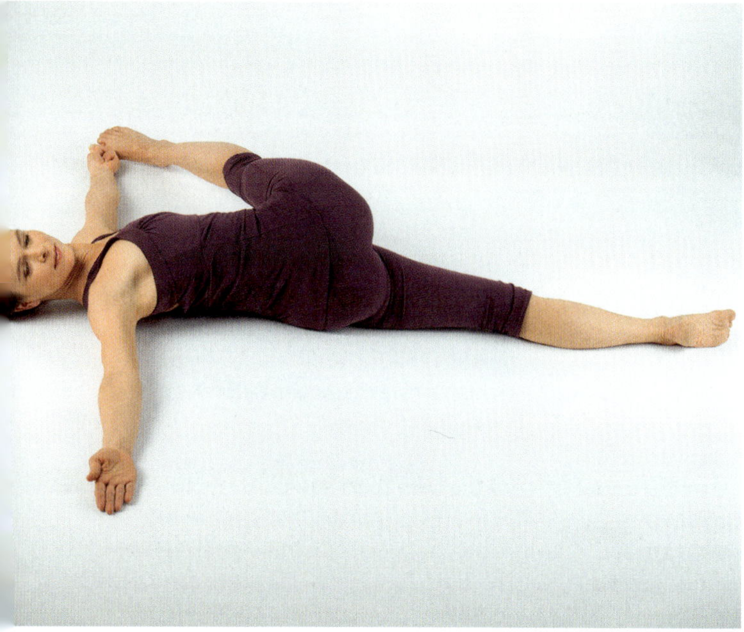

Variation 3

Hand und Fuß verbinden

Durch die Streckung des gekreuzten Beines verstärkt sich die Dehnung im Oberschenkel. Der Körper weitet sich in vielen Ebenen und findet neue Verbindungen.

So geht's

- Beginnen Sie in Rückenlage wie in der klassischen Form des Krokodils. Das linke Bein und beide Arme sind gestreckt und der rechte Fuß ist aufgestellt.
- Versetzen Sie das Becken durch den Druck des rechten Fußes nach rechts. Dann umfassen Sie mit Daumen und Zeigefinger der linken Hand die rechte große Zehe.
- Ausatmend dehnen Sie das rechte gestreckte Bein nach links und gleichzeitig in Richtung Oberkörper. Bei Bedarf lassen Sie die Hand zur rechten Wade gleiten.
- Der Kopf dreht nach rechts.
- Längen Sie die obere Taille durch einen aktiven Schub der rechten Beckenseiten weg vom Brustkorb.

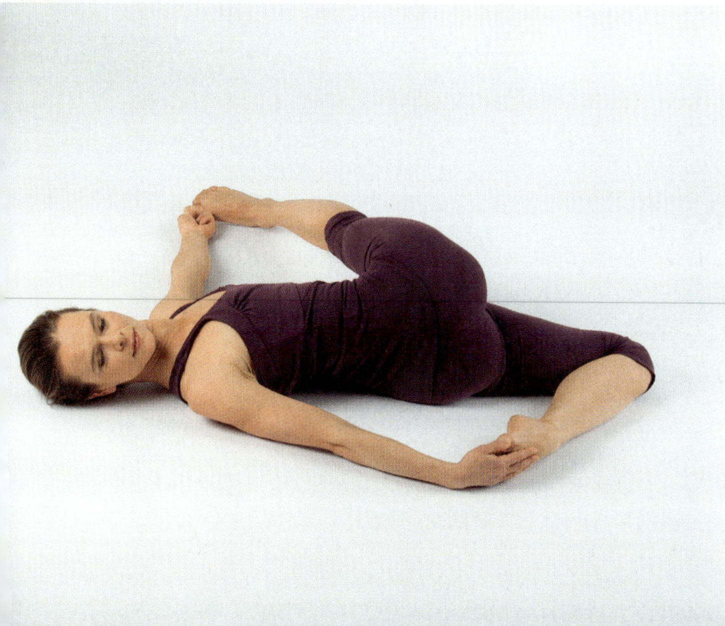

Variation 4

Verdreht und verbunden

Hier dehnen Sie zusätzlich den vorderen Oberschenkel und die Leiste des unteren Beins. Diese Flexibilität ist die Grundvoraussetzung der Beckenaufrichtung.

So geht's

- Begeben Sie sich in die Position der Variation 3, mit gestrecktem rechtem Bein.
- Beugen Sie das linke Bein und umgreifen Sie den Fußspann mit der rechten Hand.
- Ziehen Sie die Ferse so weit wie möglich zum Becken.
- Verlängern Sie das gebeugte Knie in Richtung unteren Mattenrand. Oberschenkel, Leiste und Oberkörper bilden eine Linie.
- Behalten Sie den aktiven Zug der rechten Beckenseite bei.
- Geben Sie mit jeder Ausatmung alle überflüssige Spannung ab.

Vor- und Rückbeugen

Die Wirbelsäule als der wichtigste Energiekanal wird im Yoga als Lebensachse betrachtet. Sie ist entscheidend für die innere Aufrichtung. Ihre Wellenform ist ein Spiegel der Erfahrungswellen, durch die wir gleiten. Der systematische Wechsel von Beugung und Streckung in der Asana-Praxis fördert die Auseinandersetzung mit Hingabe und Aktivität.

Die Bereitschaft zum Loslassen

Der Weg zu Ausgleich und Harmonie findet sich im stetigen Wechsel von Vorbeuge und Rückbeuge, die Aufrichtung ist das Gleichgewicht dazwischen. Halten verspannte und überspannte Muskeln, die für die Streckung von Lendenwirbelsäule und Nacken verantwortlich sind, zu fest, wird ein weiches Beugen nach vorn verhindert. Dieser überhöhte Tonus an der Rückseite des Körpers schränkt eine gelöste Aufrichtung ein. Ein starker Rücken ist auch beweglich. Hingabe und die Bereitschaft zum Loslassen stehen in engem Zusammenhang zueinander. Bewusstes Vorbeugen deckt belastende Muster auf, die eine stressfreie Aufrichtung im Einklang mit der Schwerkraft einschränken.

Da die Druckbelastung der empfindsamen Strukturen der Wirbelsäule wie Bandscheiben und Bänder beim Neigen nach vorn um ein vielfaches höher ist als in der Vertikalen, ist die Einleitung der Bewegung und die individuelle Dosierung besonders wichtig: Das Becken ist die Wurzel der Vorbeuge, es neigt sich zuerst nach vorn. Es dreht sich aus den Hüftgelenken nach vorn, während der Rücken zunächst lang, möglichst gerade oder sogar hohl und leicht überstreckt bleibt. Spürbar wird zunächst eine Dehnung an der Beinrückseite. Diese Schlüsselstelle der Vorbeugen lernen Sie in den Variationen mit geradem Rücken besonders gut kennen. Dabei behält die Wirbelsäule ihre gestreckte Wellenform, während die Lenden sanft nach innen schwingen. Die Sitzbeinknochen weisen zum hinteren Mattenrand und weiten sich.

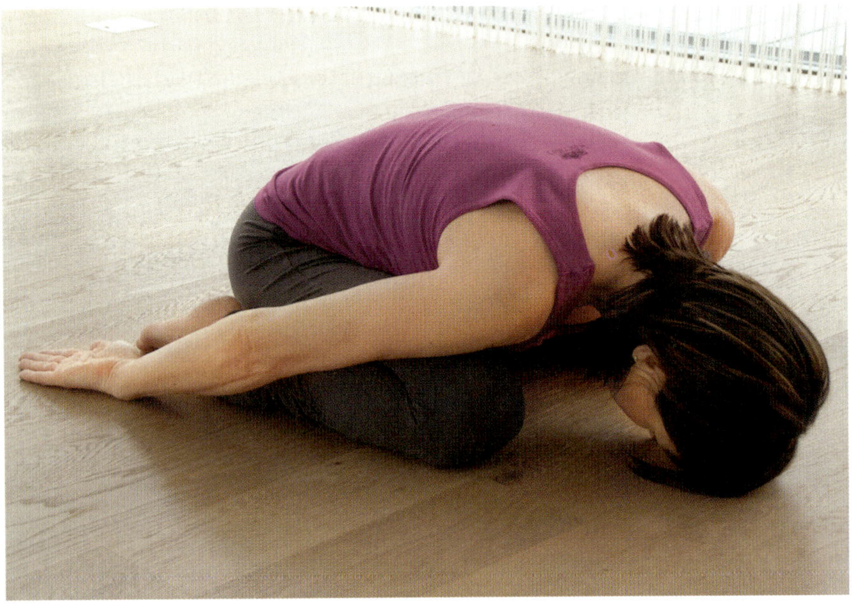

◀ Vorbeugen: Sie gelten im Yoga als Übungen der Hingabe. Der Rücken dehnt sich, wird beweglich und anpassungsfähig.

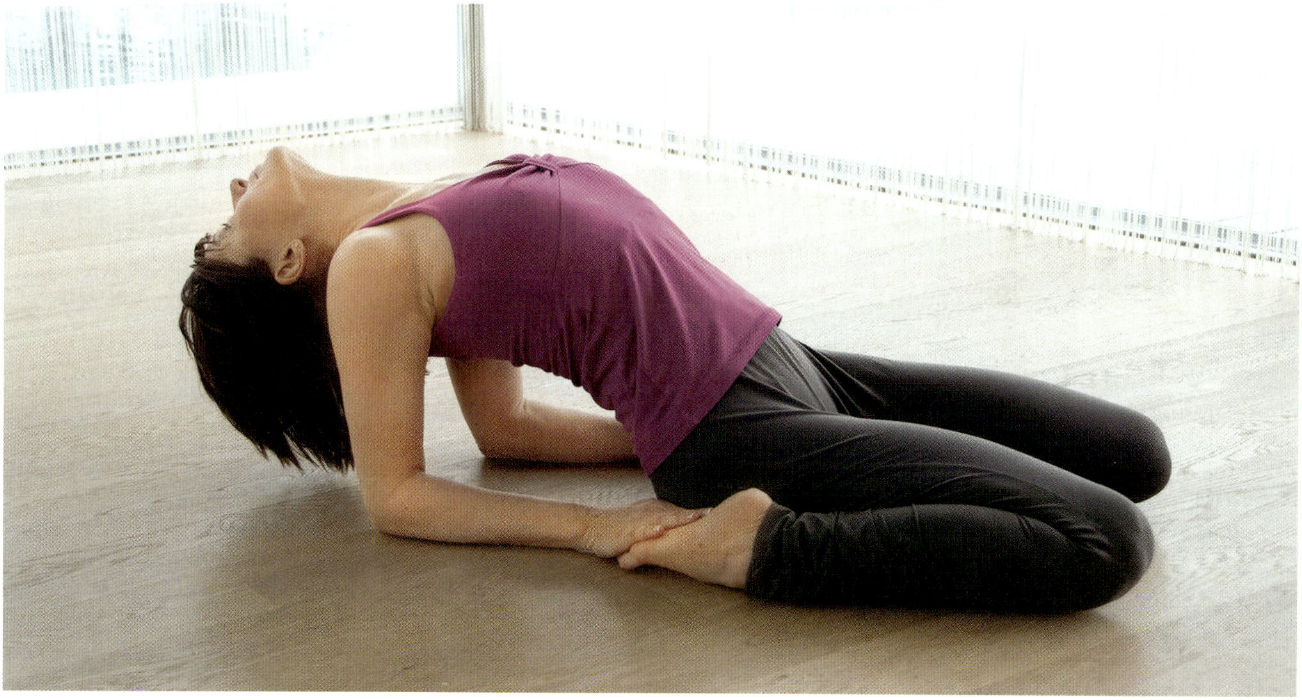

Der Bauchnabel bleibt angehoben, der Herzraum bleibt weit. Um diese Länge und die Aufrichtung der Lendenwirbelsäule zu halten, können Sie die Knie leicht beugen. Vollständig vorgebeugt gleitet der Oberkörper dann mit der Schwerkraft in einen harmonischen C-Bogen. Die Rückseite des Körpers gibt sich einem weiten Bogen hin.

Rückbeugen mit stabilem unteren Rücken

Die Rückbeuge ist eine Erweiterung der natürlichen Aufrichtung. Verspannungen und Verkürzungen, die zu Beweglichkeitseinschränkungen und Undurchlässigkeiten werden, sind besonders in Rückbeugen sofort spürbar. In der natürlichen Aufrichtung streben Kopf und Becken auseinander, der Brustkorb ordnet sich locker und weit dazwischen ein. Um sich zurückzuneigen, setzen Sie diesen Prozess natürlich fort: Der Brustkorb entfaltet sich, die Körpervorderseite gibt nach, das Herz weitet sich. Im Sinne des yogischen Ausgleichs und der Integration besteht die Herausforderung nun darin, die Bereiche der Wirbelsäule, die zum Knicken neigen – Hohlkreuz und Nacken – vor Kompression und Überbelastung zu schützen. Vorbereitend werden daher die labilen Abschnitte verlängert: Becken und Kopf sanft einrollen, der Impuls des Beckenbodens stabilisiert den unteren Rücken in der Länge. Der Impuls setzt sich in einer sanften Spannkraft des Bauches fort; der Bauchnabel weicht ein klein wenig nach innen. Das Zurückneigen beginnt von der Körpermitte aus. Die Energie der Rückbeuge ist erlebbar in der Bewegung der Wirbelsäule, der Kraft des Rückens sowie einer Dehnung der Bauchseite, die gleichzeitig Spannkraft entwickelt. Um die Bewegung aus der Tiefe der Rückenmuskeln zu führen, bleiben die Schulterblätter weit. Wie das Erblühen des Lotos nicht erzwungen werden kann, muss die Weite des Herzens behutsam vergrößert werden.

▲ Rückbeugen: Weite des Herzens finden und empfindsame Bereiche wie den unteren Rücken und Nacken schützen.

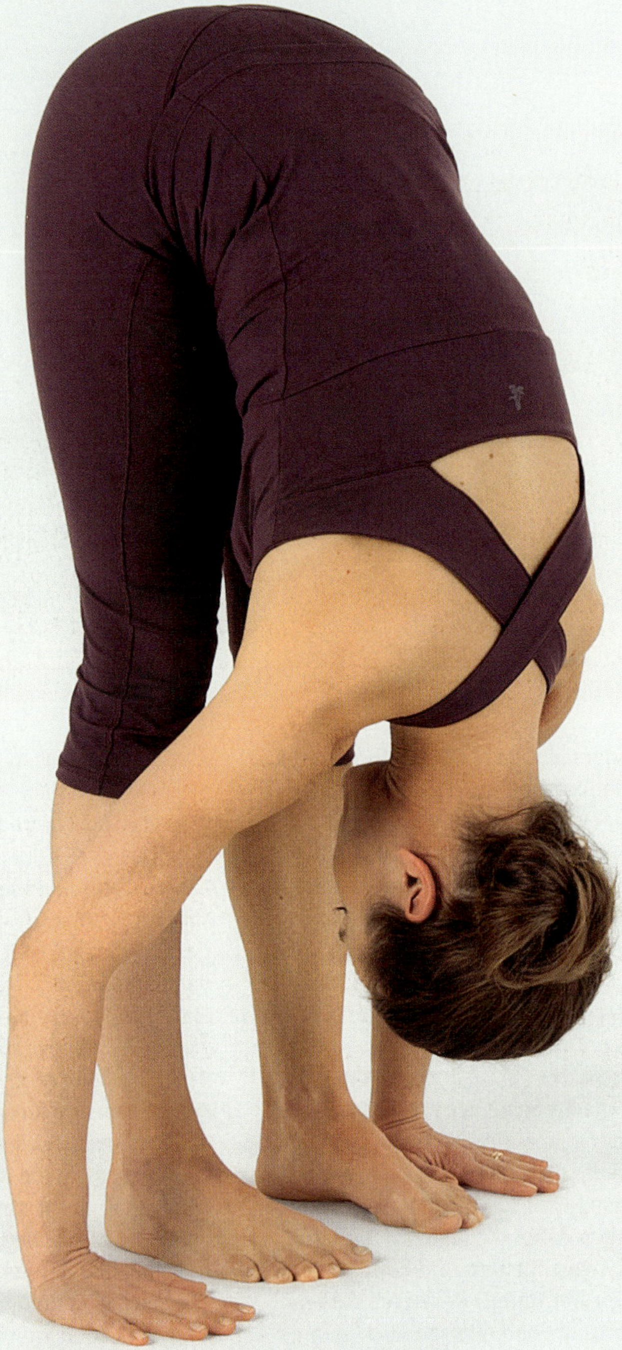

◀ Die Vorbeuge wird aus den Hüftgelenken initiiert. Der Oberkörper hängt locker und gelöst in einem passiven C-Bogen. Die Sitzbeinknochen streben auseinander und weisen möglichst senkrecht nach oben, während der Kronenpunkt des Kopfes am tiefsten nach unten hängt. Das bewusste Loslassen kann zu einem Spannungsausgleich führen und mental beruhigen.

Vorbeuge

Uttanasana

Während Hände und Füße sich gleichermaßen mit der Erde verbinden, erleben Sie eine intensive Dehnung der Körperrückseite. Sinnvolle Bein- und Beckenausrichtung ermöglichen es, den Oberkörper hängen zu lassen, dem Beckenboden Raum zu geben und die Beinrückseite zu dehnen.

So geht's

- Beginnen Sie im aufrechten Stand. Das Kreuzbein sinkt nach hinten und unten, die Krone des Kopfes dehnt sich himmelwärts. Die Einrollbewegung von Becken und Kopf ist kaum sichtbar, aber innerlich spürbar.
- Einatmend heben Sie aus der Weite des Herzens und der Breite der Schultern heraus die Arme im großen Bogen an.
- Beugen Sie Knie- und Hüftgelenke. Halten Sie die axiale Ausrichtung der Wirbelsäule und neigen Sie sich diagonal nach vorn, die Hände vor dem Herzen im Anjali-Mudra.
- Die Sitzbeinknochen streben auseinander.
- Ihr oberer Rücken ist kerzengerade, der untere Rücken macht einen sanften Bogen.
- Nun aus den Hüftgelenken heraus den Oberkörper auf die Oberschenkel senken. Wenn möglich, strecken Sie die Beine.
- Lassen Sie den Oberkörper nun passiv in einem C-Bogen hängen, die Sitzbeinknochen senkrecht nach oben ausgerichtet.
- Zur Intensivierung der Haltung streben Sie aktiv mit dem Kronenpunkt Ihres Kopfes bodenwärts.

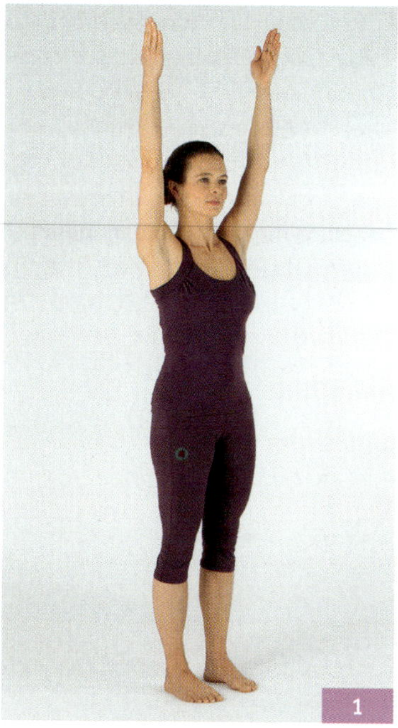

1

◀ Üben und verinnerlichen Sie in allen Standhaltungen die Aufrichtung und Längsspannung des Körpers. So bereiten Sie sich am besten auf eine effektive Vorbeuge vor.

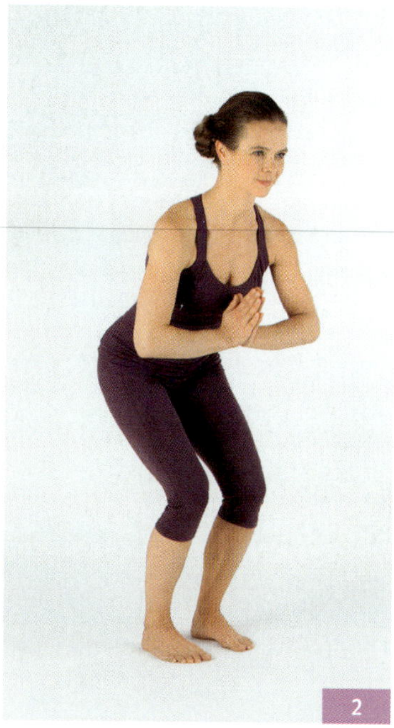

2

◀ Eine diagonale Position bedeutet für die Wirbelsäule eine erhebliche Belastung. Um jegliche Über- oder Fehlbelastung zu vermeiden, vertiefen Sie vor dem Vorbeugen die Längsspannung.

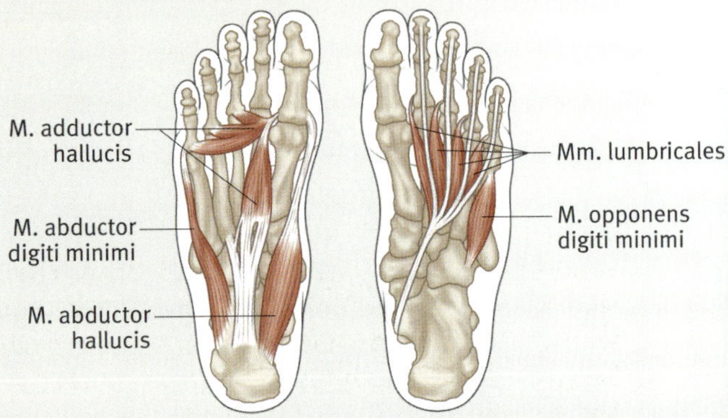

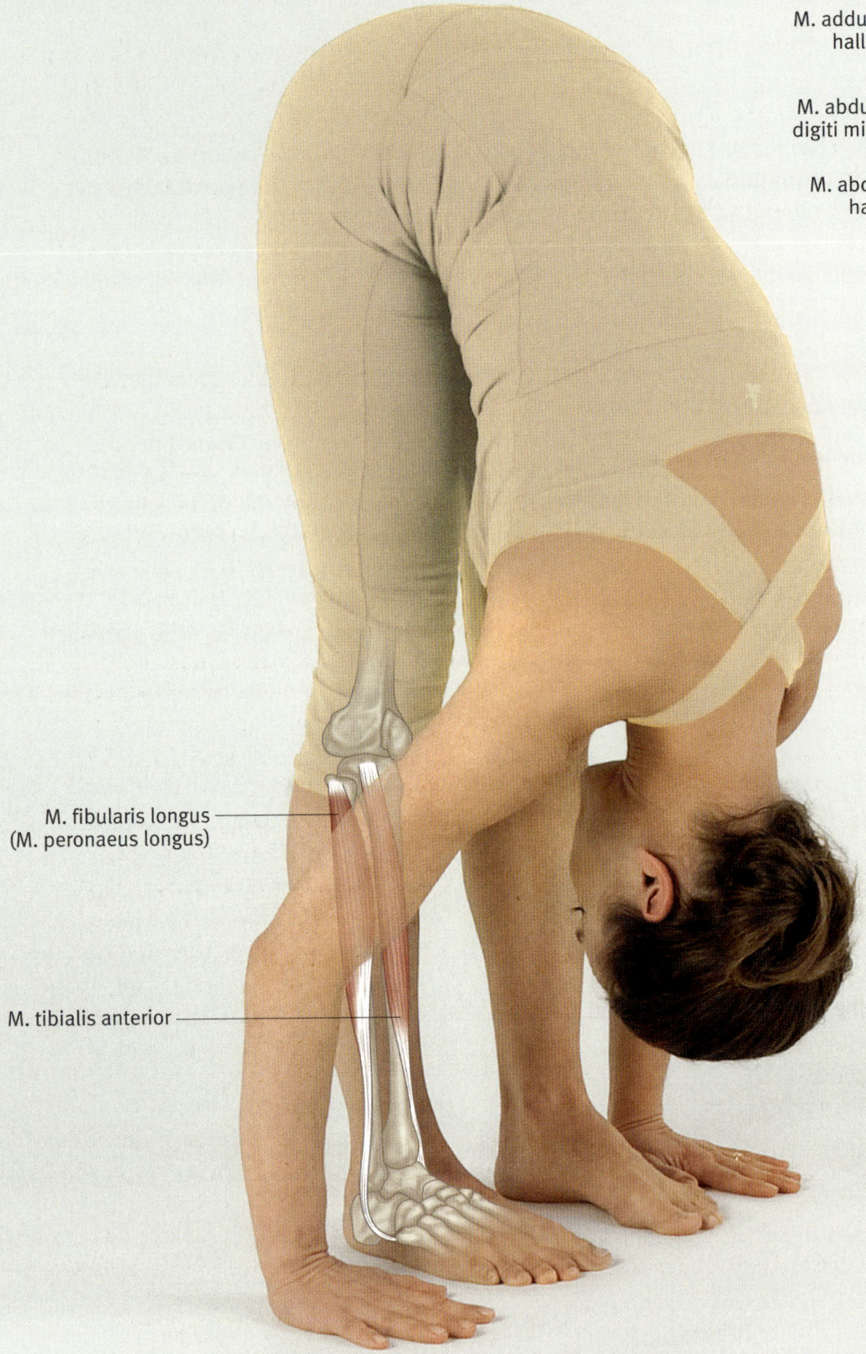

◀ Um in die Position der Vorbeuge zu gelangen, bedarf es einer Verlagerung des Körperschwerpunktes. Reflektorisch spannt die Muskulatur des Vorfußes und der Fußsohle an. Der Stand wird stabilisiert und der Oberkörper kann entspannt nach unten sinken.

Evolution: Einmal Aufrichtung und zurück

Drehpunkt der Aufrichtung des Menschen vom Vier- zum Zweibeiner sind die Hüftgelenke: Der Oberkörper wurde sozusagen um die Hüftgelenke herum von der Horizontalen in die Vertikale „gedreht". Bei allen Vorbeugen wird dieser Prozess kurzfristig umgekehrt: Sie beugen sich aus den Hüftgelenken nach vorne. Dabei können die Beine geschlossen, hüftbreit auseinander oder gegrätscht sein – das Prinzip bleibt gleich: Sie beugen sich mit geradem Rücken nach vorne, symmetrisch oder asymmetrisch. Und dann kommen Sie jedes Mal wieder hoch! Und vollziehen dabei erneut die Aufrichtung von der Horizontalen in die Vertikale, bis Sie mit gestreckten Beinen, offenen Leisten, aufgerichtetem Becken, langem Nacken und erhobenen Hauptes aufrecht stehen.

Atmung & Bewusstsein

Bedachtsam loslassen

Aufgerichtet zu sein ist eine Herausforderung, die uns ein Leben lang begleitet und die wir tief verinnerlicht haben. In Uttanasana ist es genau umgekehrt, hier wird die Bereitschaft gefordert, loszulassen und den Kopf hängen zu lassen. *Ut* wird mit „behutsam" und „Intensität" oder auch mit „besondere Hingabe" übersetzt. Die Kopf-vorne-über-Haltung erfordert Behutsamkeit und eine innere Konzentration, die für die Intensität verantwortlich ist. Kontrolle aufzugeben und loszulassen bedarf einer strukturierten Vorbereitung: Schrittweise vorzugehen, innezuhalten und sorgfältig zu kontrollieren ist entscheidend, um das individuelle Maß an Behutsamkeit und Intensität zu finden. Gut ausgerichtet sind eine raumschaffende Weite und eine lösende Ausdehnung erfahrbar. Im Überhang wird die Ausatmung verlängert und so ein wertvoller Beitrag zum Spannungsausgleich bewirkt, eine nervale und mentale Beruhigung kann eintreten.

Alltag

Ich packe meinen Koffer ...

Vorbeugen im Stehen sind wunderbare Entspannungshilfen im Alltag, insbesondere bei Steh- und Sitzberufen. Die Schwerkraft zieht den Rücken in die Länge und hilft, Kopf und Nacken zu entspannen. Hier ein paar Integrationsbeispiele für Ihren Alltag: Etwas Leichtes vom Boden aufheben, Schuhe binden, Waschmaschine oder Geschirrspüler ausräumen, den Koffer packen, das Bett machen oder kleine Kinder auf den Arm nehmen. Vorbeugevarianten mit Grätschstellung der Beine kommen bei Garten- und Haushaltarbeiten zum Einsatz, z. B. wenn Sie mit kleinem Besen und Kehrichtschaufel dem Dreck am Boden zu Leibe rücken. Vorbeugen und Trikonasana (s. Seite 41) lassen sich im Alltag perfekt miteinander kombinieren. Schärfen Sie Ihre Achtsamkeit für alle Situationen, in denen Sie sich vorbeugen, und machen Sie routinemäßig eine kleine „Übung" draus – entweder symmetrisch als Vorbeuge oder asymmetrisch als Trikonasana.

Medizin

Spannungsausgleich

Durch die Vorbeuge kommt es zur Vorverlagerung des Körperschwerpunkts und damit reflektorisch zur Aktivierung der Vorfüße. Lassen Sie die Fersen ein paar Millimeter über dem Boden schweben, um diesen Zusammenhang intensiver zu erleben. Die gesamte Rückseite wird intensiv gedehnt, insbesondere Achillessehnen, Wadenmuskulatur und hintere Beinmuskulatur – ideal bei Schmerzen und Verkürzungen dieser rückseitigen Muskulatur, bei Hohlkreuz, Flachrücken oder Rundrücken. Kopf und Nacken locker hängen lassen – das hilft bei verspannter Nackenmuskulatur und Spannungskopfschmerzen. Durch die Kopf-tief-Stellung kommt es zur Umverteilung des Blutes, was bei Konzentrationsschwierigkeiten oder intensiver Kopfarbeit ausgleichend wirkt. Je nach Stellung der Arme und Beine werden Beweglichkeit und Stabilität der Schulter- und Hüftgelenke trainiert. Aufgepasst: Bei Bandscheibenproblemen können Verbeugeübungen gefährlich sein.

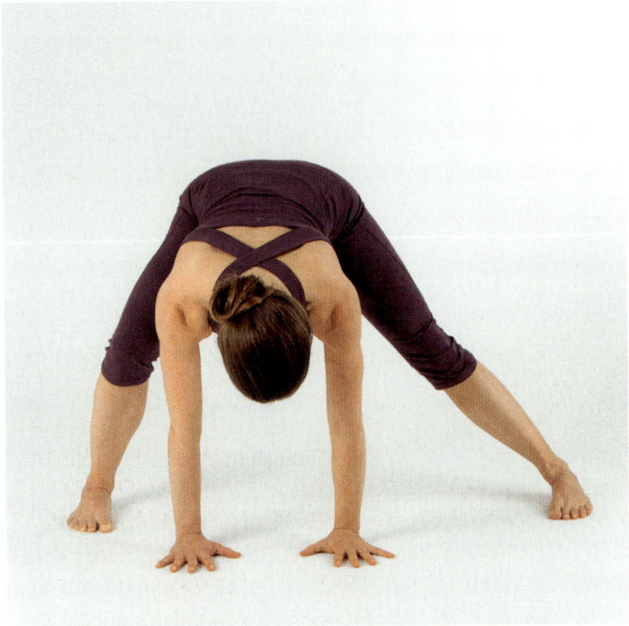

Variation 1

In der aktiven Vorbeuge wiegen

Die gegrätschten Beine fordern ein anderes Hüftspiel als in der stehenden Vorbeuge und erleichtern es, die Längsspannung der Wirbelsäule aktiv zu halten.

So geht's

- Beginnen Sie im weiten Grätschstand.
- Dehnen Sie Steiß und Krone des Kopfes weit auseinander. Neigen Sie sich aus dem Hüftgelenk mit langem Rücken nach vorn, die Lendenwirbelsäule behält ihren natürlichen Bogen.
- Setzen Sie beide Hände schulterbreit auf der Matte auf.
- Während der Rücken lang und aufgerichtet bleibt, beugen Sie ausatmend das rechte Knie über die zweite Zehe. Das linke Bein bleibt aktiv, vom Fußgewölbe über die Kniestreckung bis zum Hüftgelenk.
- Einatmend strecken Sie das rechte Bein. Wiederholen Sie den Links-rechts-Wechsel im Rhythmus Ihres Atems.

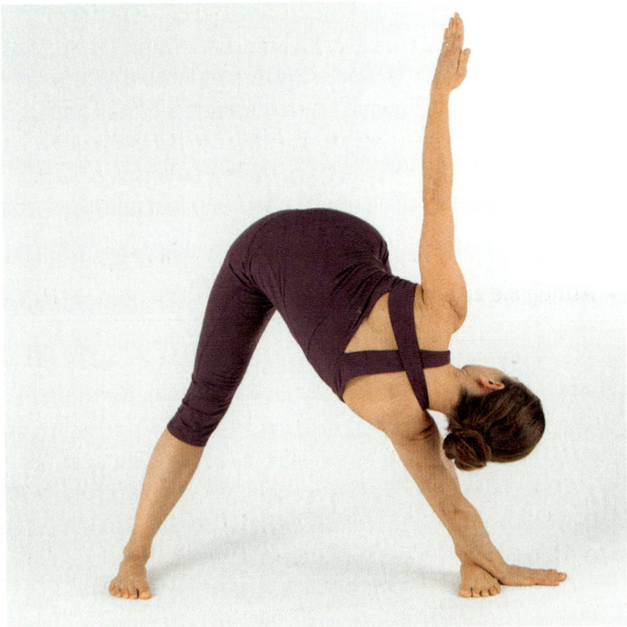

Variation 2

Vorbeuge spiralisieren

Aus dem entspannten Loslassen der Vorbeuge gleiten Sie mit dem Oberkörper in eine dreidimensionale Verdrehung.

So geht's

- Beenden Sie das Wiegen aus Variation 1.
- Ausatmend drehen Sie die Wirbelsäule im großen Bogen zur linken Seite.
- Die rechte Hand gleitet zur Außenseite des linken Fußes. Der linke Arm steigt diagonal auf.
- Drehen Sie die linke Beckenschaufel in Richtung Bauchnabel, die Sitzbeinknochen dehnen sich auseinander.
- Die rechte Beckenseite bewegt sich nach außen.
- Beide Oberschenkel drehen sich etwas nach außen, um die Beine stabil zu halten.
- Beide Füße bleiben gleichmäßig belastet.
- Nehmen Sie den Atem in Ihrem gedrehten Brustkorb bewusst wahr.

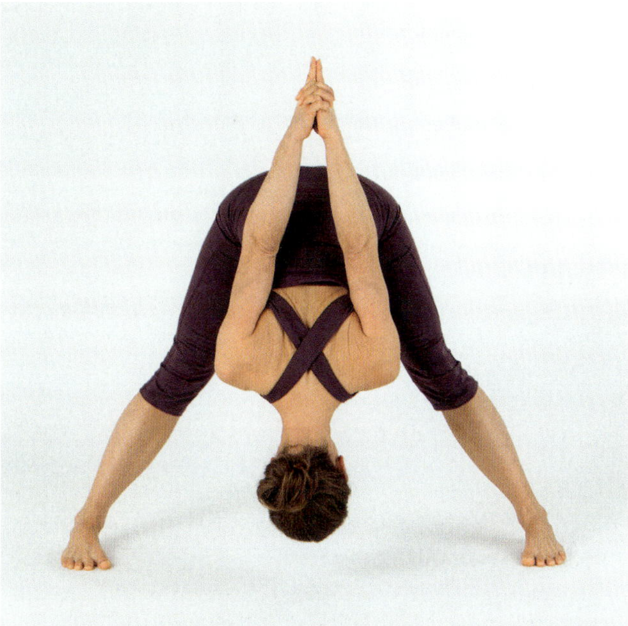

Variation 3

Schulterdehnung

Dehnen Sie kontrolliert und mit einem gut strukturierten Schultergürtel Ihre gesamte Schultergelenkmuskulatur.

So geht's

- Im weiten Grätschstand verschränken Sie alle Finger hinter dem Becken und legen die Zeigefinger gestreckt aneinander in das Sampurna-Mudra (s. Seite 29). Wenn möglich schmiegen Sie die Handballen aneinander.
- Lassen Sie die Schulterblätter in Richtung Becken gleiten und entfernen Sie die Schultern so weit wie möglich von den Ohren.
- Legen Sie den Rumpf im Ganzen aus den Hüftgelenken nach vorn, das Becken verlagert sich sanft nach hinten.
- Lassen Sie Rumpf und Kopf hängen. Während der Zug der Schultern und der Schulterblätter zum Becken bewahrt bleibt, dehnen Sie die gestreckten Arme über den Kopf hinweg.

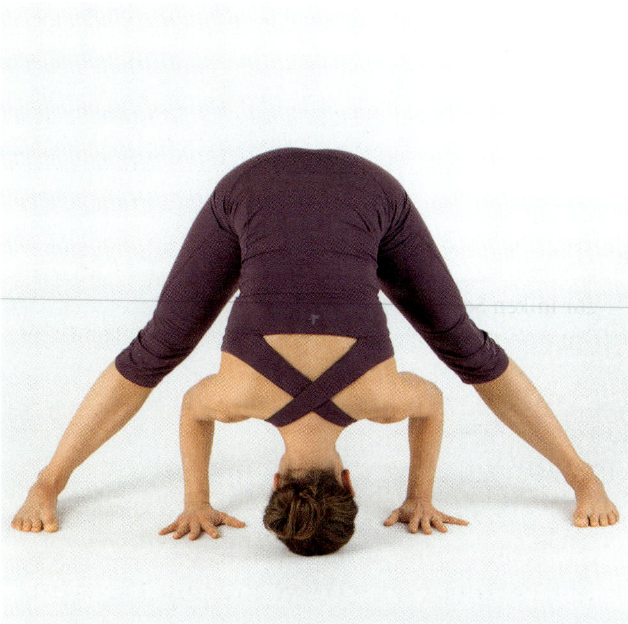

Variation 4

Hände, Kopf und Füße erden

Während Sie in Uttanasana eintauchen, um loszulassen, kann das Ablegen des Kronenpunktes eine besondere Erfahrung von Ausgleich und Gewichtsabgabe sein.

So geht's

- Beginnen Sie in einem sehr breiten Grätschstand.
- Atmen Sie ein, verlängern Sie die innere Achse und neigen Sie sich ausatmend lang nach vorn.
- Mit zunehmender Hüftbeugung wandern die Sitzbeinknochen nach oben und spreizen sich mehr und mehr.
- Die Oberschenkel- und Gesäßmuskeln geben bremsend nach, der Beckenboden lässt los.
- Setzen Sie die Hände schulterbreit in Höhe der Füße auf, breiten Sie die Schultern horizontal aus.
- Legen Sie behutsam die Krone des Kopfes am Boden ab.
- Verweilen Sie gelassen atmend.

▶ Der harmonische C-Bogen ist das Ziel in der globalen Vorbeuge. Wurzel der Vorbeuge ist das Becken. Die Hüftgelenke beugen sich elastisch, der Rücken bleibt so lang und so gerade wie möglich. Erst am Schluss der Übung geschieht die Umwandlung in den C-Bogen. Die Zange entfacht das Verdauungsfeuer und aktiviert das Nabelzentrum.

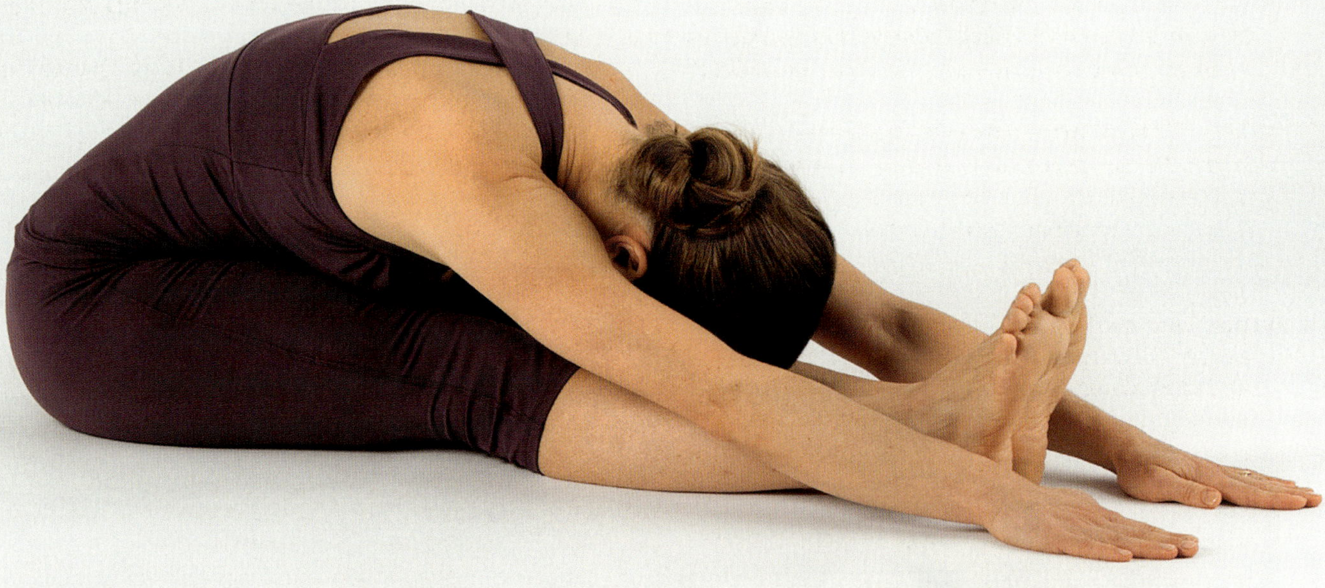

Zange

Paschimottanasana

Der Sanskritbegriff paschima wird mit „Westen“ übersetzt. Diese Dehnung weitet die Körperrückseite vom Kopf bis zu den Fersen. Aus der Beugung der Hüftgelenke heraus teilt sich der Körper in zwei Hälften: Falten Sie sich zusammen, bis sich Oberkörper und Unterkörper in optimaler Weise vereinigen.

So geht's

- Beginnen Sie im aufrechten Langsitz auf dem höchsten Punkt Ihrer Sitzbeinknochen.
- Beugen Sie die Knie leicht an, wenn dies die Aufrichtung Ihres Rückens erleichtert.
- Nehmen Sie die Wellenform der Wirbelsäule wahr. Lendenwirbelsäule und Nacken schwingen langgezogen nach innen, die Brustwirbelsäule schwingt harmonisch nach hinten.
- Heben Sie beide Arme senkrecht neben dem Kopf an.
- Drehen Sie das Becken, als wollten Sie die Lendenwirbelsäule mehr höhlen, die Sitzbeinknochen bewegen sich in Richtung des hinteren Mattenrands und weiten sich.
- Der Bauchnabel bleibt gehoben. Die Dehnung der Beinrückseite intensiviert sich.
- Platzieren Sie die Hände neben den Beinen.
- Ist die Beinrückseite maximal gedehnt, lassen Sie den Oberkörper in einen harmonischen C-Bogen nach vorne gleiten.
- Steiß und Kronenpunkt des Kopfes sind weit voneinander entfernt, um einen gleichmäßig weiten Bogen des Rückens zu gewährleisten.
- Sind Sie sehr beweglich, kann die Bauchdecke auf die Oberschenkel sinken.

▼ Dandasana, die Stockhaltung, fordert Ihre langen Rückenstrecker. Die hintere Beinmuskulatur muss nachgiebig genug sein, damit Sie sich auch mit diesem langen Hebel aufrichten können.

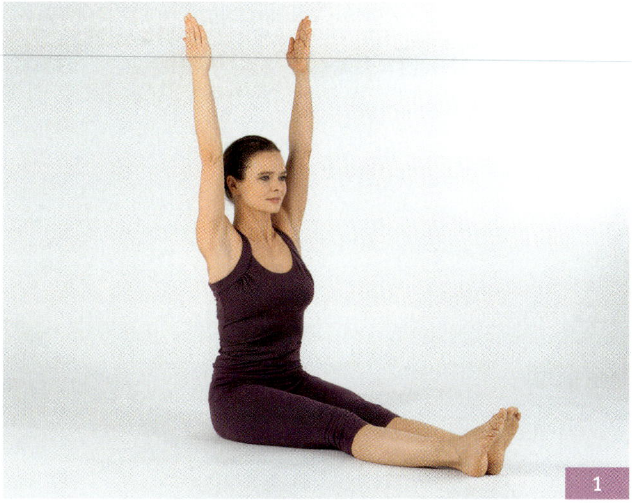

1

▼ Weniger ist oft mehr. Die Hände neben dem Becken helfen, den Nabel und das Brustbein in der geraden Vorbeuge angehoben zu lassen.

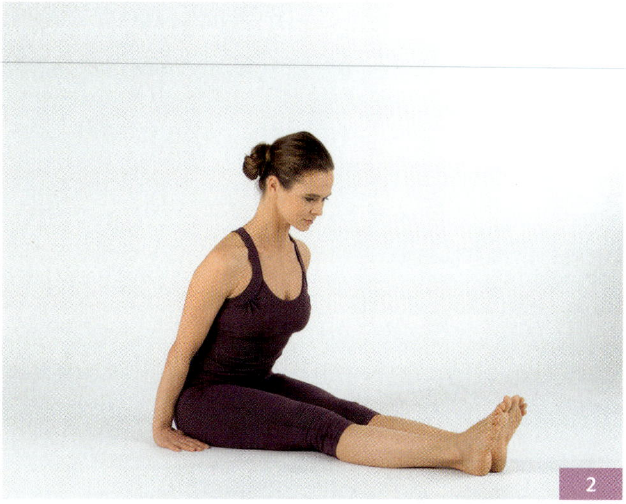

2

▶ Beim Neigen des Rückens nach vorne wird der lange Rückenstrecker Wirbel für Wirbel gedehnt. Dies wirkt einem Hohlkreuz entgegen und mit ausreichend Feingefühl kann es Wirbelblockaden lösen.

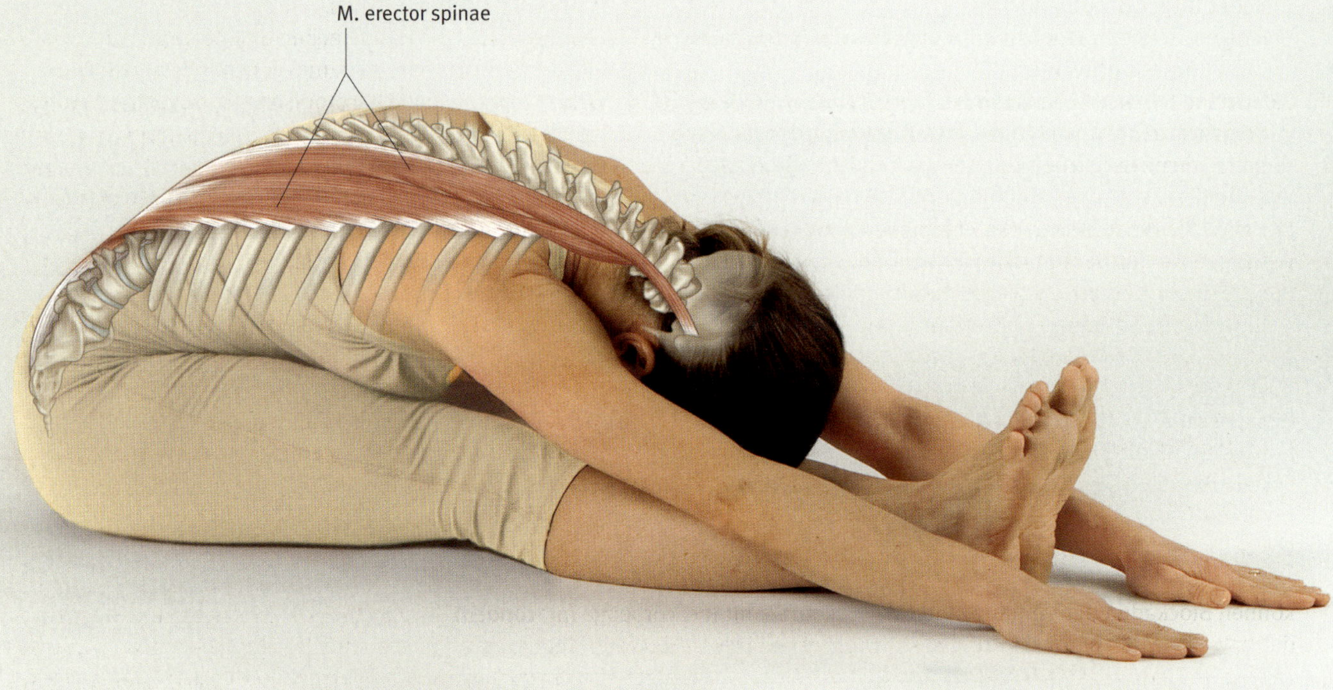

Evolution: Wirbelsäule mit C-Bogen nach vorne

Die menschliche Wirbelsäule ist dafür gebaut, dreidimensional zu schwingen: Seitlich wie die Schlange, vor und zurück wie der Gepard und links-rechts-drehend, wie zu Lande es nur der Mensch kann. Die dreidimensionale Schwingungsfähigkeit der Wirbelsäule bedingt eine ausgeklügelte Beweglichkeit und Stabilität in allen ihren Abschnitten – Grundvoraussetzung für Belastungsverteilung, Ökonomie und Geschmeidigkeit. Im Gegensatz zur Vorbeuge mit gestrecktem Rücken ist bei der Zange die Wirbelsäule zu einem gleichmäßig runden C-Bogen aufgespannt. Die Zange trainiert die archaische Beugefähigkeit der Wirbelsäule mit verschiedenen Beinstellungen. Zange und Kobra (s. Seite 111) als systematische Vor- und Rückbeuge ergänzen sich und geben der Wirbelsäule des modernen Menschen die verlorengegangene Flexion-Extension-Beweglichkeit zurück.

Atmung & Bewusstsein

Verneigen und aufrichten

Sich tief zu verneigen, bedarf der Bereitschaft zur Hingabe. Probleme mit der Beugung weisen meist auf Schwachstellen bei der Aufrichtung hin. Sind die tiefen Beugemuskeln unelastisch und verspannt, behindern sie die Streckspannung. Und umgekehrt: Loslassen auf der Rückseite des Körpers ermöglicht es, sich der Beugung des gesamten Rückens anzupassen. Eine wahrhafte, offene und stolze innere wie äußere Aufrichtung bedeutet, sich in etwas Größeres einzugliedern. Ein dienendes Hingeben und würdevolles Verneigen ermöglicht Rückbesinnung, Innenschau und Reflexion. So können Blockaden der Vergangenheit, die sich an der Körperrückseite manifestiert haben, gelöst werden. Dabei entsteht das natürliche Bedürfnis, alles, was einschränkt, überwinden zu wollen. Yogische Vorbeugen entfachen das Verdauungsfeuer und aktivieren das Manipurna-Chakra, das Nabelzentrum: Altes, Verbrauchtes und Überholtes verbrennt, aus der Reinigung des Feuers kann Neues entstehen.

Alltag

Variante drei der Vorbeuge

Wenn Sie den Oberkörper im Alltag nach vorne beugen, gibt es für den Rücken grundsätzlich drei Möglichkeiten: gestreckter Rücken gerade nach vorne wie bei der Vorbeuge (s. Seite 105); gestreckter Rücken asymmetrisch-schräg wie bei den Dreieckshaltungen (s. Seite 41). Mit der Zange erschließt sich Ihnen nun die dritte Möglichkeit: Die Wirbelsäule wird gleichmäßig eingerollt – statt gestreckt. Beispiele für die Integration in den Alltag sind alle Vorbeugen wie Schuhe binden, Geschirrspüler, Waschmaschine ausräumen – wahlweise mit geradem oder rundem Rücken. Damit die Vorbeuge mit rundem Rücken Ihrer Wirbelsäule Gutes tut, müssen drei Bedingungen erfüllt sein. Erstens: Es bedarf der Längs- oder der Bogenspannung zwischen Steiß und Scheitel. Zweitens: Keine Lasten heben mit rundem Rücken – das Eigengewicht des Oberkörpers ist genug Gewicht! Drittens: Bei akuten Bandscheibenproblemen ist der runde Rücken generell verboten.

Medizin

Wirbelblockaden vorbeugen

Bei den meisten Menschen kippt das Becken im Sitzen nach hinten, egal in welcher Position sie sitzen. Grund dafür sind verkürzte Hüft- und Beinmuskeln. Bereits der Langsitz, die Ausgangstellung für die Zange, bietet hohen medizinischen Nutzen: Die rückseitige Beinmuskulatur wird intensiv gedehnt, womit sich die Zange zusammen mit Hund (s. Seite 67) und Vorbeuge (s. Seite 105) zu einer Gruppe von Anti-Sitzschäden-Asanas formiert. Der gleichmäßig langgestreckte C-Bogen ist ideal bei Hohlkreuz, Rundrücken und Nackenproblemen. Zange und Kobra bilden ein Übungspaar, sie bieten die Möglichkeit, Wirbel für Wirbel nach vorne zu beugen bzw. nach hinten zu strecken. Mit etwas Feingefühl und Erfahrung können Sie so Wirbelblockierungen gezielt lösen und einem Hexenschuss vorbeugen. Auch bei interkostalen Neuralgien kann es helfen – also dann, wenn der Nerv zwischen benachbarten Rippen eingeklemmt ist und beim Einatmen schmerzt.

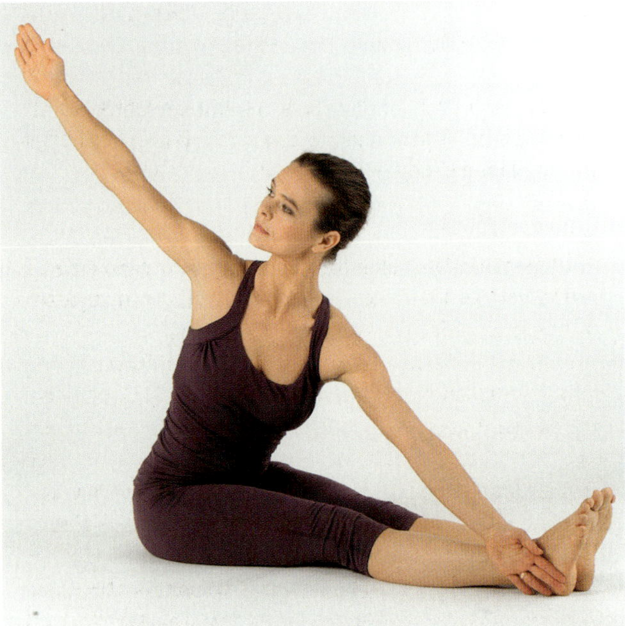

Variation 1

Drehen in der Vorbeuge

Bei dieser Variante liegt der Fokus auf der Dehnung der Beinrückseite, der Beugefähigkeit Ihrer Hüftgelenke und der Rotation der Wirbelsäule.

So geht's

- Beginnen Sie im Langsitz. Kippen Sie das Becken, als wollten Sie den unteren Rücken höhlen, neigen Sie sich aus den Hüftgelenken gerade nach vorn.
- Das Becken bleibt symmetrisch, Beckenboden und Gesäß weiten sich.
- Halten Sie Nabel und Brustbein angehoben.
- Rotieren Sie aus der lang gestreckten Wirbelsäule nach rechts, der Nacken bleibt lang.
- Der Brustkorb dreht Rippe für Rippe nach rechts.
- Die linke Hand gleitet mit dem Handrücken zur Außenseite des rechten Unterschenkels, der rechte Arm steigt diagonal nach rechts oben auf.

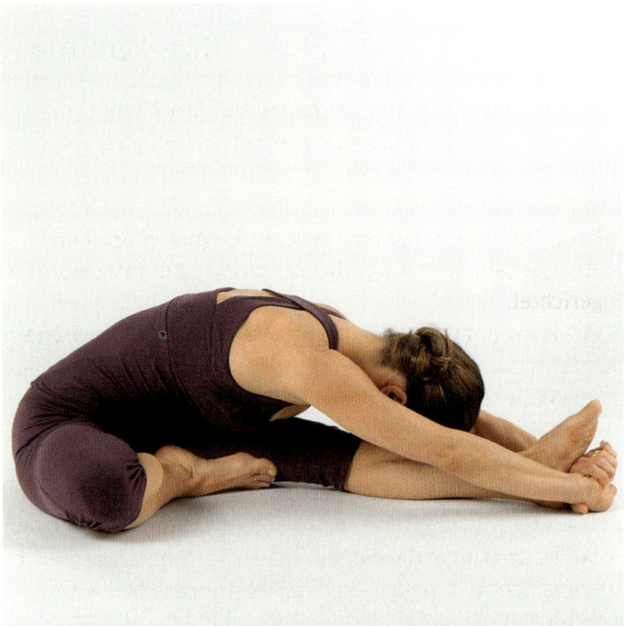

Variation 2

Asymmetrisches Beckenspiel

Feine Beckenbewegungen und die gegensinnige Ausrichtung von Ober- und Unterschenkel mobilisieren auf unterschiedlichen Ebenen.

So geht's

- Im aufrechten Langsitz legen Sie den rechten Fuß weit oben an die Innenseite des linken Oberschenkels.
- Das rechte Hüftgelenk dreht nach außen, das gebeugte Knie sinkt zum Boden.
- Setzen Sie sich aufgerichtet symmetrisch auf Ihre Sitzbeinknochen.
- Dann verlagern Sie das Gewicht auf die rechte Seite. Ziehen Sie dabei die linke Beckenseite zum Bauchnabel: Durch die Innenspirale des Hüftbeins hebt der Sitzbeinknochen links vom Boden ab und spreizt sich.
- Nun strecken Sie sich mit geradem Rücken über das langgestreckte Bein nach vorn.

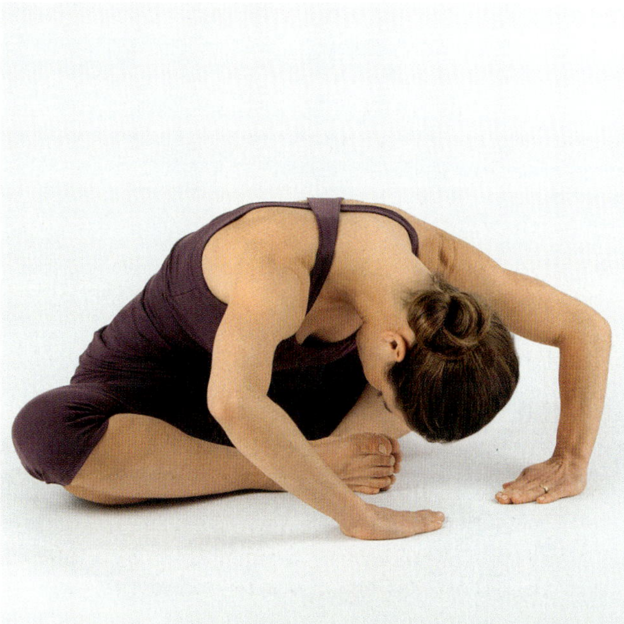

Variation 3

Einrollen der Pole

Mit beiden Beinen gebeugt und nach außen gedreht üben Sie, Becken und Kopf einzurollen, um mit deutlicher Längsspannung einen C-Bogen zu bilden.

So geht's

- Im aufrechten Sitz legen Sie die Fußsohlen aneinander und lassen die Knie wie zwei Schmetterlingsflügel auseinandergleiten. Richten Sie sich innerlich auf.
- Rollen Sie das Becken ein, indem Sie den Steiß zum Schambein ziehen, die Sitzbeinknochen in Richtung Fersen. Beckenboden und Unterbauch bauen vermehrt Spannung auf: Die untere C-Kurve entsteht.
- Senken Sie das Kinn in Richtung Brustbein, Zungenbein und Kehle weichen nach hinten zurück: Kopf und Halswirbelsäule bilden die obere C-Kurve.
- Das Brustbein sinkt nach innen in Richtung Wirbelsäule, die Rippen gleiten zur Seite und spreizen sich hinten auf.

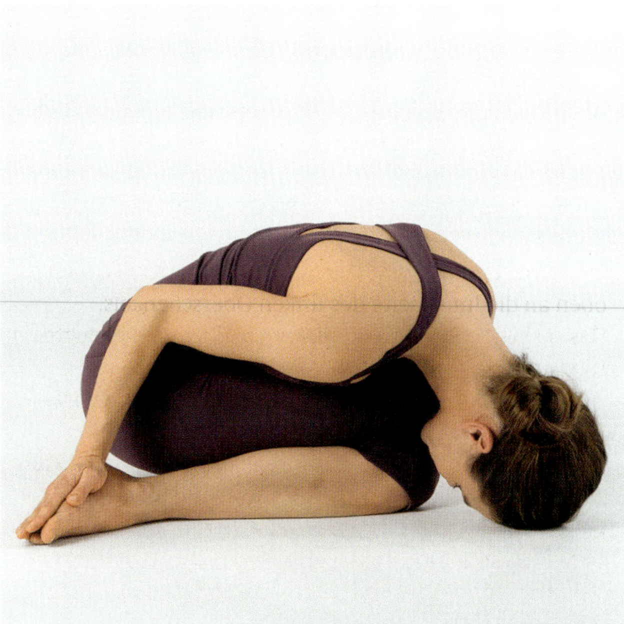

Variation 4

Gomukhasana – Weite für die Hüftaußenseiten

Der „Kuhmaulsitz" deckt Verspannungen im Bereich der Hüftaußenseite auf und löst sie gezielt.

So geht's

- Beide Beine liegen gebeugt wie ein umgedrehtes V übereinander, die Knie möglichst senkrecht übereinander ausgerichtet.
- Das Becken muss aufgerichtet bleiben. Kippt es nach hinten, setzen Sie sich auf ein festes Kissen.
- Legen Sie die Daumen in die Leiste. Neigen Sie sich weit nach vorn, der Druck der Daumen lässt den Hüftkopf sinken.
- Die vorderen unteren Rippenbögen weiten und kräftigen das solare Zentrum. Die hinteren Rippen spreizen sich auf
- Der Atem wird in die Flanken- und Nierengegend gelockt. Verweilen Sie achtsam in der Atemfülle, der heilsamen Atemqualität.

▶ Die gleichmäßige Bogenspannung in die Länge wird bei der „Rückwärtsrolle“ des Pfluges von den Polen Kopf und Becken angesteuert, kontrolliert und dosiert. Die Beugebewegung fließt Wirbel für Wirbel weiter zu einer globalen Bewegung. Der Atem durchflutet die Flanken und den Rücken.

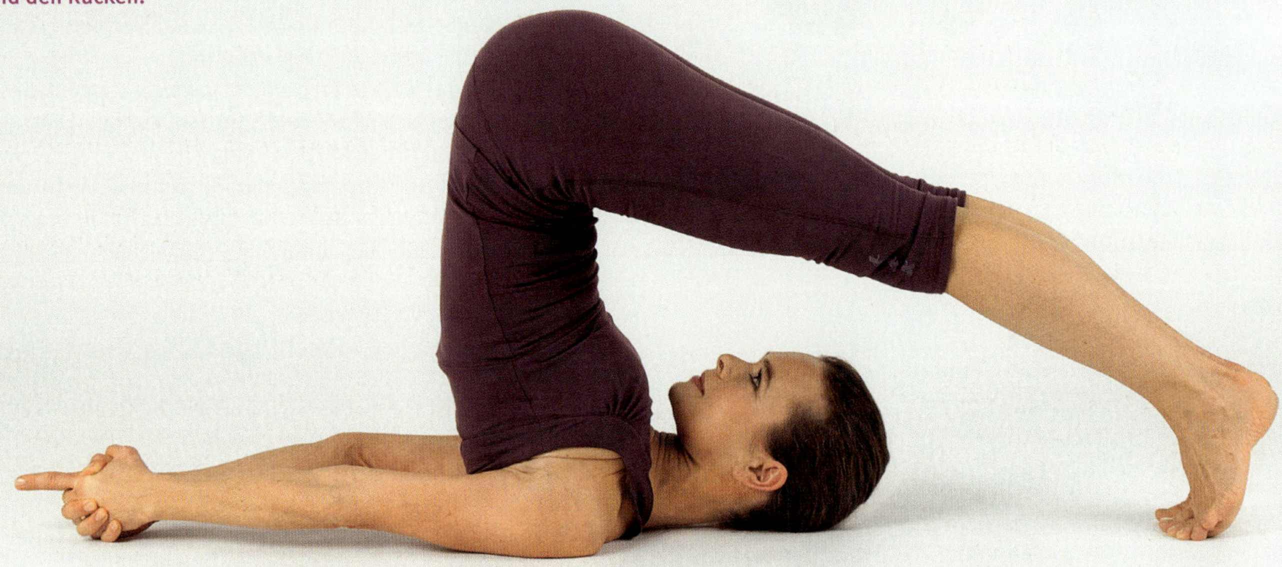

Pflug

Halasana

Diese Haltung ist eine Einladung, Hartnäckigkeit aufzugeben. Sie rollen Wirbel für Wirbel in eine liegende Vorbeuge, dehnen auf besondere Weise den Nacken und befreien die gesamte Wirbelsäule von Blockaden durch feine segmentale Beweglichkeit.

So geht's

- Beginnen Sie in Rückenlage mit herangezogenen Beinen. Umarmen Sie die gebeugten Beine, die Hände sind dabei zum Sampurna-Mudra geschlossen (s. Seite 29).
- Strecken Sie beide Beine senkrecht nach oben aus und legen Sie beide Arme in einer weiten V-Position neben dem Kopf auf den Boden.
- Beginnen Sie, aus der Kraft des Beckenbodens heraus, das Becken aufzurollen: Ziehen Sie den Steiß in Richtung Schambein.
- Stellen Sie sich vor, Ihre Sitzbeinknochen malen zwei große Bögen in die Luft.
- Rollen Sie über das Kreuzbein. Die Lenden längen sich wohlig.
- Lassen Sie den Übergang zwischen Kreuzbein und Lendenwirbelsäule lang und weit werden.
- Rollen Sie Wirbel für Wirbel auf.
- Die Beine steigen im Bogen über dem Kopf auf.
- Längen Sie den Nacken und vervollständigen Sie die Bogenspannung, indem Sie den Kopf einrollen.
- Führen Sie die Zehen hinter dem Kopf zum Boden.
- Dehnen Sie die Arme lang zum unteren Mattenrand oder schließen Sie die Hände im Sampurna-Mudra.

▼ Umarmen Sie die gebeugten Beine, die Hände sind zum Sampurna-Mudra gefaltet. Lassen Sie beide Knie zum Oberkörper sinken, das Becken rollt sich dabei passiv ein.

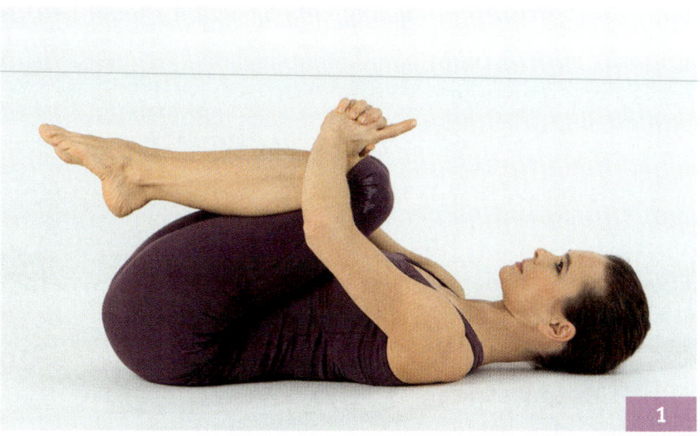

1

▼ Der Beckenboden initiiert die Rollbewegung nach hinten, sie setzt sich vom Becken über die gesamte Wirbelsäule bis zum Kopf fort. Beide Schultern bleiben schwer und weit auf der Matte liegen.

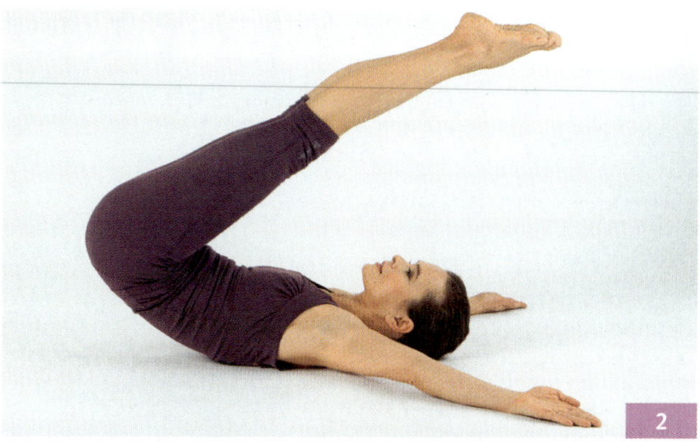

2

▶ **Die Längsspannung zwischen Kopf und Becken gibt der Wirbelsäule Raum und verteilt die Belastung auf möglichst viele Bandscheiben. Durch das Einrollen des Kopfes wird die rückseitige Nackenmuskulatur intensiv gedehnt, aber die Halswirbelsäule auch stark belastet.**

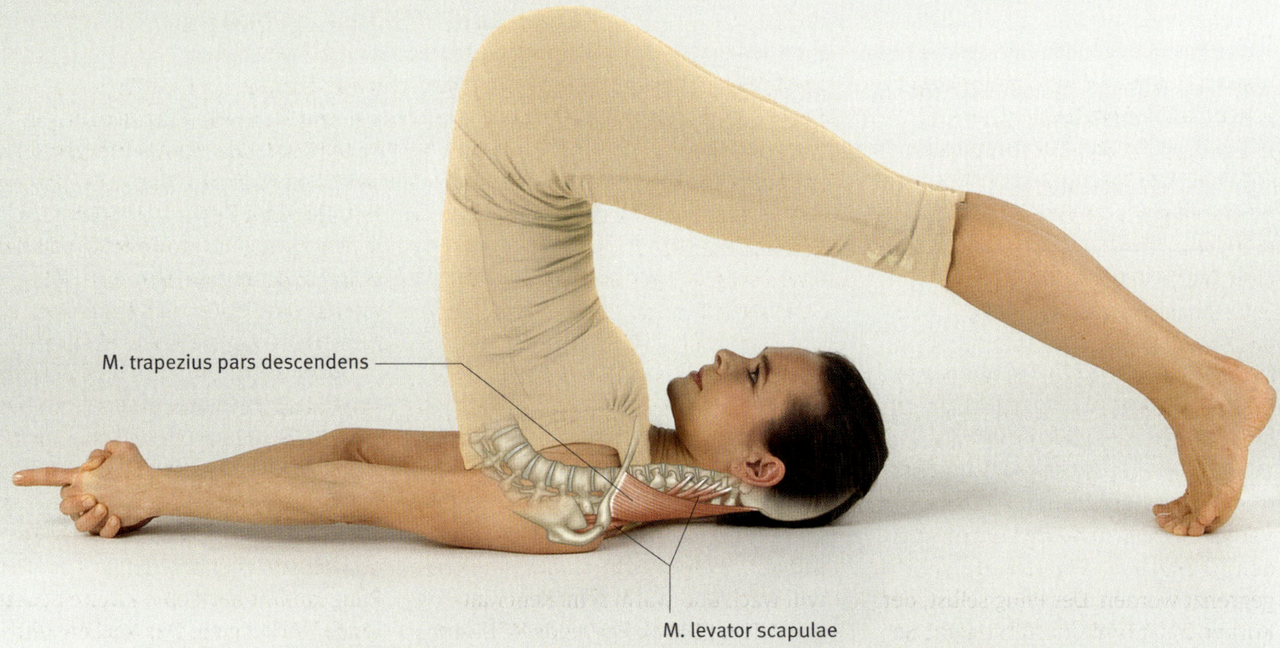

Evolution: Rolle vor- und Rolle rückwärts

Mit der Aufrichtung des Menschen kam die Notwendigkeit, das Stolpern und das Hinfallen zu lernen. Kinder sind da die geborenen Experten, sie fallen und rollen, meist ohne sich zu verletzen. Wer im Erwachsenenalter immer noch eine „Rolle" machen kann, hat deutlich bessere Karten, sollte er mal ausrutschen und hinfallen. Ob instinktgeleitet oder professionell erlernt – das kleine Einmaleins einer guten Falltechnik beinhaltet drei Schlüsselelemente: Der Körper nimmt eine möglichst runde Form an. Zweitens: Der Körper baut in diesem Bogen eine elastische Spannkraft auf. Und drittens gilt erneut das Prinzip der Schwerpunktkontrolle – wie Sie es von der Krähe (s. Seite 79) her kennen. Die Bewegung in den Pflug und wieder heraus entspricht einer Rolle rückwärts bzw. vorwärts. Die Dynamik des Pflugs ermöglicht ein Andocken an das uralte Erfahrungswissen „Rollen statt Fallen".

Atmung & Bewusstsein

Sanftmütige Reflexion

Das Pflügen des Bodens ist eine fordernde Arbeit. Oft ist die Erde hart und verkrustet und muss mühsam gelockert werden, damit gepflanzt, gesät und geerntet werden kann. Den Boden des Lebens zu pflügen, die Bereitschaft, tiefer zu blicken, ist eine lebenslange Herausforderung. Damit das Samenkorn des Verständnisses und der Einsicht sich im fruchtbaren Boden entwickeln kann, ist zunächst Unterscheidungsvermögen gefordert. Das Unkraut, die überholten Vorstellungen, festgefahrenen Meinungen, Verblendungen und Ängste, muss von den guten, heilenden Gedanken abgegrenzt werden. Der Pflug selbst, der Körper, muss funktionsfähig sein! So schulen die Asanas den Körper. Von Zeit zu Zeit sollten Sie überprüfen, ob Sie noch sorgfältig arbeiten. Die eigenen Sichtweisen und Handlungen kritisch zu hinterfragen ist die Basis für eine persönliche Weiterentwicklung.

Alltag

Sonnenbad und Kinderspiel

Der Pflug ist keine Alltagsübung – die Integrationsmöglichkeiten sind begrenzt, etwa wenn Sie mit Kindern am Boden spielen: Rückenlage, beide Beine anziehen und sanft wie ein Schaukel vor und zurückrollen – das machen Kinder gut und gerne nach. Oder wenn Sie nach dem Sonnenbad vom Liegestuhl hochkommen: Beine anziehen, Schwung holen und elegant ins Lot hochkommen – sieht allemal besser aus, als wenn Sie sich wie ein Walross hochhieven. Aber aufgepasst: Kerze, Pflug und Rollen belastet Hals- und Lendenwirbelsäule intensiv, der Körper und speziell die Wirbelsäule will wach und warm sein. Kein Kaltstart! Tipp: Die aktivierende Wirkung auf Schilddrüse und Halsweichteile bei einer drohenden Erkältung können Sie im Alltag durch bewusstes und maximales Einrollen des Kopfes erzielen. In dieser Stellung eine halbe bis eine Minute verweilen, anschließend eine Rückbeugebewegung.

Medizin

Sturzprävention

Sie kennen jetzt zwei Möglichkeiten, wie Sie die Sturzgefährdung in kritischen Momenten wirkungsvoll reduzieren können: Entweder Sie senken blitzartig Ihren Schwerpunkt in Richtung tiefe Hocke oder Sie machen sich möglichst rund wie beim Pflug, um auf dem Boden rollen zu können. Alles, nur nicht „steif wie ein Brett" vorne auf den Handgelenken oder seitlich auf dem Schenkelhals landen. Was in der Theorie logisch und einfach klingt, will in der Praxis geübt sein, bis die Wirbelsäule geschmeidig-rund, die Muskeln elastisch-stabil und die Reflexe instinktsicher-schützend sind. Dem Pflug kommt noch eine zweite bedeutende Wirkung zu: Der Nacken wird intensiv gedehnt, während Halsweichteile erheblich komprimiert werden. Der Pflug aktiviert die Schilddrüse und damit die Thermoregulation – das ist hilfreich bei wiederkehrenden Erkältungen, Nasennebenhöhlenentzündung und zur Stärkung des vegetativen Nervensystems.

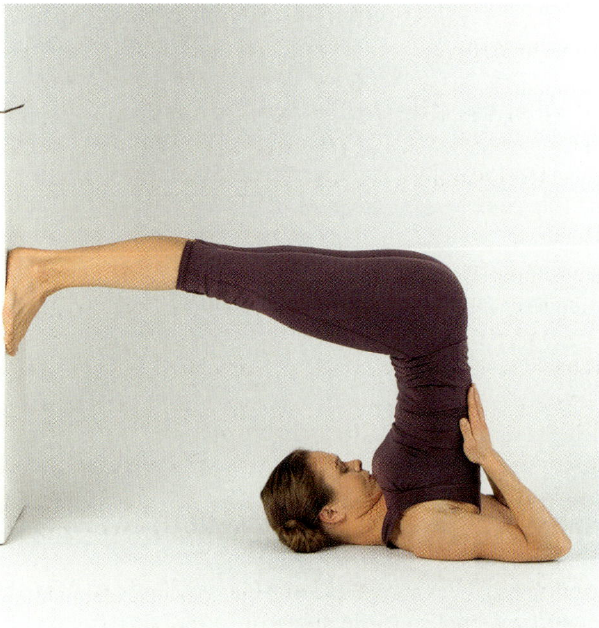

Variation 1

Perfekter Einstieg

Diese Variation an der Wand bietet einen perfekten Einstieg, um die Details der Ausrichtung kennenzulernen und zu verinnerlichen.

So geht's

- Beginnen Sie in Rückenlage mit dem Kopf zur Wand mit etwa einer Armlänge Abstand. Strecken Sie beide Beine geschlossen senkrecht nach oben aus.
- Rollen Sie das Becken ein – der Beckenboden gibt dafür den Impuls.
- Gleiten Sie über das Kreuzbein und lösen Sie den Rücken Wirbel für Wirbel von der Matte, bis Sie beide Füße an die Wand stellen können.
- Legen Sie die Hände flächig an den unteren Rücken.
- Nun die Sitzbeinknochen nach oben zur Decke schieben und den unteren Rücken längen. Lassen Sie die vorderen Rippen nach innen und in Richtung Flanken sinken.

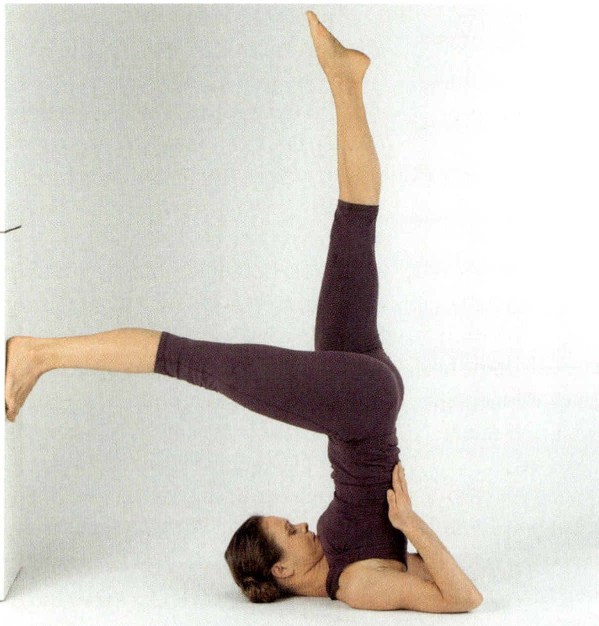

Variation 2

Widerstand und Weite

Der Druck des Fußes gegen die Wand erlaubt es Ihnen, die aktive Bogenspannung über das Bein nach oben zu verlängern.

So geht's

- Beginnen Sie in Variation 1 mit beiden Füßen an der Wand. Drücken Sie den rechten Fuß kraftvoll an die Wand.
- Einatmend lassen Sie das linke Bein im weiten Bogen senkrecht aufsteigen. Strecken Sie das Bein aus der Mitte des Körpers weiter und weiter nach oben. Die linke Leiste streckt sich vollständig.
- Behalten Sie die Länge, schieben Sie beide Sitzbeinknochen weiter nach oben. Setzen Sie aus der Beugung des Hüftgelenks den linken Fuß wieder zurück an die Wand.
- Stemmen Sie den linken Fuß kraftvoll zur Wand. Schieben Sie jetzt das rechte Bein nach oben.

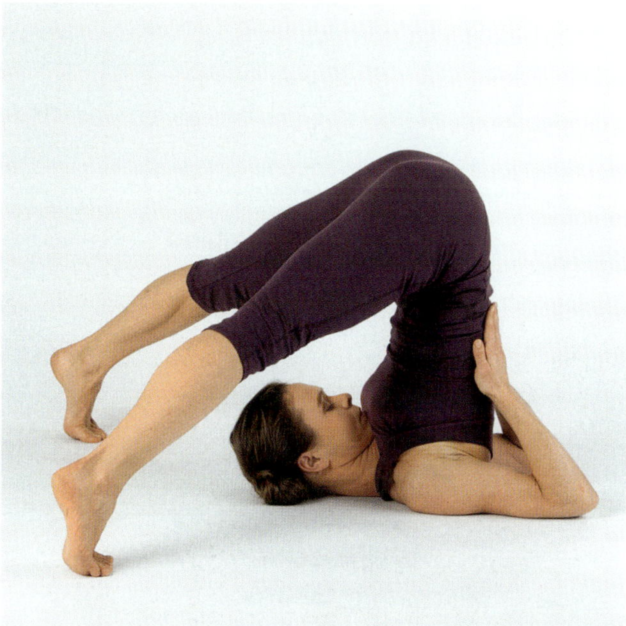

Variation 3

Räume öffnen

Die richtige Ausführung im C-Bogen löst unnötige Spannungen der rückenstreckenden Muskulatur und schafft Weite in den Flanken und den Nieren.

So geht's

- Beginnen Sie in Rückenlage im Päckchen. Strecken Sie dann beide Beine in einem Winkel von 90 Grad nach oben und öffnen Sie in eine weite Grätsche.
- Dehnen Sie Becken und Kopf weit auseinander.
- Aktivieren Sie den Beckenboden und rollen Sie mit seiner Kraft das Becken ein; rollen Sie über das Kreuzbein.
- Lassen Sie die Bauchdecke zur Wirbelsäule sinken, das Schambein nähert sich dem Brustbein. Rollen Sie Wirbel für Wirbel ein, bis Sie die Füße weit geöffnet hinter dem Kopf auf den Boden stellen können.
- Lassen Sie mit jedem Atemzug alle angestaute Spannung im unteren Rücken und den unteren Rippen los.

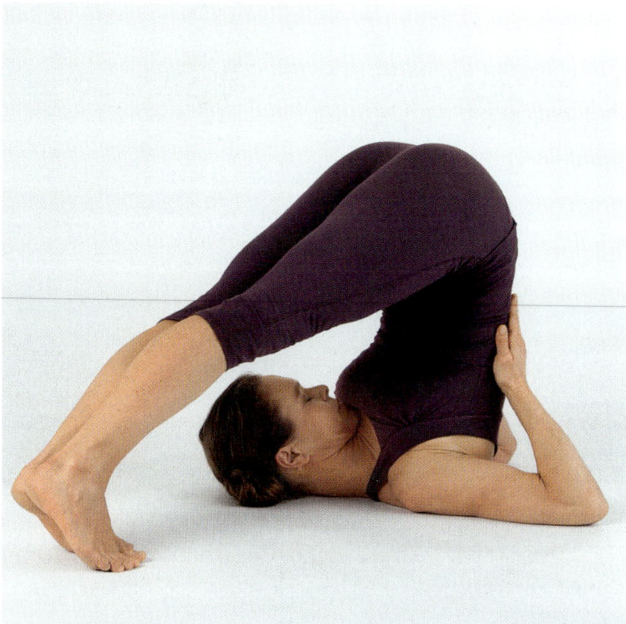

Variation 4

Seitlich loslassen

Das Versetzen der Beine führt die Wirbelsäule in einen seitlichen Bogen und vertieft die seitliche Flankenatmung.

So geht's

- Beginnen Sie mit Variation 3.
- Behalten Sie die aktive Längs- und Bogenspannung bei, lösen Sie die Zehen des linken Fußes vom Boden und führen Sie den linken Fuß dicht über den Boden nach rechts.
- Beide Füße stehen jetzt eng nebeneinander nach rechts verschoben. Ihre Wirbelsäule ist unter Längsspannung eingerollt und seitlich nach rechts gebeugt.
- Vertiefen Sie den Atem und nehmen Sie achtsam wahr, welche zusätzlichen Atemräume nun geöffnet sind.
- Die Rippen der linken Flanke sind weit gefächert, die linke Taille ist weit und gelöst.
- Wiederholen Sie die Übung analog zur anderen Seite.

▶ Verlängern Sie bewusst den unteren Rücken und den Nacken, um die Weite des Herzens zu erleben. Das stabilisiert den Beckenboden, die Bauchmuskeln und die tiefe Halsmuskulatur. Die vordere Seite des Körpers bleibt in einer Halt gebenden Dehnung aktiv.

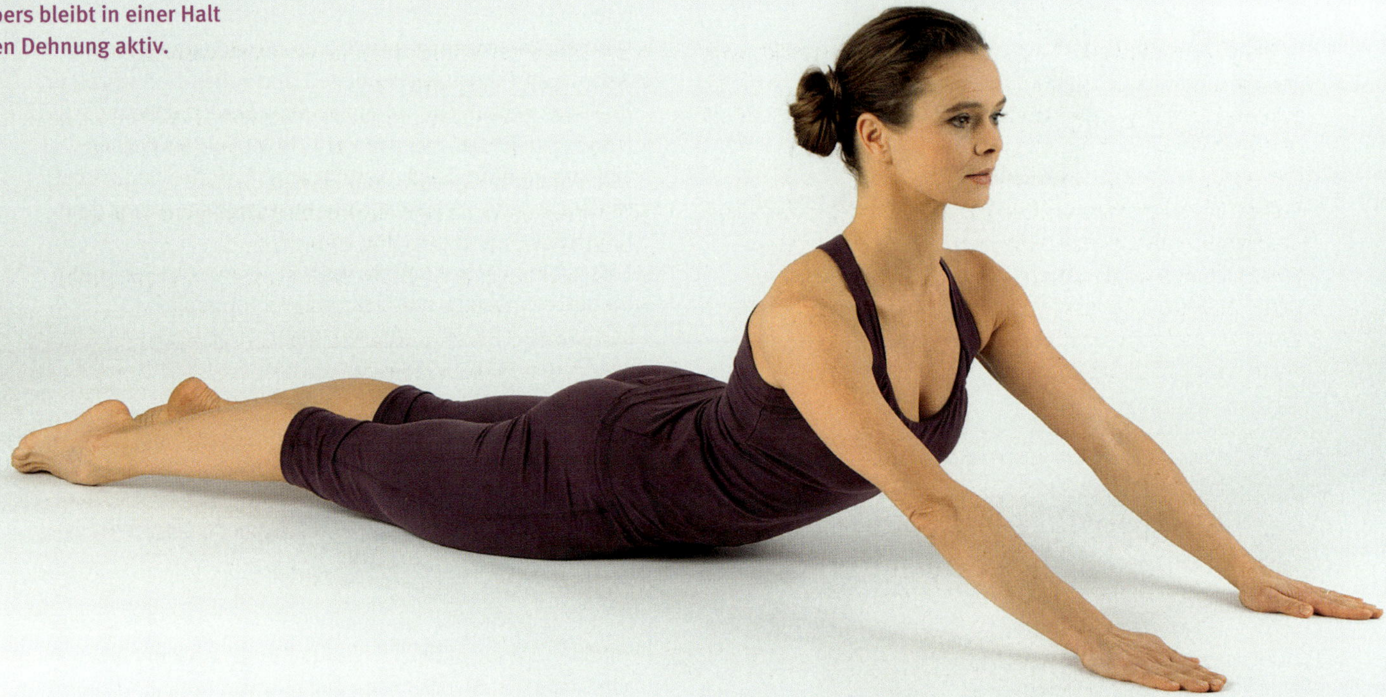

Kobra

Bhujangasana

In dieser Haltung können Sie aktiv den Rücken stärken und die umfassende Beweglichkeit der Wirbelsäule fördern. Und Sie erfahren, wie sich dabei der Brustraum spürbar erweitert. Sich aus dem Herzen aufzurichten und den Brustraum zu weiten öffnet das Herz und verändert die Wahrnehmung.

So geht's

- In Bauchlage, die Arme lang nach vorne ausgestreckt, wiegen Sie das Becken hin und her, um die vorderen Oberschenkel zu entspannen und die Leisten vollständig an die Matte zu schmiegen.
- Setzen Sie beide Hände neben dem Kopf auf.
- Rollen Sie das Becken sanft ein. Das Schambein steigt zum Bauchnabel auf, die Bauchdecke schwingt nach innen.
- Rollen Sie den Kopf in einer sanften Ja-Bewegung ein.
- Behalten Sie die Längsspannung über die ganze Wirbelsäule bei und schieben Sie die Hände von sich weg nach vorn. Vom Herzen geführt steigt der Oberkörper auf.
- Die Länge der Wirbelsäule halten: Nach vorne ziehen, nicht nach hinten drücken.
- Unterer Rücken und Nacken bleiben lang. Finden Sie dazu Ihre Armposition. Um den unteren Rücken zu schützen, können die Arme gebeugt bleiben.
- Je weiter Sie aufsteigen, desto intensiver lenken Sie das Steißbein zum Schambein.
- Der Kopf steigt auf, bis der Blick gerade nach vorn gerichtet ist.
- Verweilen Sie mehrere Atemzüge lang. Der Brustkorb dehnt sich dreidimensional.

▼ In einer langen Bauchlage bereiten Sie die Rückbeuge vor. Richten Sie das Becken auf, indem Sie das Steißbein zum Schambein ziehen. Führen Sie gleichzeitig eine sehr kleine Nickbewegung mit dem Kopf aus.

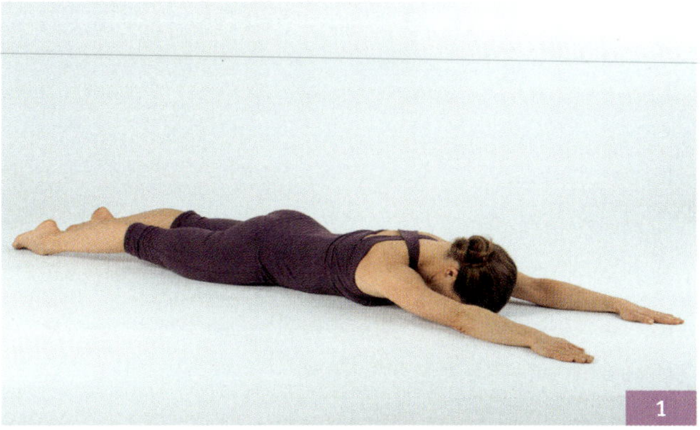

1

▼ Legen Sie nun die Hände neben dem Kopf auf. Die Schultern zentrieren sich und sinken weit weg von den Ohren, die Schulterblätter gleiten breit in Richtung Becken.

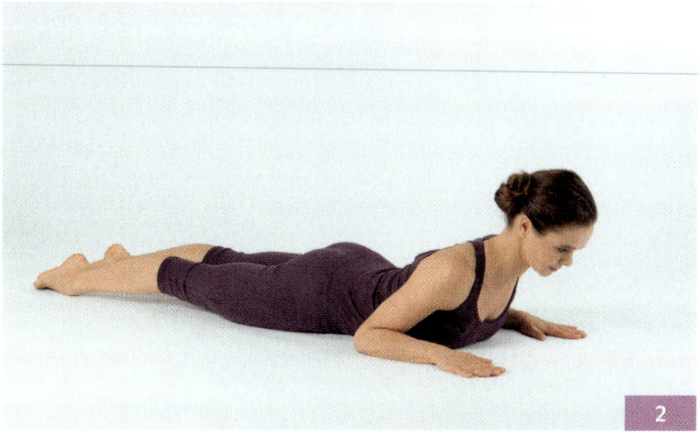

2

▶ Der Scheitelpunkt der Rückbeuge ist der neunte Brustwirbel in Höhe der Schulterblattspitzen. Die Lendenwirbelsäule bleibt lang geschwungen, der Rücken geschützt. Die harmonische Rückbeuge verläuft ausgeglichen über alle Wirbelsegmente und erfolgt über einen aktiven Rückenstrecker.

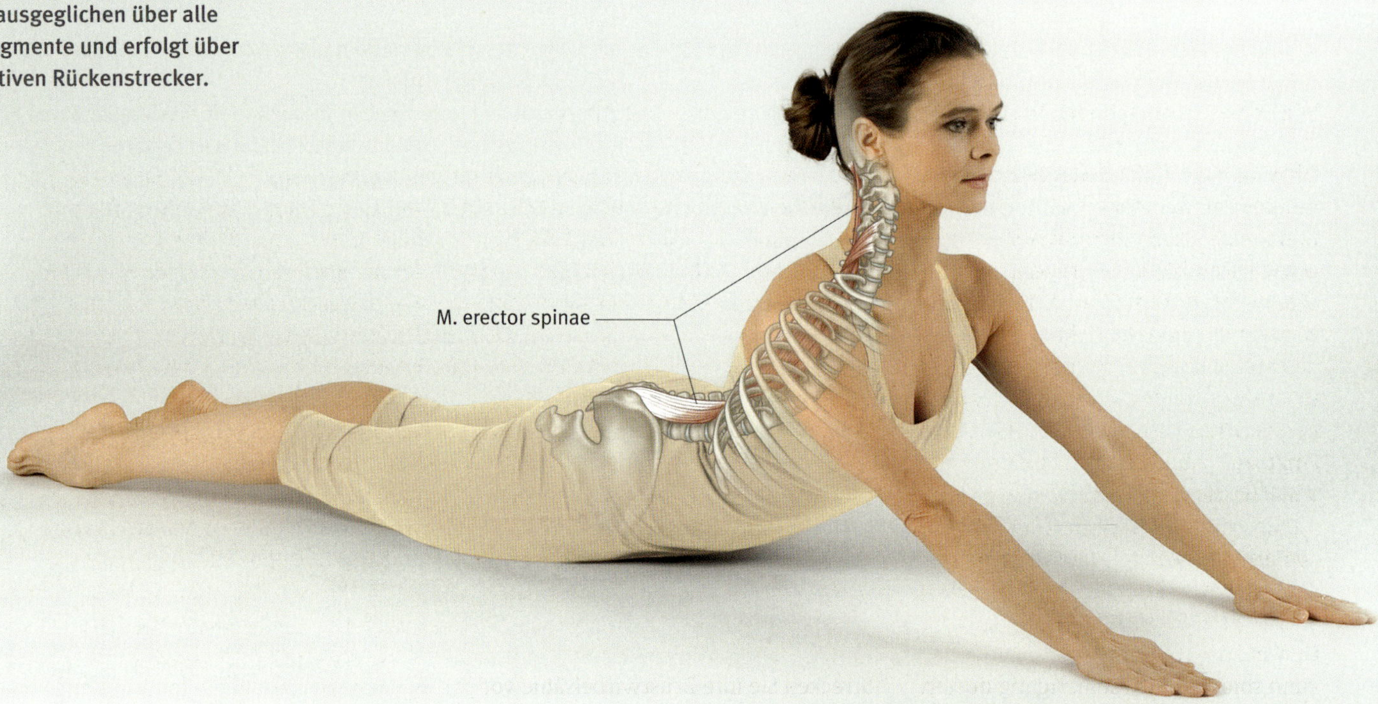

Evolution: Gorilla oder Mensch?

Die evolutionsgeschichtliche Aufrichtung der Wirbelsäule in die Vertikale bedeutete eine radikale Umstellung der Statik: Beim Vierfüßler ist die Wirbelsäule horizontal zwischen vier Gliedmaßen sozusagen aufgehängt, beim Menschen balanciert sie vertikal auf zwei Beinen: Körperlot und Schwerkraft fallen jetzt zusammen, die Wirbelsäule muss sich am Lot ausrichten. Kinder und Kleinkinder machen's vor, wenn sie kerzengerade sitzen. Bei Erwachsenen kommt es oft zu Unbeweglichkeit und Fehlstatik. Beim Rundrücken beispielsweise kann sich die Brustwirbelsäule nicht mehr strecken, der obere Rücken bleibt in Beugehaltung fixiert, Kopf und Schultern sind vorverlagert – im Profil betrachtet stellt sich die Frage: „Gorilla oder Mensch?" Es liegt an Ihnen: Verkleinern Sie die Ähnlichkeit! Rückbeugen sind perfekte Übungen, die fehlende Aufrichtung nachzuholen.

Atmung & Bewusstsein

Wachstum und Aufrichtung

Die Schlange gilt in vielen asiatischen Kulturen als Symbol für göttliche Kraft und Weisheit. Ihre besonderen Eigenschaften können Anregung für die eigene Entwicklung sein. Um wachsen zu können, muss die Kobra ihre Haut abstreifen. In dieser Erneuerungsphase ist sie besonders verletzbar. Jeder persönliche Wachstumsprozess verlangt, aus der eigenen Haut zu schlüpfen, Bekanntes und Gewohntes abzustreifen, sich auf ungewohntes Terrain zu begeben. Gleichzeitig verkörpert die Schlange viel Gegensätzliches: Tod und Geburt, Weisheit und Versuchung, Gut und Böse. Das Schlangengift z. B. kann sofort tödlich sein, richtig dosiert wirkt es heilend. Da die Schlange nicht spricht, verzettelt sie sich nicht mit unnötigen oder verletzenden Worten. Die Schlange ist an die Erde gebunden, nutzt diese, um sich aufzurichten, und bewegt sich langsam, schlängelnd und bedächtig. Weisheit braucht Zeit, Stille, Ruhe und Vertrauen.

Alltag

Die Kobra lernt das Sitzen

Die Essenz der Kobra: Aktive Stabilisierung der Lendenwirbelsäule bei gleichzeitiger Streckung der Brustwirbelsäule. Die Bauchlage kommt im Alltag der meisten Menschen eher selten vor. Es bietet sich daher an, die Kobra in aufrechter statt liegender Position zu üben. Der normale Fortbewegungsmodus der Kobra ist das Schlängeln, eine aufgerichtete Position nimmt sie nur zwischendurch ein. Dieses Prinzip empfiehlt sich auch für Menschen: „Nicht immer, aber immer öfter!" Tätigkeiten, die nur wenige Sekunden dauern, können Sie eins zu eins mit der Aufrichtung koppeln: Strecken Sie ihre Brustwirbelsäule vor dem PC, z. B. beim Drücken der Enter-Taste, im Auto beim Blinken, vor dem Fernseher beim Programmwechsel, im Restaurant, wenn Sie am Glas nippen, im Business-Meeting, wenn ein neues Thema angesprochen wird usw. Kobra und Drehsitz (s. Seite 91) kombiniert verhelfen dem Rundrücken zu mehr Rückgrat!

Medizin

Übeltäter Rundrücken

Der Brandstifter ist bekanntlich selten dort, wo es brennt! Der Rundrücken ist der heimliche Übeltäter, er steht am Anfang vieler Rückenleiden. Die Vorverlagerung des Kopfes verändert den Betriebsmodus der gesamten Rücken- und Nackenmuskulatur von dynamischer Bewegung zu statischer Haltearbeit – chronische Muskelverspannungen und Schmerzen sind die logische Konsequenz. Auch die Schultergelenke werden vorverlagert, was im Schultergelenk zu Entzündung von Sehnenscheiden und Schleimbeutel führen kann, dem sogenannten Schulter-Impingement. Wer wie ein Fragezeichen vor dem PC sitzt oder mit unbeweglichem Rundrücken durch Wälder joggt, überlastet seine Lendenwirbelsäule: Was oben nicht dreht, wird unten verdreht. Schmerz, Blockierung, Wirbelgelenkarthrose und Bandscheibenabnutzung sind programmiert. Viele Kreuzschmerzen habe ihre Ursache eine Etage höher, in der Brustwirbelsäule. Genau hier setzen Kobra & Co. an!

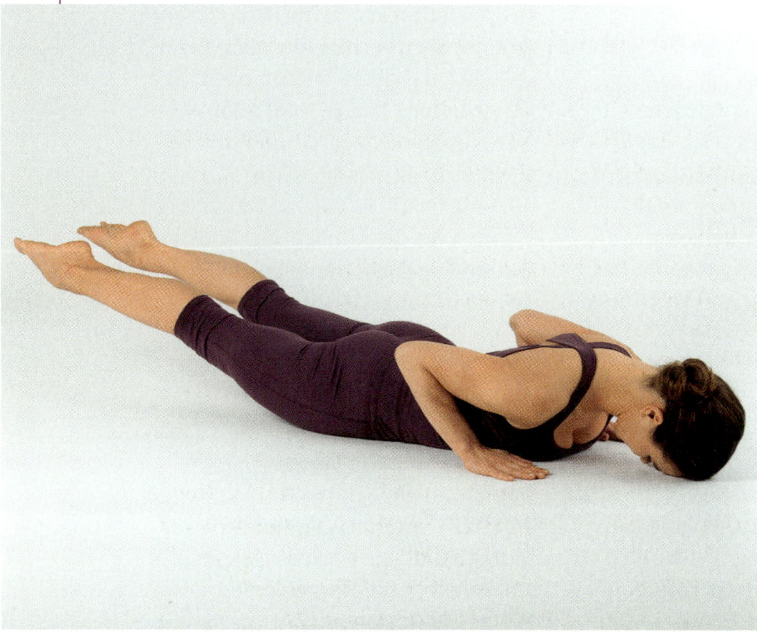

Variation 1

Shalabasana – Heuschrecke

Wenn Sie in der Bauchlage beide Beine vom Boden heben, kräftigen Sie besonders Gesäß- und hintere Beinmuskulatur.

So geht's

- In Bauchlage liegen beide Beine hüftgelenkbreit, ein faustgroßer Energieball hätte zwischen Ihren Fersen Platz. Ihre Hände liegen unter der Stirn, seitlich neben den Beinen oder neben dem Brustkorb.
- Lenken Sie Ihre Achtsamkeit zum Becken und zum unteren Rücken.
- Ziehen Sie das Steißbein in Richtung Schambein. Das Becken rollt sich sanft ein, der untere Rücken wird wohltuend verlängert.
- Nun halten Sie diese Weite im unteren Rücken und heben einatmend beide Beine an. Dabei schmiegen sich die langen Leisten an die Matte.
- Verweilen Sie für mehrere Atemzüge.

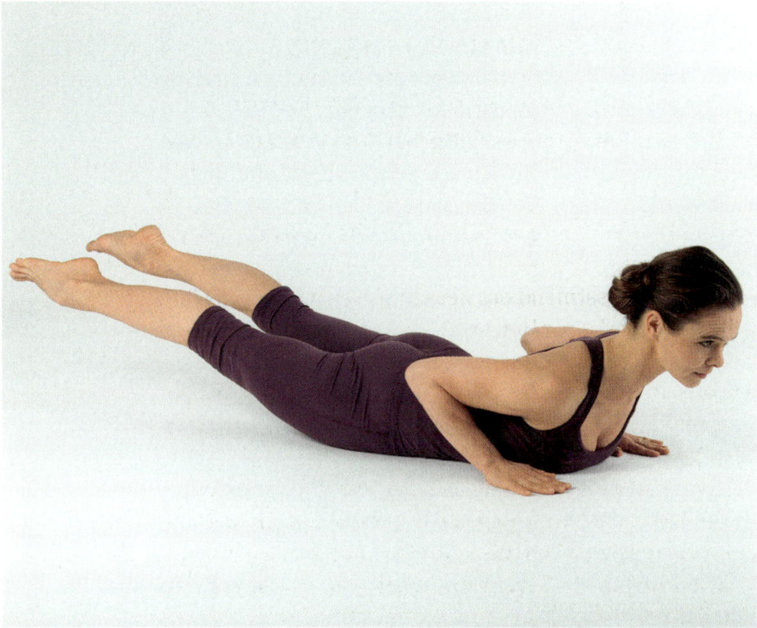

Variation 2

Kraftvolle Rückseite

Oberkörper und Beine gleichzeitig zu heben energetisiert die gesamte Rückseite Ihres Körpers. Halten Sie den Nacken und den unteren Rücken dabei gelängt.

So geht's

- In Bauchlage legen Sie beide Hände neben den Brustkorb, die Fingerspitzen liegen unter den Schultern.
- Lenken Sie die Schulterblätter zum Becken, die Ellenbogen in Richtung Taille, um viel Raum zwischen Ohren und Schultern zu schaffen.
- Rollen Sie Becken und Kopf gegensätzlich ein: Das Schambein steigt sanft zum Bauchnabel auf, das Kinn sinkt zu einer minimalen Ja-Nickbewegung.
- Einatmend längen Sie sich von innen heraus und heben gleichzeitig das Brustbein und beide Beine an. Der Kopf bleibt in Verlängerung des Nackens.
- Atmen Sie vertieft in den langen unteren Rücken.

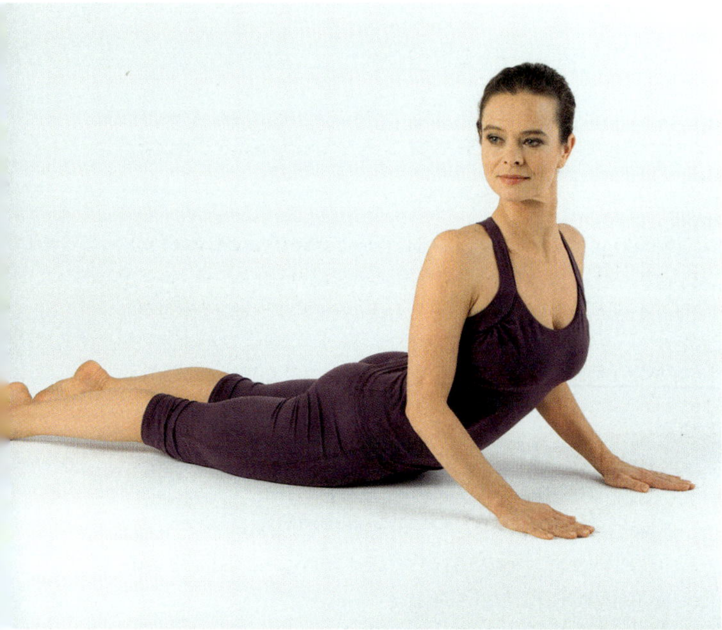

Variation 3

Aufgerichtet und gedreht

Gedrehte Rückbeugen schenken der Zwischenrippenmuskulatur Geschmeidigkeit für einen freien Atem. Die häufig verkürzte Körpervorderseite darf sich verlängern.

So geht's

- In Bauchlage liegen die Hände eng neben dem Brustkorb. Verlängern Sie sich und schieben Sie Steißbein und Kronenpunkt des Kopfes weit auseinander.
- Einatmend heben Sie vom Herzen geführt den Oberkörper sanft an. Drehen Sie, mit dem Kopf beginnend, nach rechts.
- Das rechte Ohr zieht lang in die Höhe von der rechten Schulter weg, als wollten Sie genau in den Himmel hören. Die linke Brustkorbseite nähert sich dem Boden. Die Rippen der rechten Brustkorbseite gleiten ineinander, die Rippen der linken Brustkorbseite fächern sich auf.
- Kehren Sie ausatmend zurück in die Bauchlage.

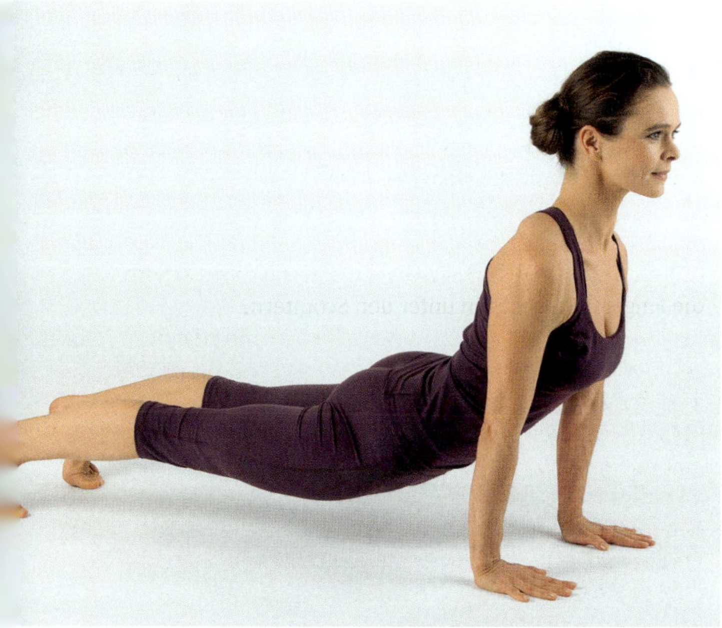

Variation 4

Kraftvolle und erhabene Aufrichtung

Schwebend in der Luft erleben Sie die Stabilisation Ihrer Körpermitte und die daraus mögliche Weite im Herzraum.

So geht's

- Beginnen Sie in der Position des herabschauenden Hundes (s. Seite 67).
- Lassen Sie ausatmend das Becken sinken, lenken Sie dabei die Bauchdecke zur Innenseite der Lendenwirbelsäule, bis das Gefühl eines gestützten Rückens entsteht.
- Schieben Sie die Sitzbeinknochen in Richtung Fersen.
- Halten Sie den Bauch dabei aktiv eingezogen. Der untere Rücken bleibt lang.
- Einatmend steigt das Brustbein nach vorn auf: Das Strecken beginnt in der Körpermitte und fließt nach oben.
- Je weiter sich die Wirbelsäule aufrichtet, umso aktiver ziehen Sie das Steißbein zum Schambein und längen den Nacken.

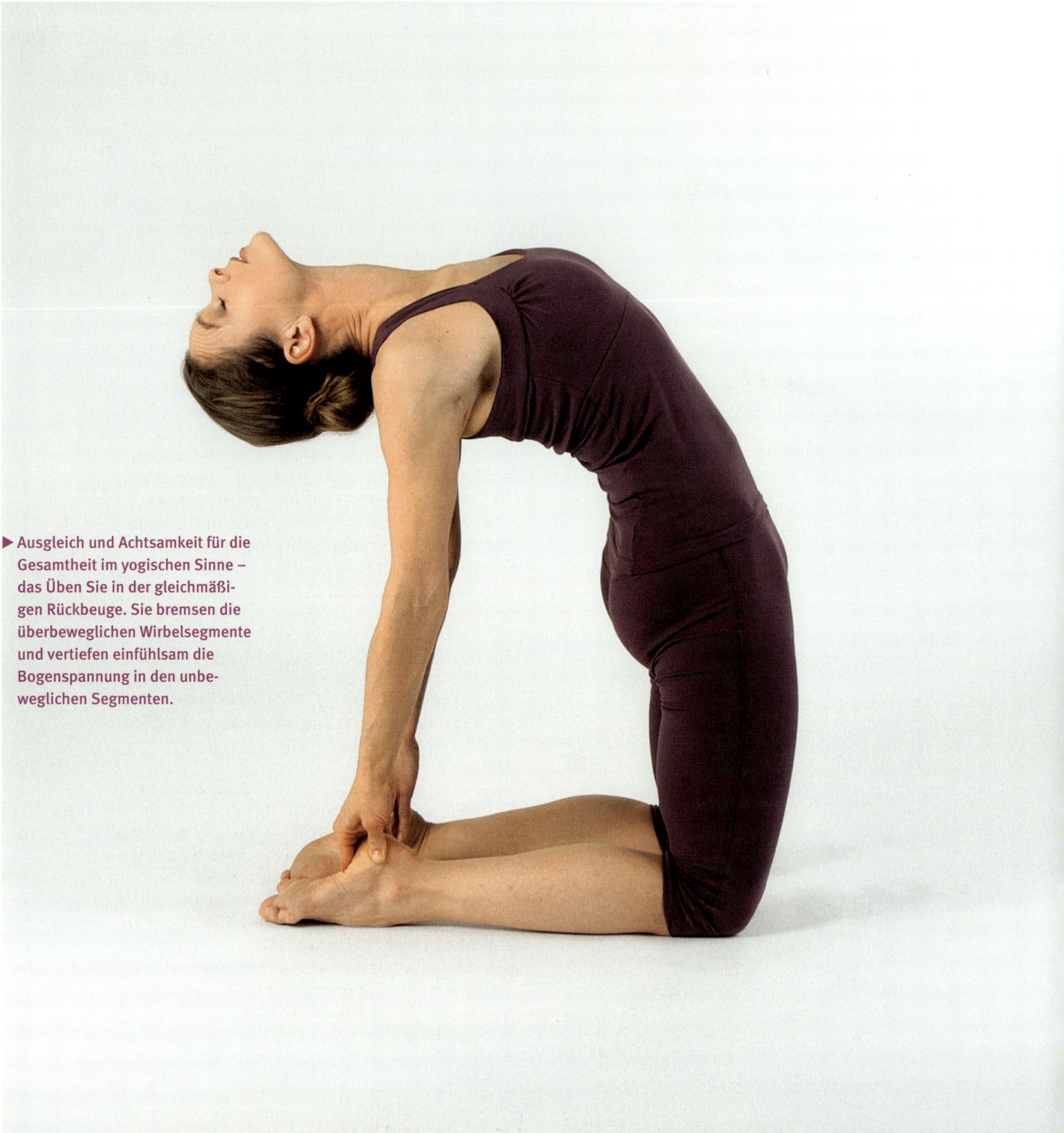

▶ Ausgleich und Achtsamkeit für die Gesamtheit im yogischen Sinne – das Üben Sie in der gleichmäßigen Rückbeuge. Sie bremsen die überbeweglichen Wirbelsegmente und vertiefen einfühlsam die Bogenspannung in den unbeweglichen Segmenten.

Kamel

Ustrasana

Diese Haltung und seine Varianten öffnen die Leisten und dehnen die vordere Seite der Oberschenkel. Diese Weite ist ein Schlüsselelement für alle Rückbeugen und die Aufrichtung der Wirbelsäule. Die neue Beweglichkeit der Schultern entlastet den Nacken und ermöglicht es, aus der Weite des Herzens zu handeln.

So geht's

- Knien Sie sich auf die Matte und legen Sie den Oberkörper auf den Oberschenkeln ab: die Kindeshaltung.
- Ziehen Sie das Steißbein zum Schambein und die Sitzbeinknochen in Richtung Fersen. Der Beckenboden wird aktiviert.
- Während Sie die Hände auf die Fersen stützen, heben Sie das Becken und strecken beide Leisten vollständig.
- Lassen Sie diese Impulskraft des Beckenbodens in die Wirbelkette aufsteigen. Die Lendenwirbelsäule gleitet Wirbel für Wirbel in einen harmonischen, langgezogenen Bogen nach hinten.
- Erweitern Sie diesen Bogen im Bereich der Brustwirbelsäule: Ihre vorderen unteren Rippenbögen werden dabei von den Bauchmuskeln nach innen gezogen; die Bauchdecke gibt bremsend nach.
- Das Brustbein steigt auf, die oberen Rippen weiten sich.
- Der Kopf folgt der Rückbeuge und bewegt sich kontrolliert nach hinten und oben – mit langem, faltenfreiem Nacken.
- Stellen Sie sich vor, Sie lägen mit dem Rücken über einem großen Ball: Der gesamte Rücken – Kreuzbein, Lende, Brustkorb, untere Rippenbögen und Hinterkopf – schmiegt sich gleichmäßig dem Ball an.
- Abschließend gehen Sie wieder in die Kindeshaltung. Der Oberkörper ruht auf den Beinen und die Stirn auf der Matte. Lassen Sie die Schwerkraft wirken und geben Sie alles Gewicht ab.

▼ In der Haltung des Kindes ruht der Oberkörper auf den Beinen und die Stirn auf der Matte. Lassen Sie die Schwerkraft wirken und geben Sie alles Gewicht ab. Ziehen Sie alle Sinne nach innen.

▼ Um die Weite der Leiste zu üben, legen Sie beide Hände an die Kante eines Stuhls. Verwurzeln Sie die Knie am Boden, aktivieren Sie den Beckenboden und ziehen Sie das Schambein nach vorn und oben.

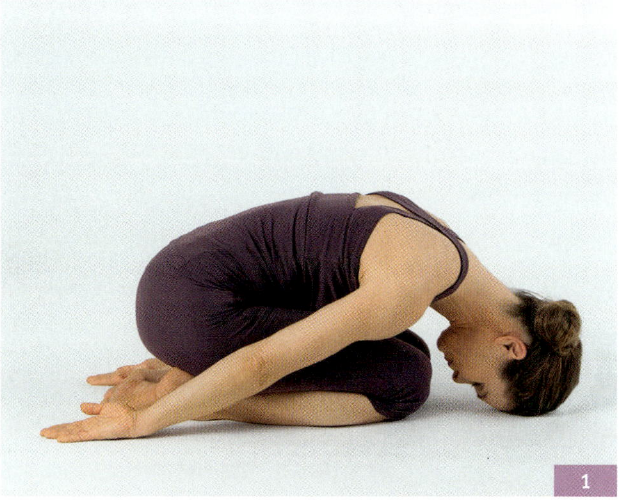

1

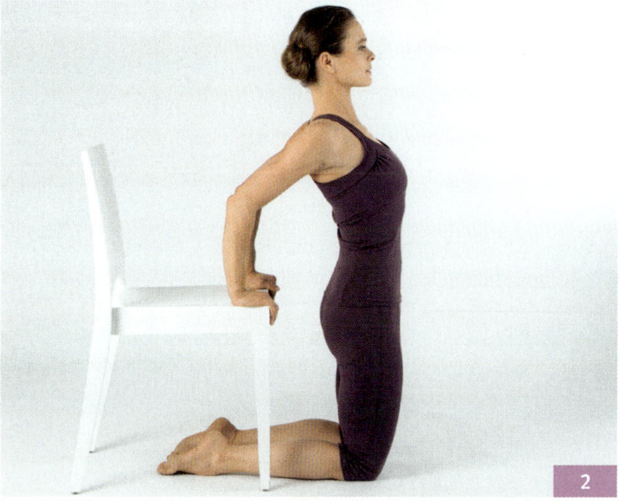

2

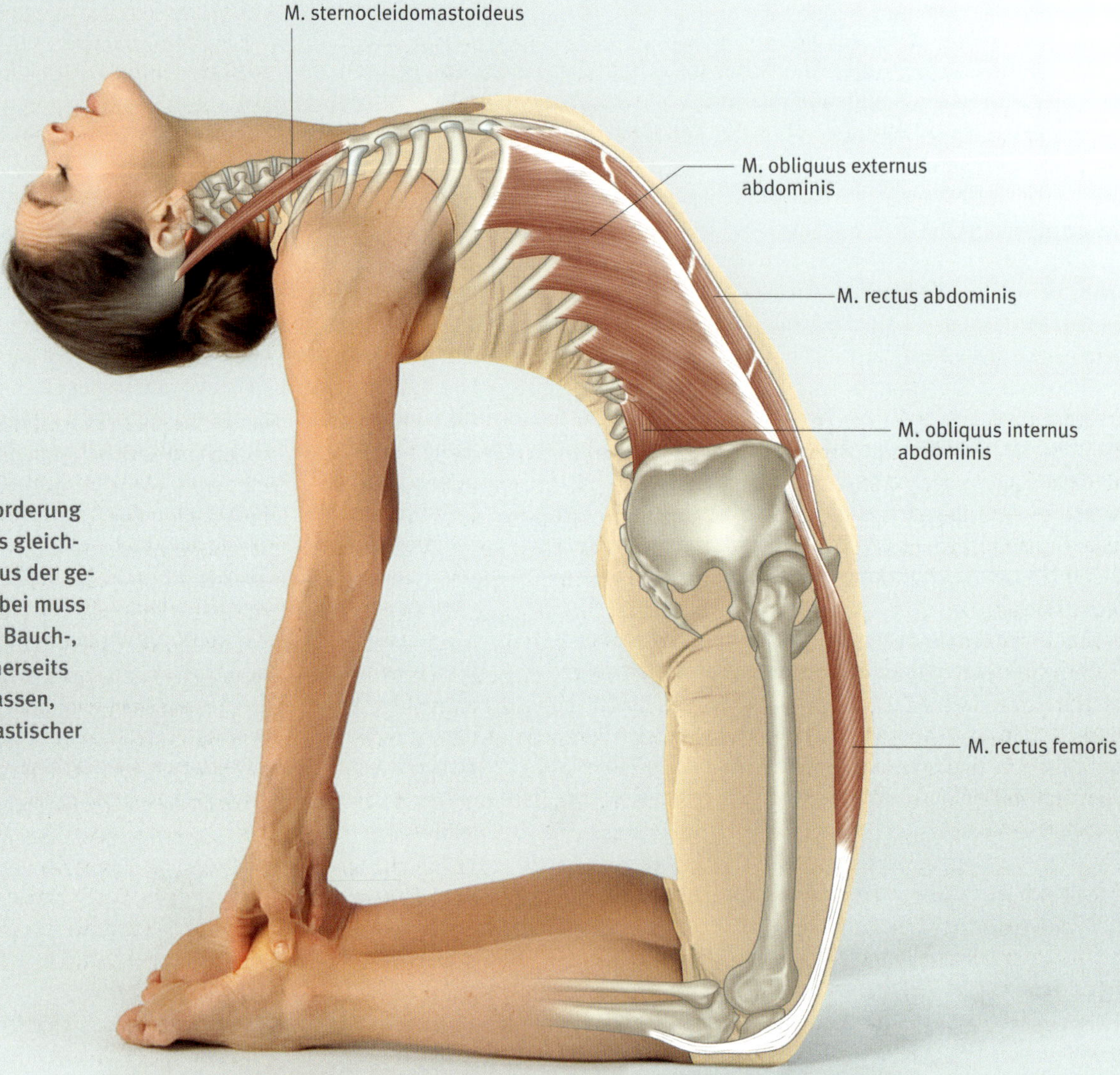

▶ **Die besondere Herausforderung aller Rückbeugen ist das gleichmäßige Zurückneigen aus der gesamten Wirbelkette. Dabei muss die vorderseitige Bein-, Bauch-, und Halsmuskulatur einerseits angemessen Länge zulassen, gleichzeitig aber mit elastischer Spannkraft halten.**

Evolution: Aufgerichtet bis ins Alter

Seit der Homo erectus in grauer Vorzeit den entscheidenden Schritt in die Vertikale gewagt hat, stellt die Schwerkraft eine immense und lebenslängliche Herausforderung für jedes menschliche Individuum dar: Aufrichtung möglichst nahe am Lot, stromlinienförmig sozusagen, lautet die Zauberformel. Was der Widerstand des Wassers für den Fisch, ist die Schwerkraft für den Menschen. Alles, was vorsteht, bietet der Schwerkraft einen Hebel und zieht erbarmungslos nach unten – der Rundrücken, der vorverlagerte Kopf, die vorgefallenen Schultern, X-Beine, Knickfüße usw. Die Menschen werden im Alter zusätzlich gebeugt und geknickt. Das muss nicht sein: Wer im Alter aufgerichtet bleiben möchte, muss sich in jungen Jahren Reserven zulegen. Die erhaltene Flexibilität der Brustwirbelsäule nach hinten ist die beste Altersversicherung gegen Rundrücken und Altersbuckel.

Atmung & Bewusstsein

Kraftvolles Bemühen

Das Kamel ist das Haustier des Orients. Es ist geduldig und ausdauernd und in der Lage, in der Wüste weite Strecken zurückzulegen. Dabei kann es schwere Lasten tragen und lange Zeit von den eigenen Kraftreserven zehren. Die Haltung des Kamels ermöglicht, auf verschiedene Weise Kräfte zu sammeln. Erst ein beständiges und achtsames Üben deckt Dysbalancen zwischen Kraft und Flexibilität auf. Kann ich meine Kräfte sinnvoll einsetzen und verfügbare Kraftreserven ausschöpfen? Welche Grenzen nehme ich in meiner Beweglichkeit wahr und wie kann ich diese Einschränkungen gefühlvoll erweitern? Eine achtsame Ausrichtung des Körpers und ein aufmerksames Üben verändern nachhaltig. Yoga bedeutet kraftvolles Bemühen. Erst ein beständiges Üben, die Bereitschaft zu Disziplin und Hingabe ermöglichen, Yoga zu erleben, sich selbst zu verändern und andere in ihrer Entwicklung zu unterstützen.

Alltag

Den Rundrücken glätten

Ideal sind alle Arm-über-Kopf-Haltungen wie Geschirr versorgen, Wäsche aufhängen, ein Buch vom Regal holen, Fenster reinigen usw. Der Automatismus „Arme-über-Kopf" gleichbedeutend mit „Streckung der Wirbelsäule über ihre gesamte Länge" birgt enormes Potenzial für Gesundheit und Wohlbefinden. Und so funktioniert es im Detail: 1. Becken aufrichten, 2. Hohlkreuz minimieren, 3. Brustwirbelsäule strecken. 4. Jetzt, erst jetzt, heißt es die Arme hochheben. 5. Sobald die Arme über dem Kopf sind, die Wirbelsäule über ihre gesamte Länge in eine gleichmäßige leichte Rückbeuge bringen. Die Schritte eins bis drei entsprechen dem Prinzip unten stabil, oben mobil, das Sie bereits kennen. Bei einem fixierten Rundrücken ist die korrekte Ausführung (noch) nicht möglich, hier gilt: „Steter-Tropfen-Tipp" für zwischendurch: Wenn Sie sich nach längerem Sitzen strecken, machen Sie es in Kamel-Manier: gegen die Wand, auf dem Stuhl oder frei stehend.

Medizin

Königsübung für den Rücken

Die Rückbeuge gilt als Königsübung für strapazierte Muskeln, überlastete Wirbelgelenke und Bandscheiben. Auf den zweiten Blick schon fast logisch. Der moderne Mensch sitzt viel und tut dies meist in nach vorne gebeugter Haltung. Vorne verkürzen die Strukturen, hinten wird alles überdehnt. Insbesondere die Bandscheiben werden vorne zusammengepresst, ihr weicher Kern wird nach hinten gedrückt und falls der Faserring hinten bereits Risse aufweist, sind Hexenschuss und Bandscheibenvorfall programmiert. Das Kamel gilt als Königsübung in Sachen Rückenleiden. Das Prinzip: Die Wirbelsäule über ihre ganze Länge gleichmäßig nach hinten beugen. Ideal als Ausgleich für Sitzberufe, zur Prävention von Bandscheibenproblemen, Rundrücken und unspezifischen Schmerzen des oberen oder des unteren Rückens. Im Gegensatz zur Kobra – hier arbeiten die Rückenmuskeln – werden beim Kamel die Bauchmuskeln gekräftigt.

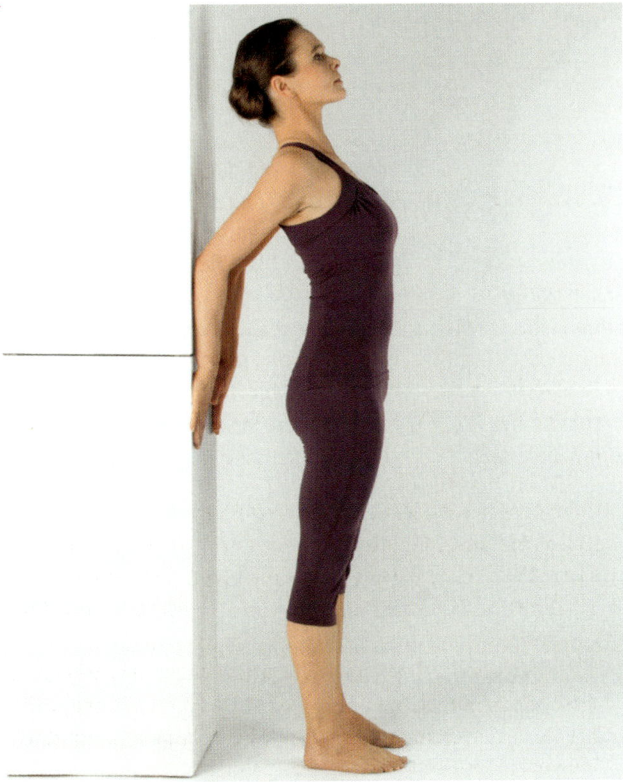

Variation 1
Das Herz weiten

Im aufrechten Stand können Sie die Leiste leichter weiten und sich dabei ganz auf die Oberkörperrückbeuge konzentrieren.

So geht's

- Stellen Sie sich mit dem Rücken zur Wand, in einem Abstand von einer Schrittlänge.
- Lassen Sie das Kreuzbein schwer nach hinten und unten sinken. Das Schambein steigt sanft auf, die Bauchdecke spannt sich und beide Leisten strecken sich.
- Schieben Sie beide Schultern weit nach außen und legen Sie die Handinnenfläche an die Wand.
- Halten Sie die Aufrichtung des Beckens und führen Sie die Wirbelsäule von unten beginnend in einem großen Bogen zurück. Das Brustbein steigt auf. Der Nacken gliedert sich lang in die Rückbeuge ein.
- Vertiefen Sie durch den Atem die Weite des Brustkorbs.

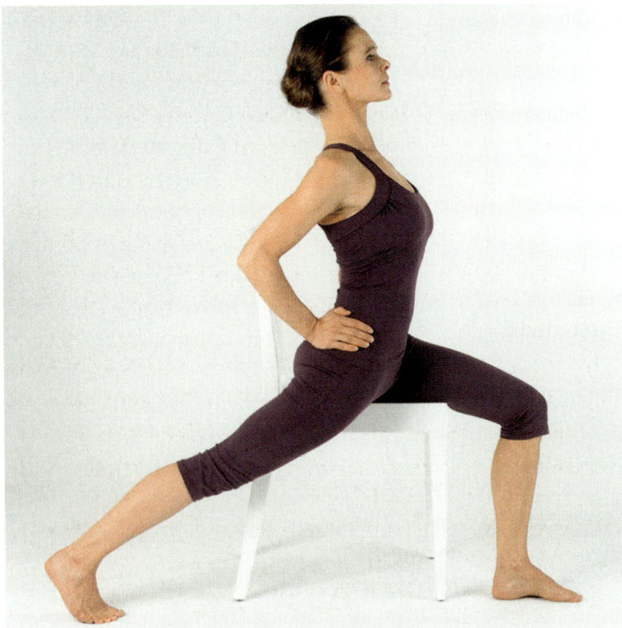

Variation 2
Der gelöste, lange Bogen

Diese Haltung aktiviert die stabilisierende innere Muskulatur. Oberflächliche Muskulatur, die unnötig festhält, wird bewusst gelöst.

So geht's

- Setzen Sie sich mit der linken Beckenseite auf das vordere Drittel eines Stuhls.
- Der linke Fuß steht stabil vor dem Stuhl, der rechte Fuß gleitet am Boden nach hinten, bis sich die Leiste wohlig streckt.
- Ziehen Sie das Steißbein zum Schambein, lenken Sie die Kraft des Beckenbodens nach innen und oben.
- Spüren Sie sich an der Innenseite der Wirbelsäule entlang nach oben, längen Sie sich von innen und neigen Sie jeden Wirbel nacheinander zurück.
- Die Schultern rollen entspannt zurück. Schieben Sie den Hinterkopf in die Länge diagonal nach oben.

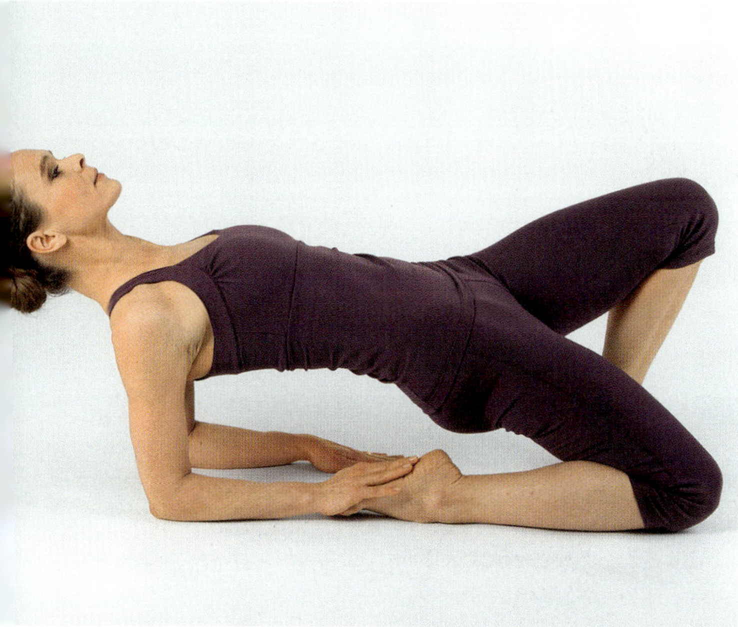

Variation 3

Der kleine, intensive Bogen

Die Dehnung der Oberschenkelvorderseite wird in dieser Ausgangsposition spürbar vertieft.

So geht's

- Beginnen Sie im Fersensitz. Stellen Sie den linken Fuß auf und lassen Sie das Becken neben den rechten Unterschenkel zum Boden sinken.
- Legen Sie die rechte Hand auf die rechte Fußsohle und die linke neben dem Becken auf den Boden.
- Lassen Sie beide Ellenbogen hinter dem Körper zum Boden sinken. Rollen Sie die Schultern weit nach außen.
- Schieben Sie das Steißbein zum unteren Mattenrand, der untere Rücken verlängert sich.
- Lösen Sie das Becken von der Matte, bis sich beide Leisten strecken. Schieben Sie das Brustbein weit nach oben, rollen Sie den Kopf in der kleinen Ja-Bewegung ein, um den Nacken zu längen.

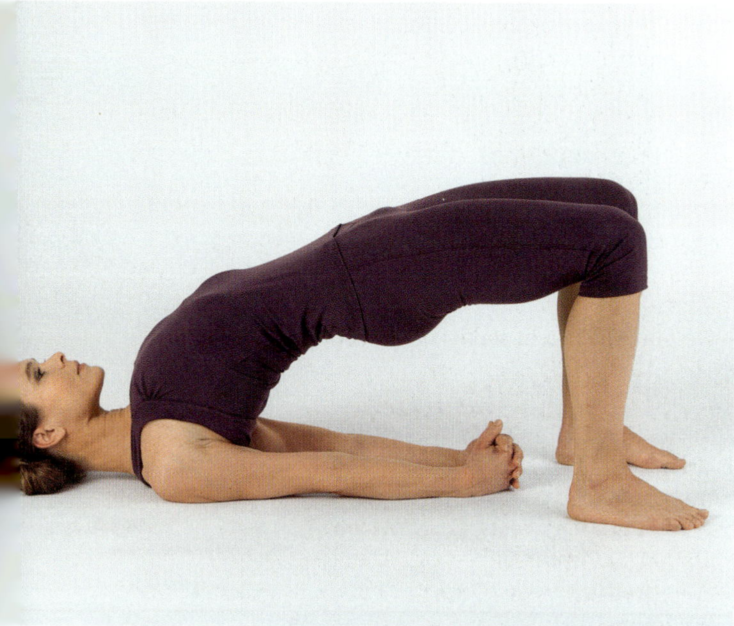

Variation 4

Die Leisten aktiv, den Nacken passiv längen

In der Schulterbrücke wird der Nacken spürbar gedehnt und gleitet beinahe automatisch in die Einrollbewegung.

So geht's

- In Rückenlage stellen Sie beide Füße dicht vor dem Becken auf, Sitzbeinknochen und Fersen stehen in einer Linie.
- Verlängern Sie das Steißbein in Richtung des unteren Mattenrands.
- Lösen Sie den Rücken nun Wirbel für Wirbel von der Matte. Lassen Sie zwischen jedem Wirbel Raum entstehen.
- Aufgerollt bis zu den Schultern sind Ihre Leisten vollständig gestreckt. Drücken Sie die Füße kraftvoll in die Matte, um das Weiten zu vertiefen.
- Nehmen Sie den harmonischen Bogen Ihres Rückens und die weite Lende wahr.
- Längen Sie den Hinterkopf zum oberen Mattenrand.

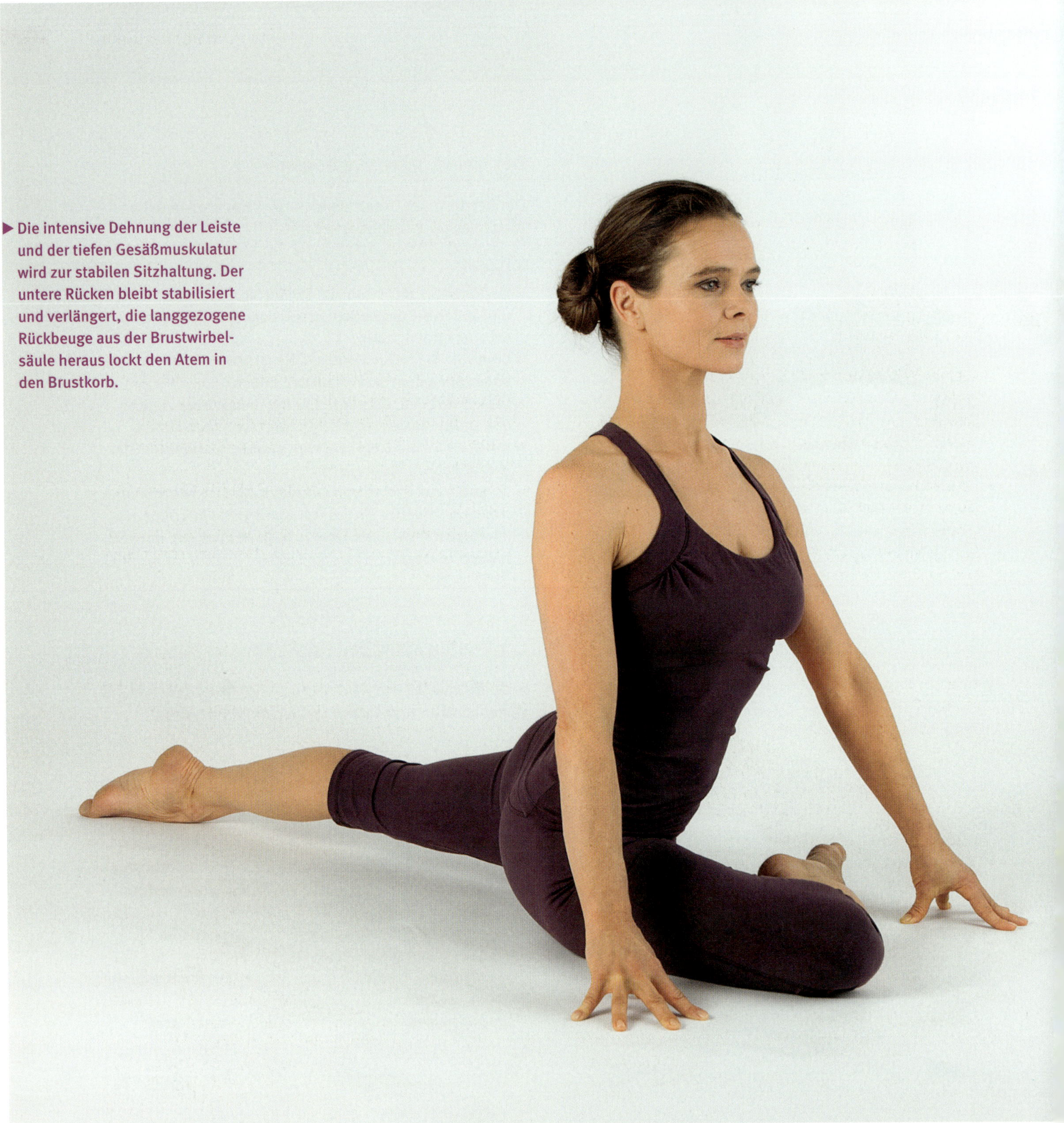

▶ Die intensive Dehnung der Leiste und der tiefen Gesäßmuskulatur wird zur stabilen Sitzhaltung. Der untere Rücken bleibt stabilisiert und verlängert, die langgezogene Rückbeuge aus der Brustwirbelsäule heraus lockt den Atem in den Brustkorb.

Königstaube

Eka-Pada-Raja-Kapotasana

Gemäß dem Chakren-System ist das Becken der Ort der Gefühle und der Kreativität. Die Dehnung der äußeren Beckenmuskulatur sowie der Leiste hilft, die Beckenschale auszubalancieren und aus einer stabilen Basis anmutig dem Atem Freiraum zu geben.

So geht's

- Beginnen Sie im der Vierfüßlerposition (s. Seite 101). Verlagern Sie das Gewicht auf das linke Knie.
- Lassen Sie das rechte gebeugte Bein leicht diagonal dicht über der Matte nach vorn gleiten und legen Sie das Knie zwischen beide Hände etwas nach rechts versetzt ab.
- Dehnen Sie das linke Bein gestreckt nach hinten, die linke Leiste weitet und senkt sich dabei.
- Wiegen Sie das Becken sanft hin und her, um alle überflüssige Spannung aus den großen oberflächlichen Muskeln zu lösen. Gleichen Sie abschließend beide Beckenseiten so weit wie möglich aus. Drehen Sie die rechte Seite sanft zurück, die linke nach vorn.
- Drehen Sie beide Sitzbeinknochen in Richtung Boden.
- Einatmend fühlen Sie sich innerlich an der Wirbelsäule entlang nach oben und längen so Ihre innere Achse.
- Verlängern Sie den Nacken. Der Blick bleibt nach vorn gerichtet.
- Rollen Sie beide Schultern nach außen, die Schulterblätter sinken breit in Richtung Becken, das Brustbein strebt nach vorn und oben.

▼ Bereiten Sie die Übung vor, indem Sie die Wirbelsäule im Vierfüßlerstand lang werden lassen. Behalten Sie diese Verlängerung in der Asana bei, die Aktivität des Beckenbodens vertieft sich.

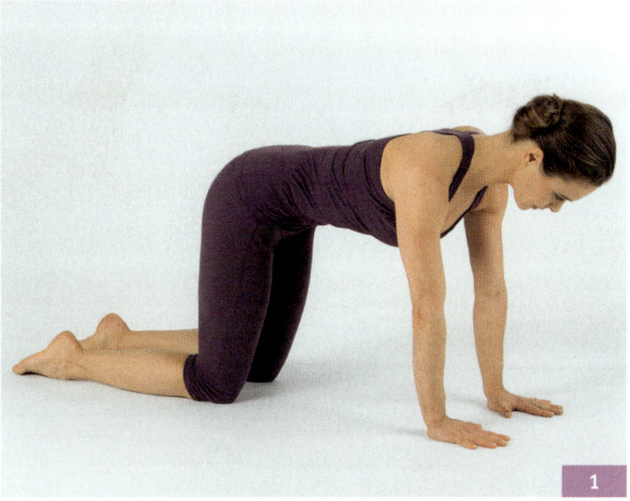
1

▼ Der halbseitige Fersensitz rechts erhöht Ihre Sitzposition. So können Sie sich noch besser auf die innere Aufrichtung und die Hüftstreckung des hinteren Beins konzentrieren.

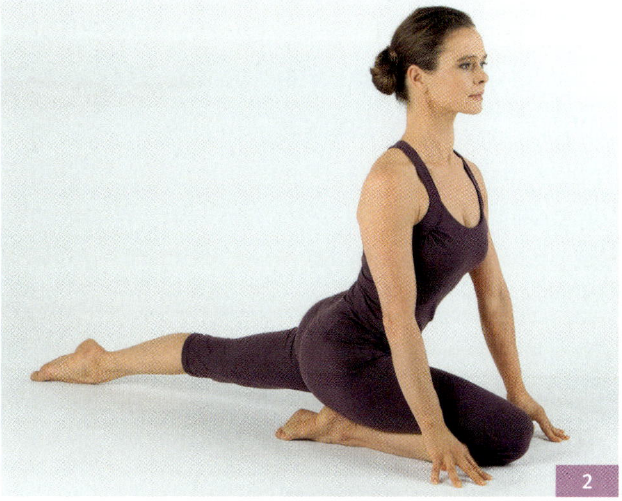
2

▶ Die Position des vorderen Beines dehnt die äußere Muskulatur des Hüftgelenks und eignet sich daher ideal zum Erhalt der Hüftbeweglichkeit – jedoch beansprucht sie auch stark das Gelenk.

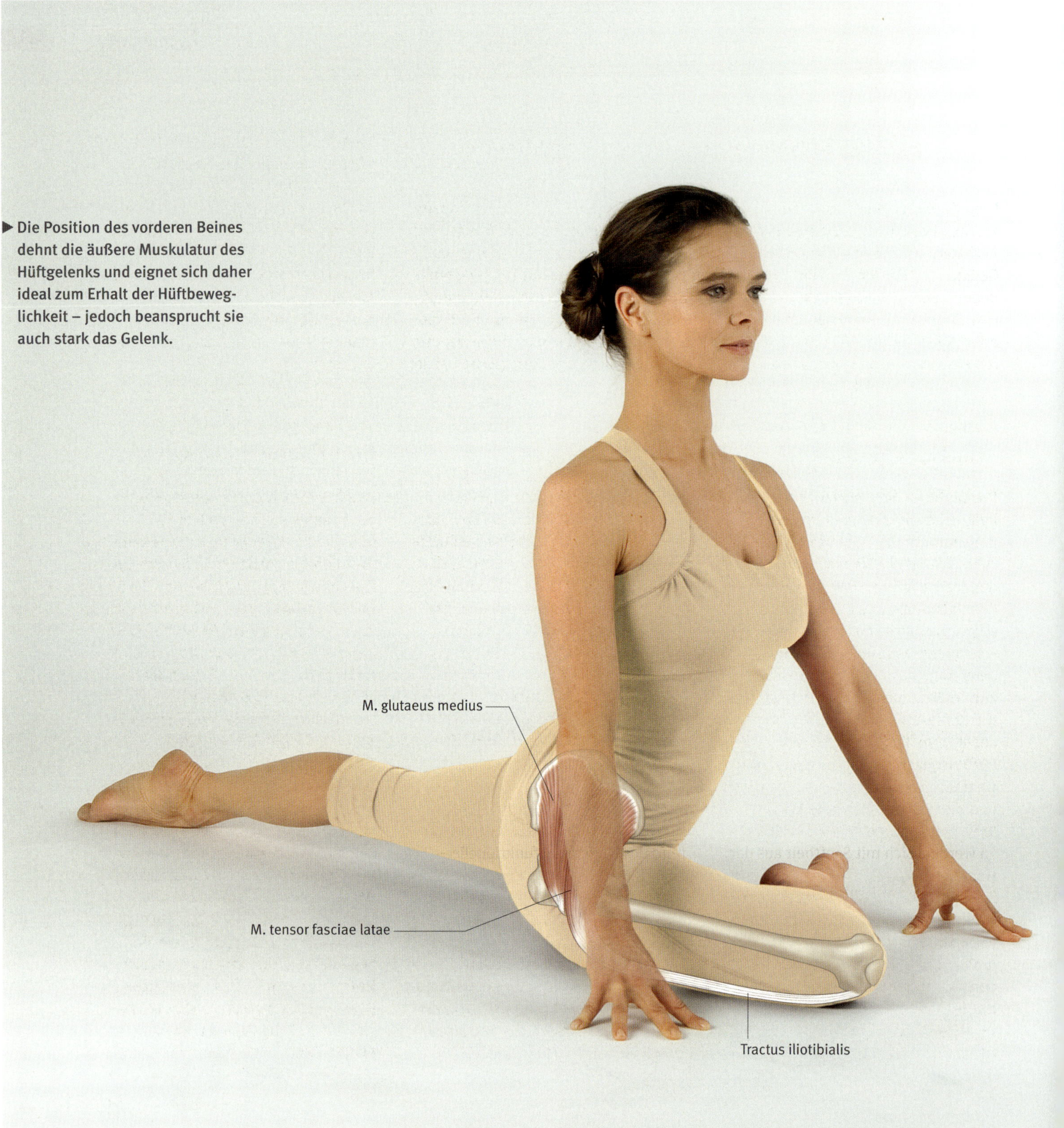

Evolution: Schwerelos laufen statt fliegen

Dem Gefühl zu fliegen kommt die Erfahrung des mühelosen Laufens am nächsten – anstrengungslos über das Gelände „schweben", bis die Füße den Boden kaum noch zu berühren scheinen. Diese Art des Energie-Laufens oder Chi-Running hat in vielen Kulturen eine lange Tradition und erfordert neben guter Kondition vor allem koordinative und mentale Fähigkeiten. Auf körperlicher Ebene bedeutet es für die Wirbelsäule Aufrichtung plus Rotation, für das Becken dreidimensionale Verwringung und für die Beine alternierende Beugung und Streckung. Genau diese Koordination wird bei der Taube zu einer Stellung verdichtet: Der Oberkörper in Rückbeuge gestreckt und zum gebeugten Bein hin gedreht, das Becken schräg gestellt und in sich gedreht, ein Bein nach vorne gebeugt und das andere mit offener Leiste nach hinten gestreckt. Fliegen lernt der Mensch so nicht, aber der Laufstil verbessert sich, die Bewegungsökonomie und die Bewegungsintelligenz nehmen bestimmt zu!

Atmung & Bewusstsein

Anmutig aufrichten

Die Taube ist ein Symbol für Sanftheit, liebevolle Zuwendung und hingebungsvolle Liebe. Im christlichen Glauben ist sie ein Sinnbild für den Heiligen Geist, das Göttliche, das Unendliche, was in jedem Menschen spürbar – offen oder verdeckt – schwingt. Als Sinnbild des Friedens trägt sie den aktiven Beitrag zur Veränderung in sich. Die Haltung der Königstaube berührt die emotionale Seite, lädt ein, sich mit diesen Gefühlsqualitäten zu verbinden. Die Dehnung der äußeren Beckenmuskeln und die spürbar aktivierte Rückenkraft ermöglichen es, weit im Herzen zu werden, sich mit Sanftheit aus der Herzensenergie der Welt zuzuwenden. Steht die Weite des Herzens auf einem stabilen Fundament, wird es möglich, Ich-Bezogenheit aufzugeben und sich dem höheren Bewusstsein zuzuwenden. Die meditative Verinnerlichung dieser Haltung gibt Mut und Kraft, Emotionalität, Gemeinschaft und Spiritualität zu leben.

Alltag

Vollendeter Laufstil

Die Taube üben Sie am besten beim Gehen und beim Laufen. Ein vollendeter Gang- und Laufstil beinhaltet diese Schlüsselelemente: Blick geradeaus, aufrechte Kopfhaltung, vollständige Aufrichtung eines geschmeidigen Oberkörpers, maximale Flankenatmung auf der Standbeinseite, drehfreudige Brustwirbelsäule, stabile Lendenwirbelsäule ohne Hohlkreuzknick. Die alternierende Links-rechts-Verwringung des Beckens fügt sich zu einer harmonisch-zyklischen Achterbewegung. Beckenboden und tiefe Bauchmuskulatur werden rhythmisch trainiert. So gewinnt das Becken während des Laufens an funktioneller Stabilität und „eiert" nicht mehr in der Weltgeschichte herum. Mit der Zeit entwickeln Sie inmitten des dynamischen Bewegungsablaufes ein Gefühl für die relative Stabilität Ihres Körperschwerpunkts. Haben Sie die „ruhende Mitte" erst einmal gefunden, können Sie diese mithilfe der Atmung über den Boden „schweben" lassen.

Medizin

Neue Gehgewohnheiten

Es gibt Menschen, die beim Gehen oder Laufen zu sitzen scheinen – selbst in der Streckphase bleiben die Knie- und Hüftgelenke leicht gebeugt. Die vollständige Streckung von Bein und Oberkörper ist entscheidend für ästhetische Ausdruckskraft, für einen elegant-effektiven Laufstil, für das Gazellenhafte. Die Taube ist die perfekte Antwort auf alle Lauf- und Gehgewohnheiten in verkürzten Strukturen, wie z. B. das Laufen mit vorgebeugtem Oberkörper und Rundrücken, fehlendem Becken- und Hüftschwung, fehlender Rotationflexibilität der Hüftgelenke, X-Beinen oder Knickfüßen. Die Beinstellung des vorderen Beins führt zu einer intensiven Beanspruchung der Hüftgelenke – ideal zum Erhaltung der Hüftbeweglichkeit, kritisch bei manifesten Hüftproblemen. Bei beginnender oder fortgeschrittener Hüftarthrose gilt es, den vorhandenen Bewegungsspielraum vorsichtig auszuloten und das Gelenk keinesfalls zu überfordern.

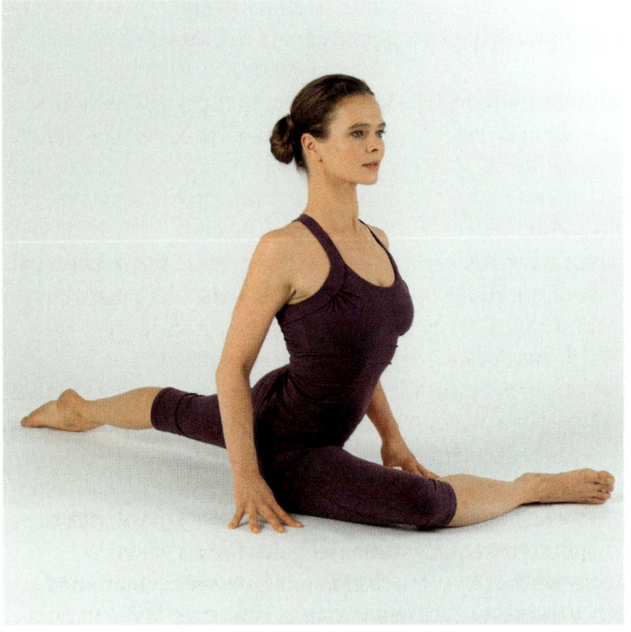

Variation 1

Den Widerstand des Bodens nutzen

Ein weiterer Winkel im vorderen Knie vertieft die Dehnung der Gesäßmuskeln. So können Sie den Widerstand des Bodens gezielt zur Aufrichtung nutzen.

So geht's

- In der Haltung der Taube lassen Sie langsam und Stück für Stück den vorderen Unterschenkel nach vorn gleiten.
- Nehmen Sie die Dehnung in der Tiefe der rechten Gefäßmuskulatur wahr.
- Einatmend richten Sie sich von innen heraus auf.
- Verweilen Sie in der Verbindung von Kraft und Hingabe.

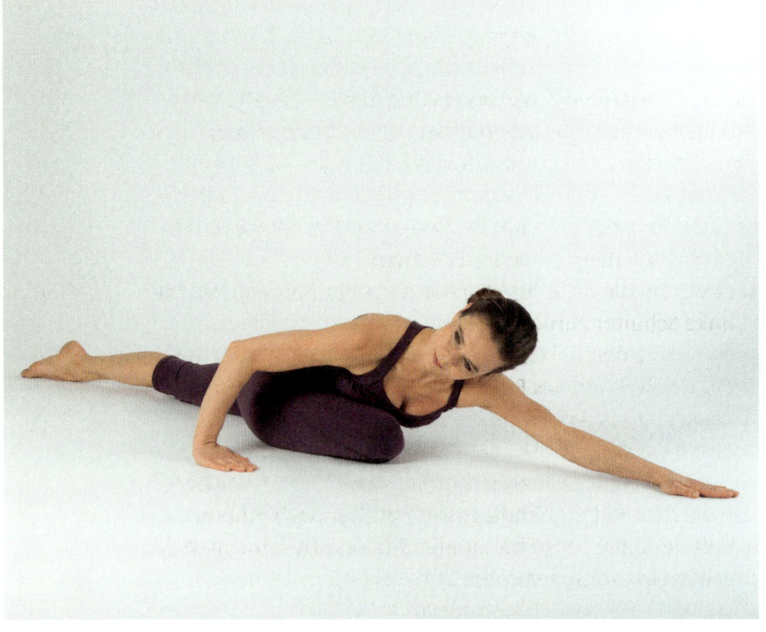

Variation 2

Länge und Weite

Die Elastizität des inneren Hüftmuskels – von der Leiste bis zum Zwerchfell – und die Bereitschaft, sich zu weiten, sind entscheidend für einen tiefen Atem.

So geht's

- In der Haltung der Taube neigen Sie sich aus dem rechten Hüftgelenk mit langem Oberkörper nach vorn.
- Schieben Sie den gestreckten linken Arm auf der Matte weit nach vorn, die Rippen der linken Flanke fächern sich angenehm weit auf.
- Halten Sie viel Raum zwischen linker Schulter und Ohr, das Längen kommt aus der Mitte des Körpers.
- Schieben Sie Steiß und Krone des Kopfes weit auseinander und drehen Sie, mit dem Kopf beginnend, nach rechts. Das rechte Ohr zieht dabei weit nach vorn und oben.
- Lassen Sie rechts Rippe für Rippe nach oben aufsteigen.
- Die rechte Beckenseite dreht gegengleich zum Boden.

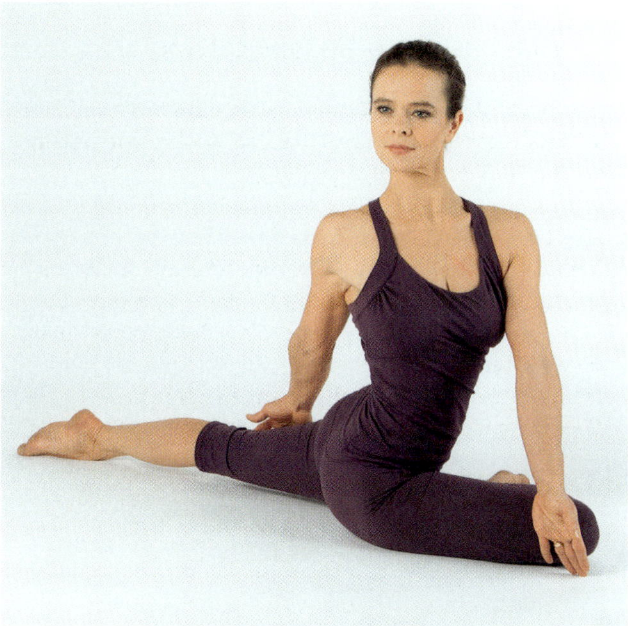

Variation 3

Aufgerichtet drehen

Die zusätzliche Drehung in der Position der Taube fördert die Beweglichkeit des Brustkorbs und das Schwingen der Rippen.

So geht's

- Zunächst das Beckens präzise ausrichten: Beide Sitzbeinknochen sind zum Boden gedreht, beide Beckenseiten sind möglichst symmetrisch ausgeglichen. Richten Sie sich aus der inneren Achse in die Länge auf.
- Während Sie die Mitte des Kopfes weiter nach oben schieben, drehen Sie Wirbel für Wirbel die Halswirbelsäule und danach die obere Brustwirbelsäule.
- Der linke Arm gleitet nun von außen an das rechte Bein. Ihre Schultern bleiben breit. Die rechte Hand gleitet nach außen gedreht zur Außenseite des linken Beins.
- Verweilen Sie aufmerksam in der Haltung: Einatmend vertiefen Sie die Längsspannung, ausatmend die Rotation.

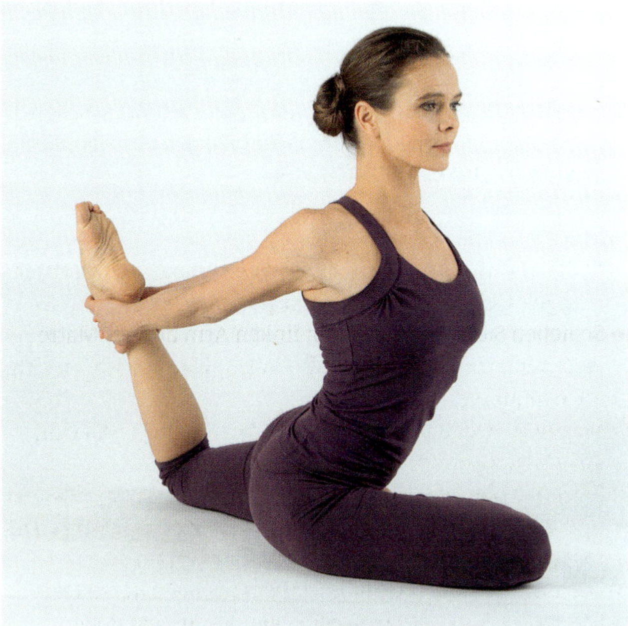

Variation 4

Mehrfach gefordert

Durch die Beugung des Knies vertieft sich die Dehnung der Leiste. Die Körpervorderseite wird intensiver geweitet.

So geht's

- In der Haltung der Taube schieben Sie das linke Bein aus dem Hüftgelenk noch weiter zurück.
- Lösen Sie die linke Hand von der Matte und rollen Sie die linke Schulter zurück.
- Heben Sie den linken Unterschenkel und greifen Sie mit der linken Hand das Fußgelenk. Ziehen Sie den Fuß zum Schienbein heran.
- Lösen Sie die rechte Hand, um das Fußgelenk zu fassen.
- Das linke Knie zieht zum hinteren Mattenrand, der Unterschenkel zieht empfindsam die Schulter nach hinten.
- Halten Sie die Länge im unteren Rücken. Das Anheben des Brustbeins kommt von Herzen.

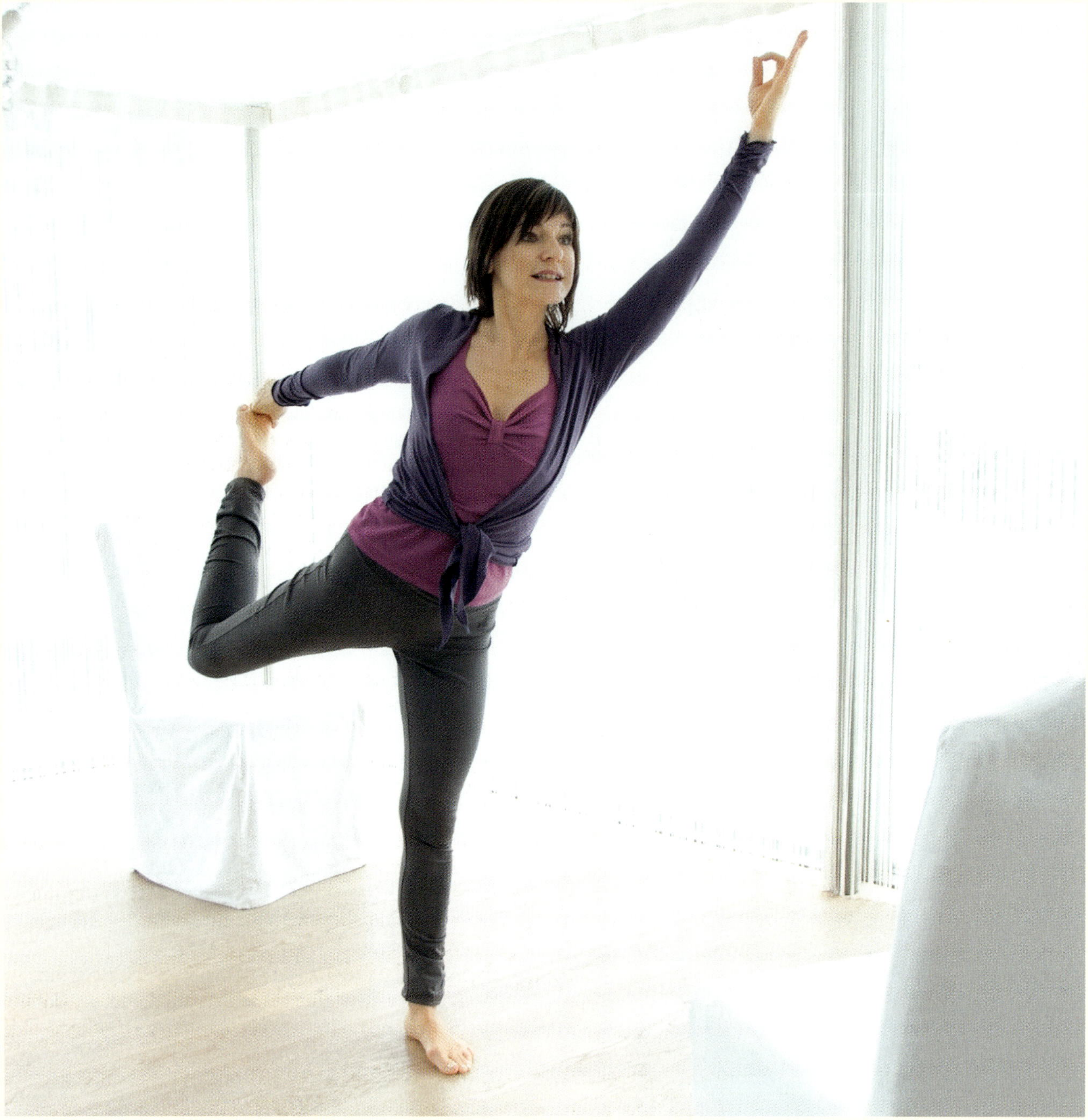

Yoga-Sequenzen

Die tiefgreifenden Wirkungen des Yogas zeigen sich vor allem bei einer regelmäßigen und bewussten Yoga-Praxis. Ideal ist das Üben unter der Anleitung eines erfahrenen Yoga-Lehrers in der Gruppe oder in einer individuellen Einzelstunde. Aber auch allein können Sie – mit Hingabe und Beharrlichkeit – Ihren Yoga-Weg gehen. Die folgenden Übungssequenzen helfen Ihnen dabei.

So gehen Sie vor

Lesen Sie zunächst die Abschnitte zu den einzelnen Asanas aufmerksam durch: alle Ausrichtungsdetails, Hintergrundinformationen und die Gesundheitstipps. Experimentieren Sie mit den einzelnen Haltungen und Variationen. Seien Sie geduldig mit sich. Nicht alles ist sofort umsetzbar, nicht jede Wirkung wird sofort spürbar. Haben Sie Vertrauen in Ihren Körper, der durch die Asana-Praxis immer feinfühliger wird.

Die folgenden Yoga-Sequenzen eignen sich als tägliches oder zumindest als regelmäßiges Ritual. Bereiten Sie sich mit den jeweiligen Übungen zur Einstimmung mental und körperlich auf die Sequenzen vor. Nehmen Sie sich dabei ausreichend Zeit und Muße. Auf die Einstimmung folgen fünf Asanas, die so ausgewählt sind, dass sie einen fließenden Ablauf ermöglichen. Die Übergänge und Seitenwechsel sind hier beschrieben, die Details zu den Haltungen finden Sie im Hauptteil des Buches. Je vertrauter Sie mit dem Ablauf werden, je eleganter Sie von einer in die nächste Haltung gleiten können, umso intensiver wird sich ein Yoga-Flow-Erlebnis einstellen. Lauschen Sie auf Ihren Atem wie auf eine innere Musik, um von einer Haltung in die andere zu gleiten. Verweilen Sie in jeder Haltung mindestens fünf Atemzüge lang und nehmen Sie alle inneren Botschaften wahr, die Ihnen begegnen.

Wählen Sie für einen längeren Zeitraum die gleiche Sequenz, so spüren Sie Veränderungen deutlicher. Um Ihnen die Auswahl zu erleichtern, sind die Sequenzen nach Themenschwerpunkten gegliedert.

◀ Wählen Sie Ihr Yoga-Ritual aus fließenden Asanas und tauchen Sie ein in das Erlebnis von Meditation in Bewegung.

Wohlwollend beobachten

Die regelmäßige Praxis eines Yoga-Flows zu einem bestimmten Thema ermöglicht Ihnen, in die Haltung der wertfreien Beobachtung zu schlüpfen. Das heißt: Beobachten Sie, aber richten Sie nicht; bleiben Sie sich selbst gegenüber wohlwollend. So verinnerlichen Sie die Ausrichtungsdetails und Abläufe immer mehr und spüren die Wirkungen und Abweichungen immer klarer. Laut der heiligen Schriften des Yogas fokussiert eine regelmäßige Yoga-Praxis den Geist und schärft den Blick für das Wesentliche. Lernen Sie Ihren Körper kennen – mit seinen Vorlieben auszuweichen oder stark, schwach, kraftvoll oder beweglich zu sein. Die Flows bieten vielfältige Anregungen zur gezielten Wahrnehmung, um besser die Mechanismen von Belastung und Überbelastung zu verstehen.

Wählen Sie zunächst Schwerpunkte aus, um sich mit sukha, also Freude und Wohlbefinden, zu verbinden. Eine Motivation könnte sein: „Ich will meine starken Schultern fühlen." Erst dann wählen Sie eine Yoga-Sequenz nach dukha, das sind Sorge, Enge, Schwierigkeiten, aus – also eine Sequenz für einen Körperbereich, der sich mit Schmerz oder Unwohlsein zeigt. Bleiben Sie in Ihrer Yoga-Praxis dabei stets in der inneren Haltung des wertfreien Beobachters. Welche Strategien zur Vermeidung von dukha können Sie an sich selbst entdecken?

Vitales Becken

Kraft aus der Mitte schöpfen und sich mit dem Beckenboden verbinden

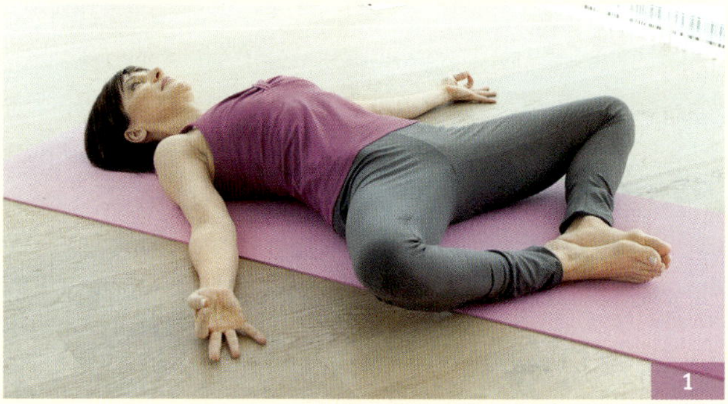

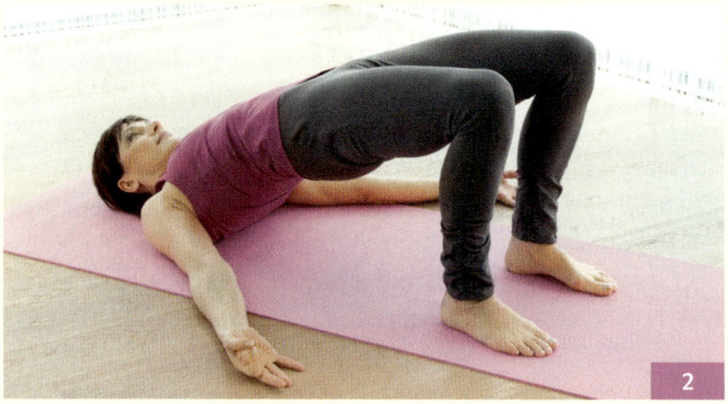

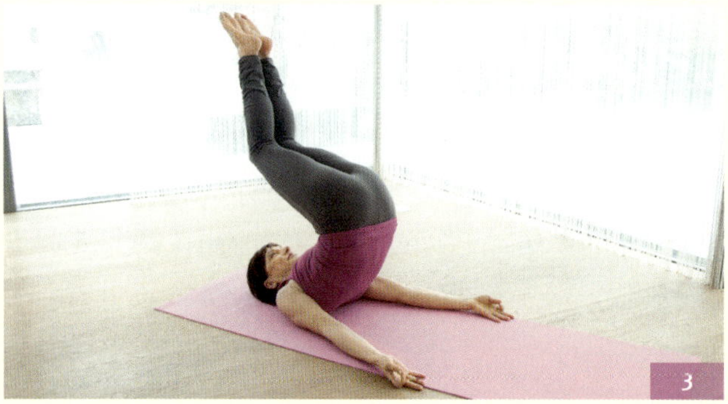

Bei dieser Sequenz dreht sich alles um Weite im Becken, den Kraftraum in der Körpermitte und Beweglichkeit in den Hüftgelenken. Sie lenken den bewussten Blick in die „Schale der Gefühle“, den Raum der Vitalität. Auch bei den Themen Hüftarthrose, Rückenschmerzen und Disharmonie im Unterleib ist diese Sequenz hilfreich. Die Asanas bzw. die Variationen, die Sie hier im Flow üben, sind die Schulterbrücke, die Indische Hocke, Aufrichten und Vorbeugen und zum Abschluss der Baum.

Einstimmung: Spüren Sie Ihren Beckenboden.

1 Lassen Sie den ruhigen Atem bis in die Tiefe des Beckens fließen. Nehmen Sie die sanften Wellen der Bauchdecke im Einklang mit Ihrem Atem wahr. Visualisieren Sie im Bereich des Beckenbodens eine Lotosblüte, die sich öffnet und schließt.

2 Stellen Sie beide Füße auf. Heben Sie mehrfach aus dem Impuls des Beckenbodens heraus das Becken und begeben Sie sich Wirbel für Wirbel von der Brustwirbelsäule beginnend zurück in die Rückenlage (Seite 133).

3 Rollen Sie mehrfach aus dem Impuls des Beckenbodens auf, schieben Sie das Becken himmelwärts (Seite 83).

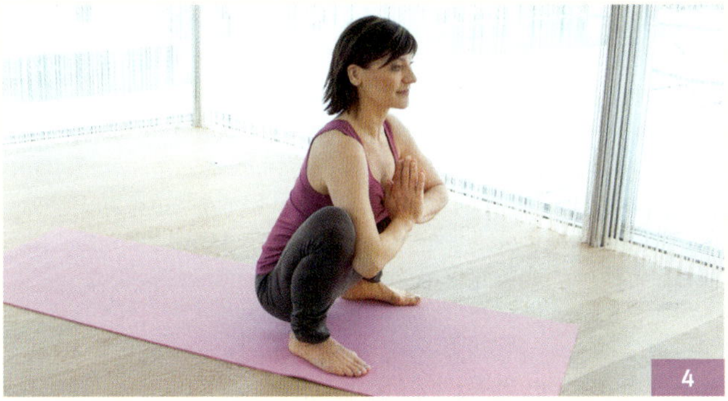

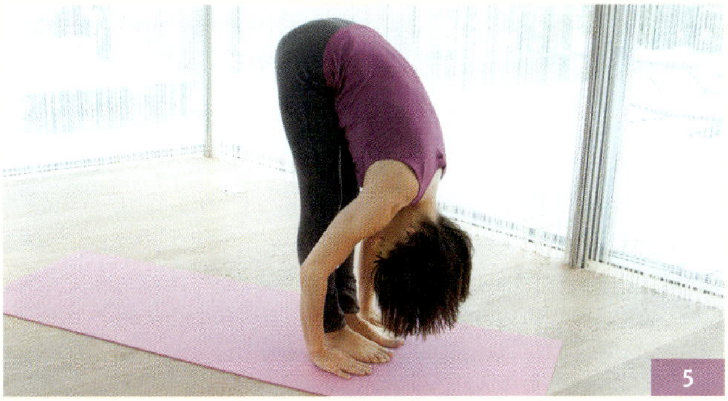

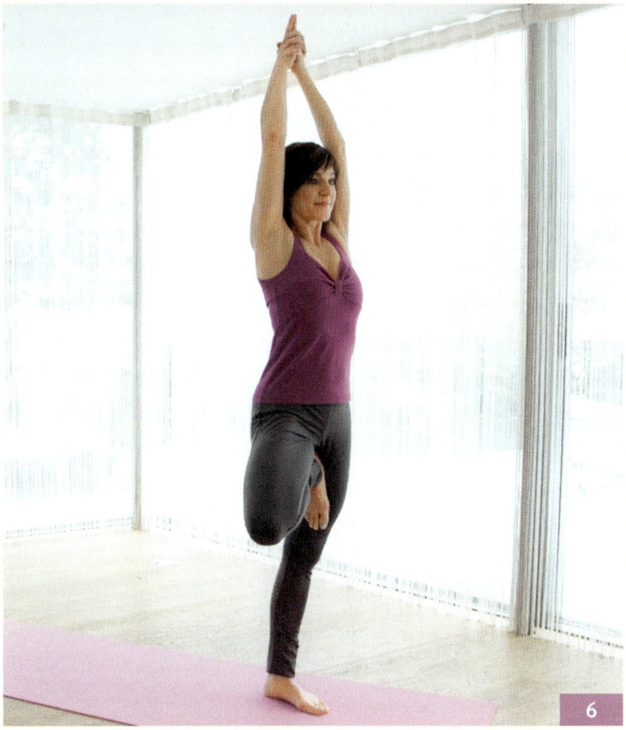

4 Dann rollen Sie auf die Füße in die Indische Hocke (Seite 82). Verweilen Sie für mehrere Atemzüge in der Weite des Beckens.

5 Verlagern Sie dann das Gewicht nach vorn und strecken Sie die Beine zur Vorbeuge (Seite 105). Beugen Sie beide Beine und rollen Sie das Becken ein, bis die Sitzbeinknochen zu den Fersen zeigen. Aus dem Impuls des Beckenbodens heraus richten Sie das Becken auf und rollen Wirbel für Wirbel in den aufrechten Stand auf. Neigen Sie sich aus den Hüftgelenken wieder nach vorn. Rollen Sie sich noch zwei Mal auf und neigen Sie sich in die Vorbeuge.

6 Nachdem Sie die Sequenz wiederholt haben, bleiben Sie aufgerichtet und erspüren Sie in der Haltung des Baumes (Seite 29) zunächst auf dem rechten Bein fünf Atemzüge lang und dann auf dem linken Bein die aufsteigende Kraft im Becken.

Freie Hüften

Beweglichkeit und Weite im Becken für eine stressfreie Aufrichtung

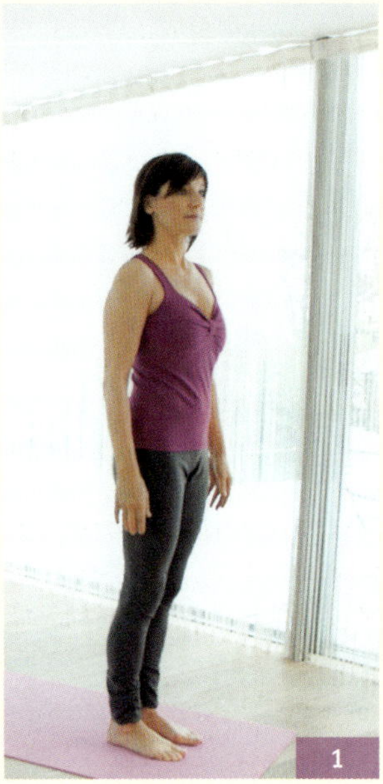
1

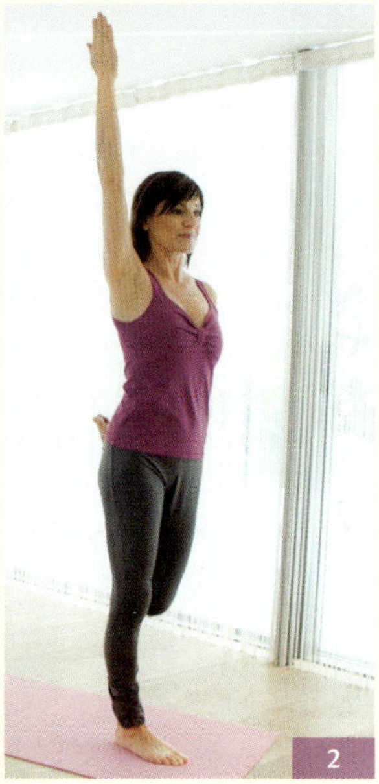
2

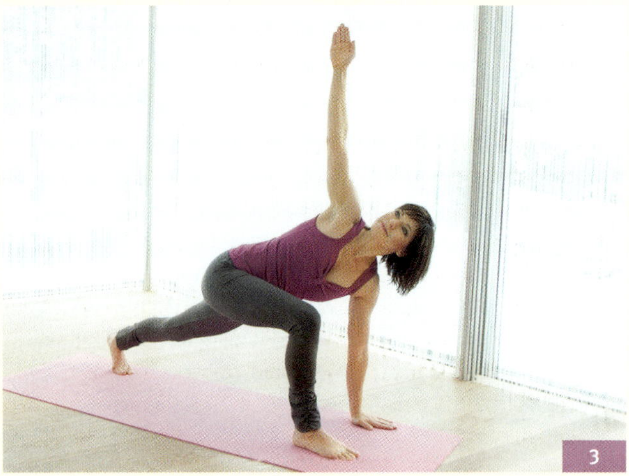
3

Diese Sequenz fördert die dreidimensionale Beweglichkeit Ihrer Hüftgelenke. Sie üben die Weite Ihrer Leiste als Schlüsselelement der aufrechten Beckenhaltung und als Voraussetzung für stressfreie Aufrichtung oder yogische Rückbeugen. Wählen Sie diese Sequenz als Ausgleich nach langem Sitzen, bei Steifigkeit oder Hüftarthrose. Im Tänzer, Läufer und in der Taube spüren Sie, wie sich Ihre Leisten weiten können. Im Hund mit angehobenem Bein steigern Sie die Kraft Ihrer Gesäßmuskulatur.

Einstimmung: das Becken als Schale wahrnehmen.

1 Im aufrechten Stand stellen Sie sich ein helles, strahlendes Licht vor, das Ihr Becken balanciert. Die Rückseite des Beckens sinkt nach hinten und unten, das Schambein steigt auf. Ihre Leisten strecken sich weit auf.

2 Beginnen Sie mit der Haltung des Tänzers auf dem rechten Bein (Seite 33). Beide Leisten sind weit, eine Dehnung ist auf der linken Seite spürbar.

3 Lassen Sie das linke Bein weit nach hinten gleiten in die Position des Läufers (Seite 88). Legen Sie Fuß und Knie auf der Matte ab und drehen Sie den Oberkörper zur rechten Seite auf. Lassen Sie Raum und Weite vom linken Knie über die Leiste bis zu den Fingerspitzen der rechten Hand entstehen.

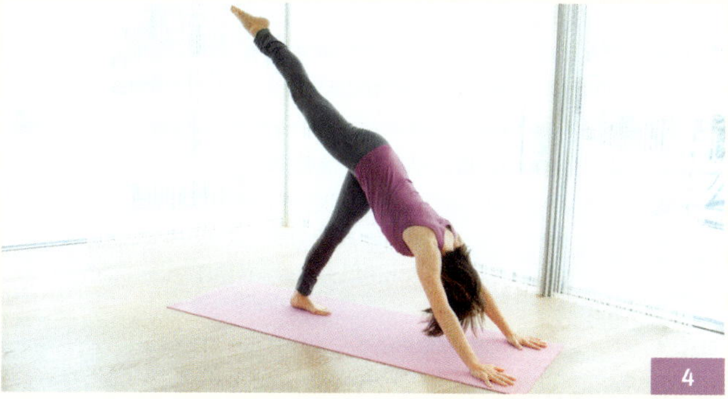
4

4 Setzen Sie beide Hände wieder auf. Lösen Sie das linke Knie von der Matte und lassen Sie das rechte Bein gestreckt nach hinten aufsteigen. Das Becken bleibt parallel, die rechte Leiste weitet sich (Position des Hundes, Seite 71).

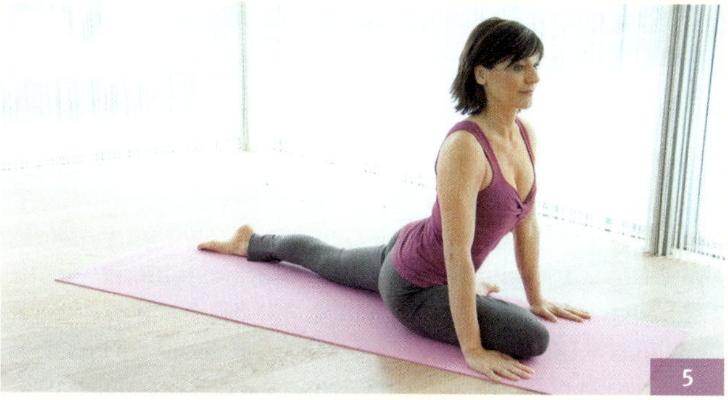
5

5 Nach fünf Atemzügen lassen Sie das rechte Bein unter dem Körper hindurchgleiten. Legen Sie das rechte Knie zwischen den Händen ab und richten Sie den Oberkörper auf: die Haltung der Königstaube (Seite 135).

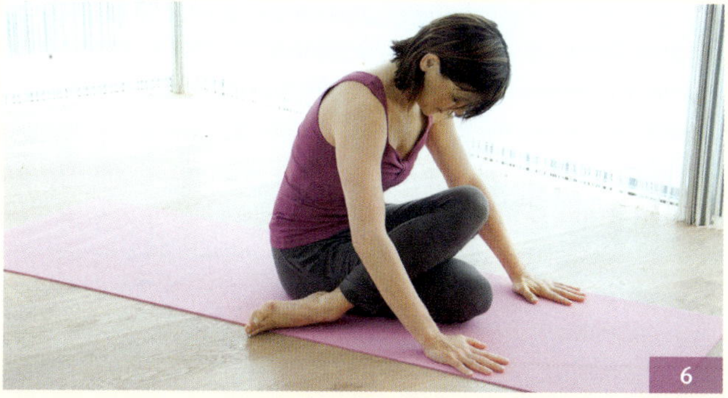
6

6 Verlagern Sie das Gewicht auf die rechte Beckenseite. Führen Sie das linke Bein über die Seite nach vorn. Kreuzen Sie das gebeugte Bein über das rechte Bein (Seite 115). Nach fünf Atemzügen führen Sie das linke Bein seitwärts zurück in die Haltung der Königstaube. Schieben Sie das rechte Bein wieder nach oben. Begeben Sie sich mit gestrecktem Bein in die Position des Hundes. Nehmen Sie anschließend den rechten Fuß zwischen die Hände und kommen Sie in die Haltung des Läufers. Richten Sie sich wieder in den Stand auf. Wiederholen Sie den Ablauf mit links.

Stabiles Kreuz

Den unteren Rücken achtsam entlasten, stabilisieren und bewegen

Den unteren Rücken zu entlasten bedeutet, die Lenden zu längen, den Rücken gezielt zu stabilisieren und bewusst mobil zu sein. Schenken Sie Ihrem unteren Rücken aufmerksam und eine gezielte Yoga-Sequenz, um diese schmerzanfälligste Körperregion empfindsam wahrzunehmen, genauer zu kennen und zu schützen. In der Bauchlage können Sie die Beckenaufrichtung deutlich erfahren. Kobra und Heuschrecke fördern die Kraft der Körperrückseite, und das Krokodil gleicht aus.

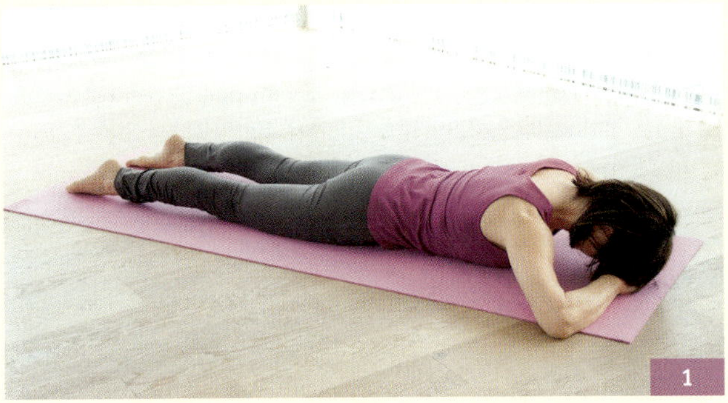

Einstimmung: entlastende Länge erfahren.

1 In Bauchlage erspüren Sie Ihre Wirbelsäule. Wo fühlen Sie sich weit? Wo nehmen Sie die innere Achse deutlich und wo eher dumpf oder diffus wahr? Wo berührt der Atem die Wirbelsäule? Nun verlängern Sie die innere Achse durch eine sanfte Einrollbewegung von Kopf und Becken. Verweilen Sie für mehre Atemzüge in der Längsspannung.

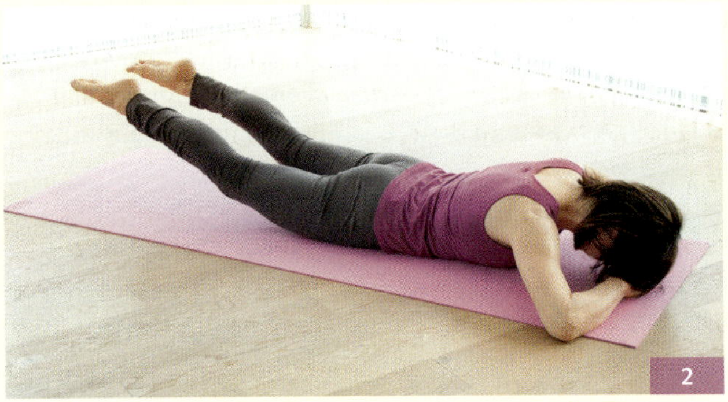

2 Beginnen Sie nun mit der Position der Heuschrecke (Seite 126). Halten Sie die Längsspannung, während Sie beide Beine anheben. Verweilen Sie fünf Atemzüge lang. Senken Sie ausatmend die Beine und spüren Sie nach.

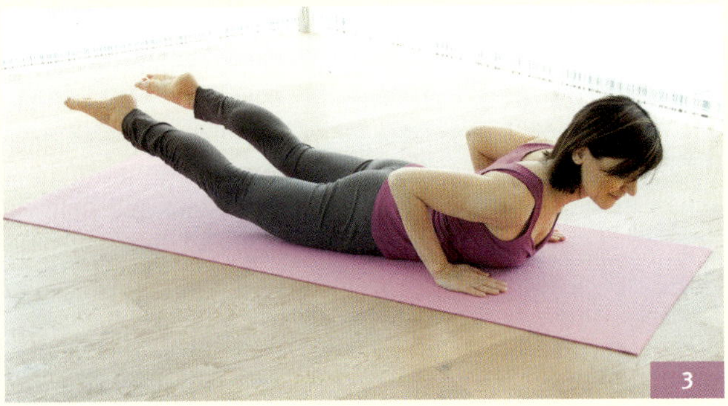

3 Bauen Sie wieder Längsspannung auf, die Sie in Oberkörper und Beine aufsteigen lassen (Seite 126). Nach mehreren Atemzügen begeben Sie sich ausatmend zurück in die Bauchlage. Spüren Sie nach.

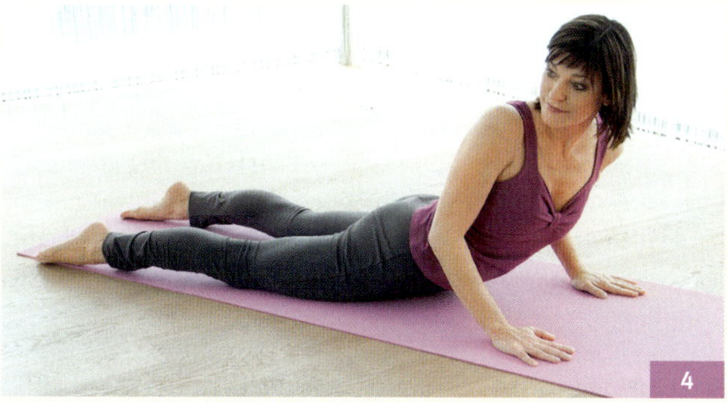
4

4 Lassen Sie die Kobra tanzen. Während Sie einatmen, steigt der Oberkörper auf. Ausatmend drehen Sie sich nach rechts (Seite 127). Einatmend begeben Sie sich zurück in die Kobra. Ausatmend drehen Sie sich aus der Längsspannung nach links. Wiederholen Sie noch zwei- bis dreimal zu jeder Seite.

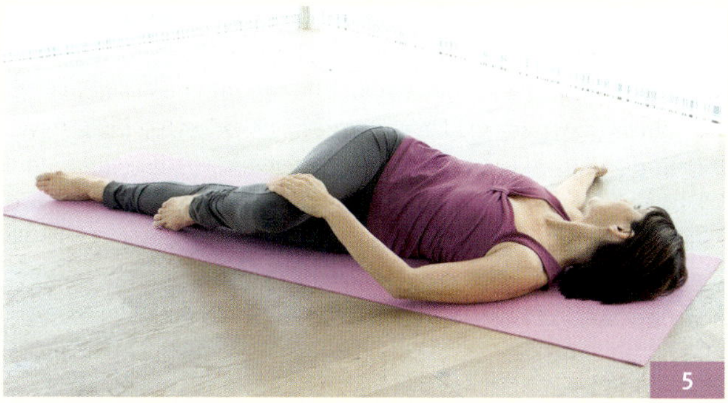
5

5 Strecken Sie den rechten Arm in Höhe des rechten Ohrs aus und drehen Sie sich über die rechte Schulter in die Rückenlage. Dann begeben Sie sich in die Haltung des Krokodils (Seite 97).Führen Sie das Krokodil zunächst nach rechts und dann nach links aus.

Beweglicher Brustkorb

Elastische Dynamik für mehr Atem- und Bewegungsfreiheit

Das Fächern der Rippen und die elastische Dynamik des Brustkorbs steigern das Wohlempfinden, fördern Atem- und Bewegungsfreiheit, richten innerlich auf und lösen Schmerzen in Nacken, Rücken und Schultern. Mit dieser Sequenz verbinden Sie sich mit Ihrem Herzraum. Spüren Sie die Dreidimensionalität über die Drehungen im Stand, in der Taube und im Kamel. In der Kindeshaltung können Sie sich in den Herzraum zurückziehen, im Kamel seine Weite erfahren.

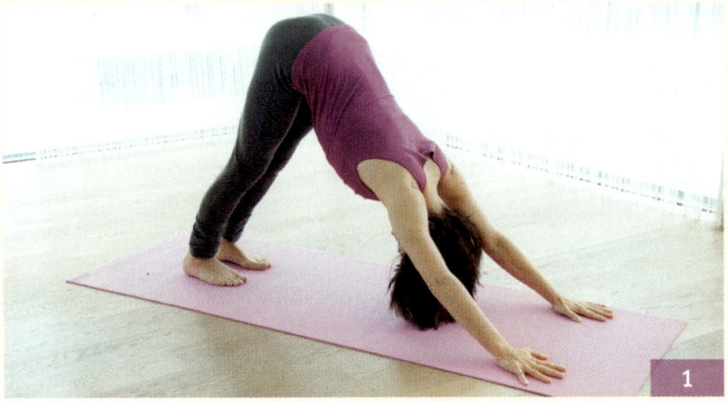

1

Einstimmung: dem Atem im Herzen Raum geben.

1 Beginnen Sie in der Position des Hundes, der nach unten schaut (Seite 67). Atmen Sie gelassen durch die Nase ein und aus und nehmen Sie die Atembewegungen im Herzraum wahr.

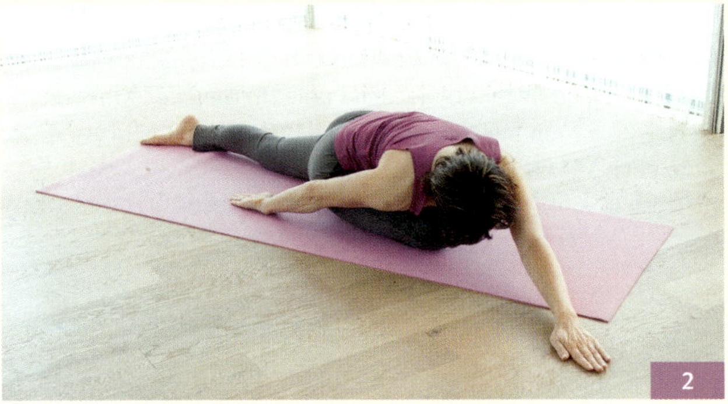

2

2 Setzen Sie das rechte Knie zwischen den Händen ab. Drehen Sie den linken Arm diagonal nach vorn (Seite 138). Nehmen Sie wahr, welche Räume der Atem nun findet. Nach fünf Atemzügen gleiten Sie zurück in den Hund. Wiederholen Sie mit links und kommen Sie wieder zurück in den Hund.

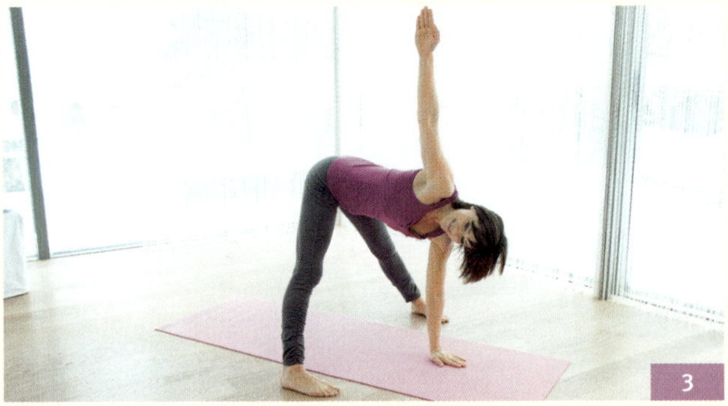

3

3 Verlagern Sie das Gewicht auf beide Hände. Springen Sie dann mit beiden Beinen in eine Grätsche. Bleiben Sie fünf Atemzüge lang mit der rechten Seite in der Position der Windmühle (Seite 45). Anschließend wiederholen Sie das auf der linken Seite.

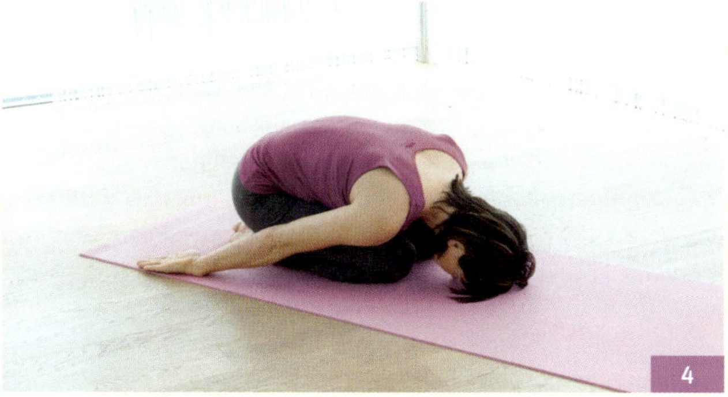

4 Setzen Sie die Knie nacheinander auf und legen Sie den Oberkörper auf den Beinen ab. Nehmen Sie den Atem im hinteren Brustkorb wahr: die Haltung des Kindes.

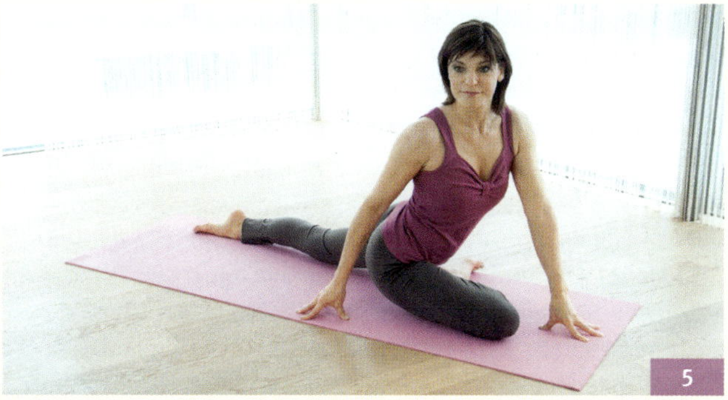

5 Aus der Kindeshaltung richten Sie sich in den Vierfüßlerstand auf. Dann gehen Sie in die Taube (Seite 139): das rechte Knie zwischen die Hände führen, das linke Bein nach hinten gleiten lassen und aufgerichtet nach rechts drehen. Über den Vierfüßlerstand zurück in die Kindeshaltung und nachspüren. Wiederholen Sie alles auf der linken Seite und spüren Sie wieder in der Kindeshaltung nach.

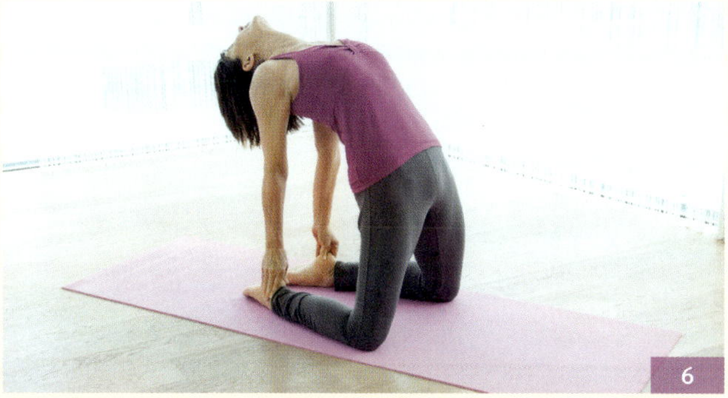

6 Rollen Sie aus der Kindeshaltung Wirbel für Wirbel in die Position des Kamels auf (Seite 129). Fühlen Sie die Weite im vorderen Brustkorb.

Starke Knie

Gehen und Stehen mit optimal ausgerichteten Kniegelenken

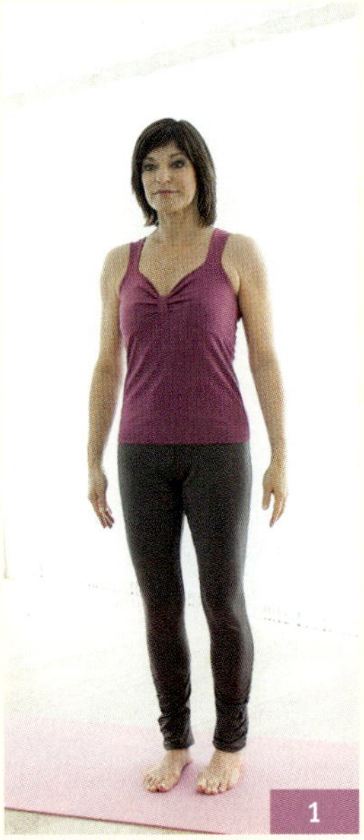
1

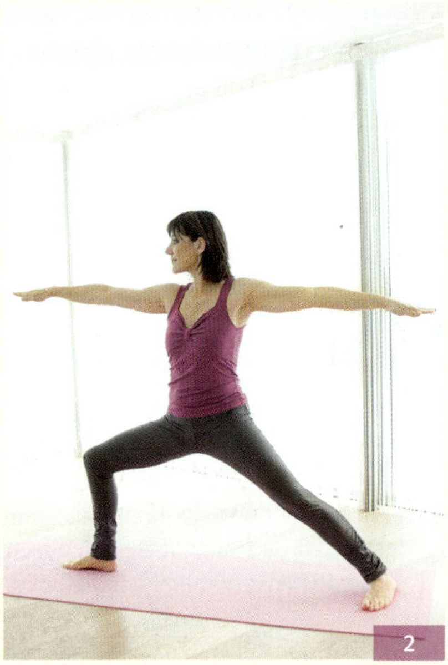
2

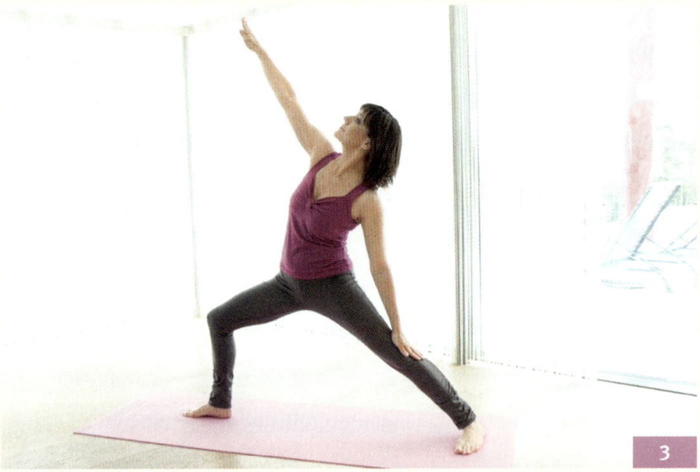
3

Um sicher zu stehen, zu gehen und fortzuschreiten, sind belastbare Knie nötig. In diesem Flow schulen Sie Ihre Bewusstheit für eine gesunde Ausrichtung Ihrer Knie und trainieren die stabilisierende Muskulatur. In Kombination mit optimaler Fußbelastung und beweglichen Hüftgelenken beugen Sie mit der Abfolge der stehenden Haltungen (Held, Haltung des Mondes und Vorbeuge) Knieschmerzen und degenerativen Veränderungen vor.

Einstimmung: die Füße beleben.
1 Spielen Sie im aufrechten Stand mit den Zehen Klavier. Legen Sie die Zehen dann sanft wie Fühler am Boden ab. Verlagern Sie das Gewicht nach vorn und nach hinten, wie eine Blume, die vom Wind bewegt wird. Lassen Sie die Weite der Schwingungen kleiner werden, bis Sie aufrecht und ruhig stehen. Aktivieren Sie die Fußgewölbe und richten Sie die Knie gerade nach vorn aus.

2 Verlagern Sie das Gewicht auf den rechten Fuß. Das linke Bein gleitet weit zur Seite, das rechte Knie beugt sich. Verschränken Sie beide Hände vor dem Becken und lassen Sie sie einatmend aufsteigen. Ausatmend die Arme öffnen und den Blick nach rechts. Beide Beine tragen das gleiche Gewicht trotz unterschiedlicher Ausrichtung (Seite 35).

3 Während Ihre Beine Sie kraftvoll tragen, steigt der rechte Arm auf, der Oberkörper neigt sich über das linke Bein (1. Variation des Helden, Seite 38).

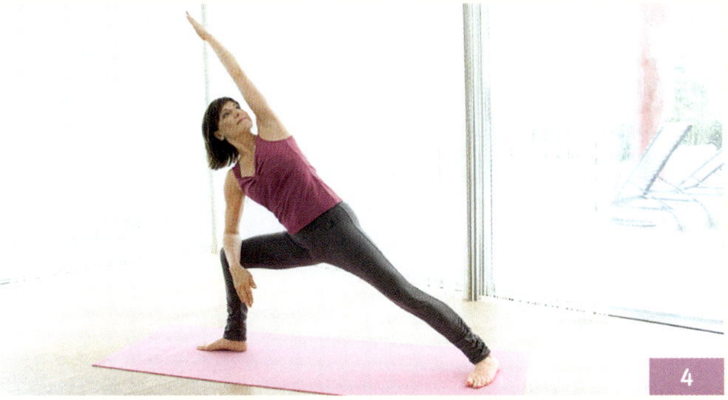

4 Das rechte Knie bleibt kraftvoll ausgerichtet, während Sie den Oberkörper über das Bein neigen und der linke Arm aufsteigt bis eine Diagonale von der Außenkante des linken Fußes bis zu den Finderspitzen der linken Hand entsteht.

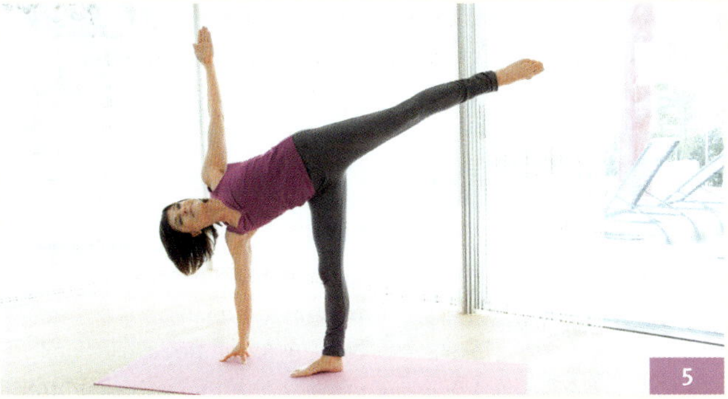

5 Verlagern Sie das Gewicht auf rechts. Das rechte Bein richten Sie präzise aus, dann strecken Sie es. Gleiten Sie nun in die Haltung des Mondes (Seite 39).

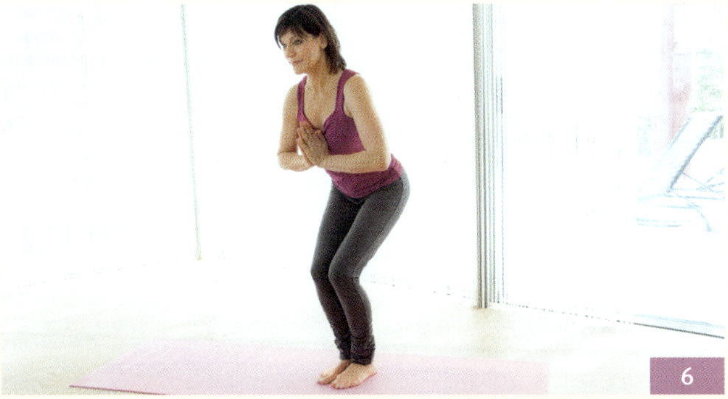

6 Führen Sie den rechten Fuß zum linken. Verweilen Sie für fünf Atemzüge mit kraftvoll gebeugten Beinen (Seite 105). Richten Sie sich auf und wiederholen Sie mit links.

Starke Schultern

Raum und Breite lassen Verspannungen in Schultern und Nacken schmelzen

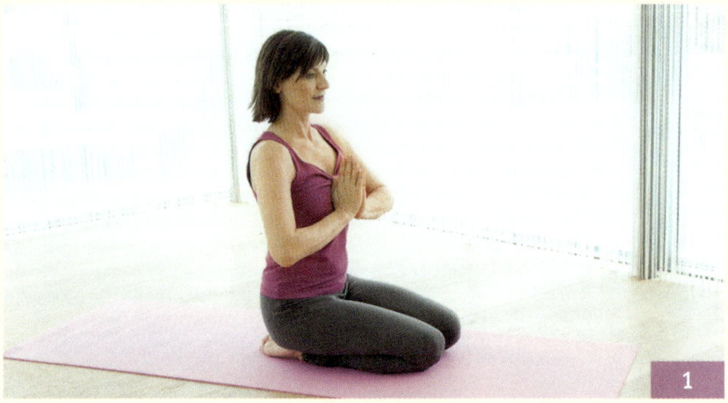

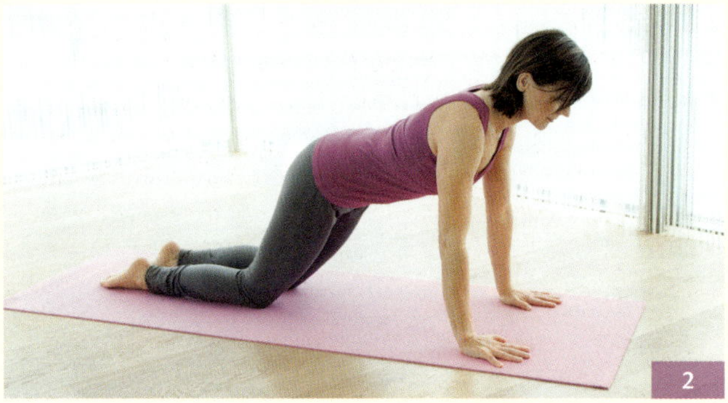

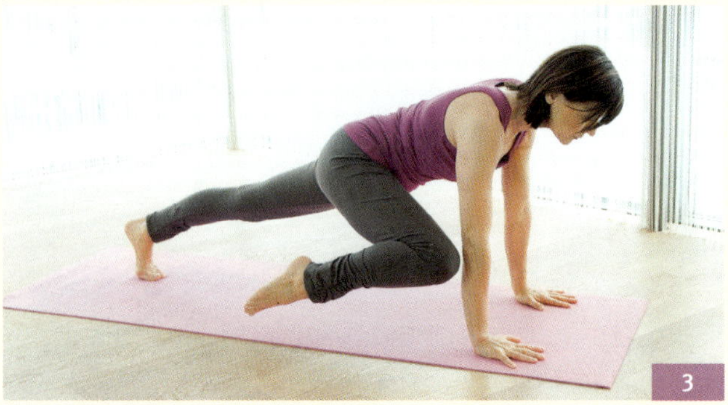

Die Schultern gelten als das Thermometer der emotionalen und mentalen Stimmung. Schulen Sie Ihr Feingefühl für Beweglichkeit, Kraft und Entspannung der Schultern. Verinnerlichen Sie eine sinnvolle Ausrichtung, die den Schultern Raum und Breite gibt, können Verspannungen schmelzen. Lernen die hochgezogenen Schultern wieder zu sinken, wird der Nacken entlastet. Kraft und Präzision verändern die innere und äußere Haltung. In dieser Kombination kommen das Brett und seine Varianten zum Einsatz.

Einstimmung: Namaste.
1 Legen Sie beide Hände vor dem Herzen zusammen. Stellen Sie sich ein helles Licht im Herzraum vor. Mit jedem Atemzug vergrößert sich das Licht und breitet sich aus. Verweilen Sie für mehrere Atemzüge in dieser Geste.

2 Neigen Sie sich aus dem Fersensitz mit geradem Rücken nach vorn in die Vierfüßlerposition. Die Knie stehen etwas hinter den Hüften, die Arme stützen Sie senkrecht unter den Schultergelenken auf. Beugen Sie ausatmend beide Arme und strecken Sie sie einatmend wieder. Die Oberarme und Ellenbogen liegen eng am Oberkörper an. Der Abstand zwischen den Ohren und den Schultern bleibt weit. (Seite 76).

3 Stellen Sie die Zehen auf und strecken Sie beide Beine, bis Sie in die Position des Brettes kommen. Die Arme bleiben stabil. Jetzt führen Sie das rechte Knie zum rechten Ellenbogen und stellen das Bein wieder zurück (Seite 77).

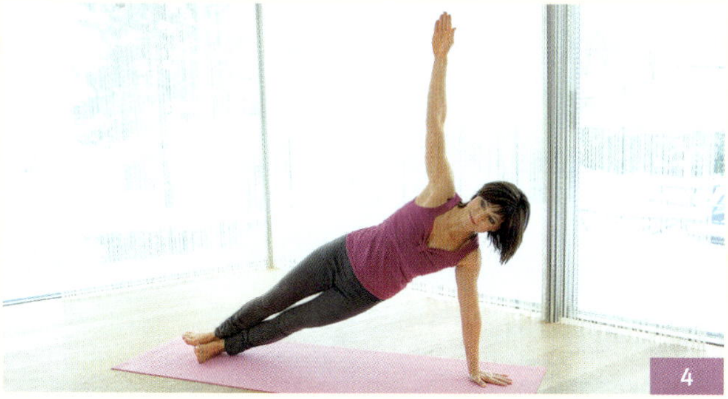

4 Verlagern Sie das Gewicht auf die rechte Seite und drehen Sie sich auf der linken Seite in den Seitstütz auf (Seite 77).

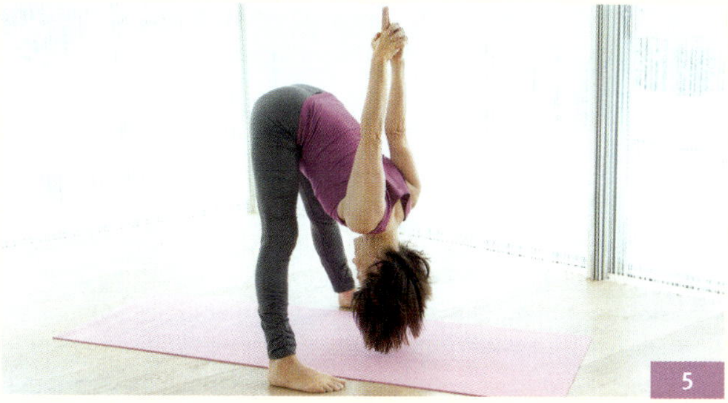

5 Ausatmend drehen Sie sich zurück in das Brett. Verlagern Sie das Gewicht auf beide Hände. Mit beiden Füßen springen Sie sanft in eine Grätsche nach vorn. Fassen Sie die Hände, um die Schultern zu dehnen. Setzen Sie nach fünf Atemzügen die Knie nacheinander auf in den Fersensitz. Schließen Sie die die Hände vor dem Herzen zum Mudra. Wiederholen Sie die Sequenz mit links.

Zur Ruhe kommen

Den Körper entspannen und das Gedankenkarussell entschleunigen

Mit den folgenden Asanas (Glückliches Baby und seine Variation Beinstrech) können Sie sich in eine tiefe Entspannung dehnen. Die Sequenz eignet sich als eigenständige Entspannungsoase oder meditativer Ausklang im Anschluss an einen der beschriebenen Flows. Achten Sie in jeder Haltung auf eine bewusste Verlängerung der Ausatmung. Über diese konzentrative Zuwendung zur lösenden Ausatmung in den Asanas weichen Überspannungen auf den unterschiedlichsten Ebenen.

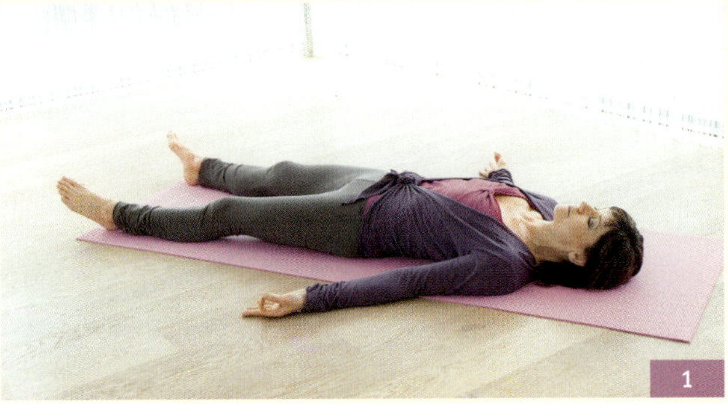

1

Einstimmung: Shanti-Asana, die friedvolle Haltung.

1 Lenken Sie die Aufmerksamkeit zu den Auflageflächen Ihres Körpers. Lassen Sie sich mehr und mehr sinken, bis Sie sich getragen fühlen. Lassen Sie los und entdecken Sie Ihren entspannten, weichen Körper.

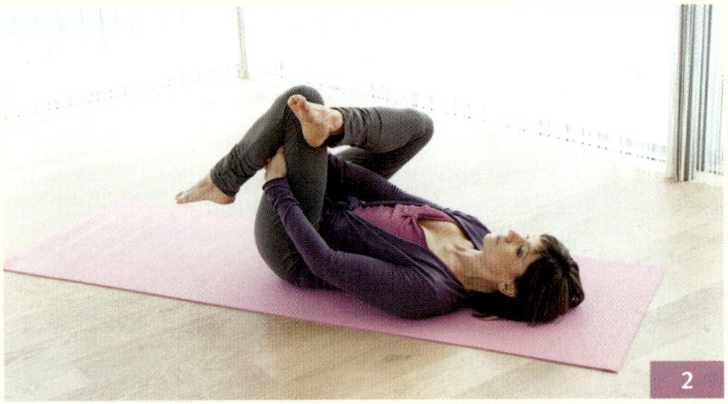

2

2 Stellen Sie den linken Fuß auf und kreuzen Sie den rechten Unterschenkel darüber. Verweilen Sie für fünf Atemzüge und verlängern Sie mehr und mehr die Ausatmung (Seite 56).

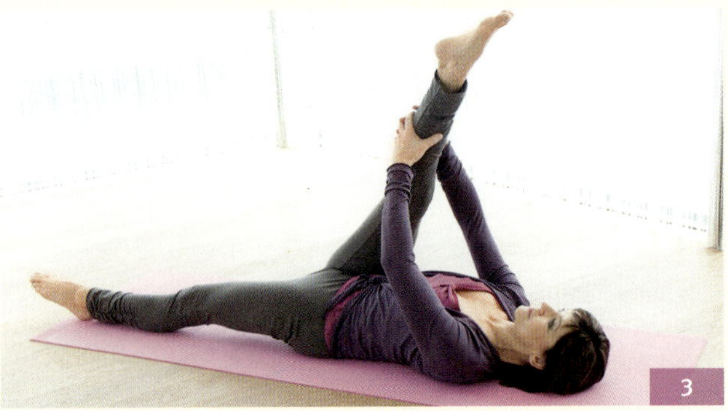

3

3 Stellen Sie den linken Fuß auf. Lassen Sie das Bein in die Streckung gleiten. Dehnen Sie das rechte Bein fünf Atemzüge lang (Seite 47).

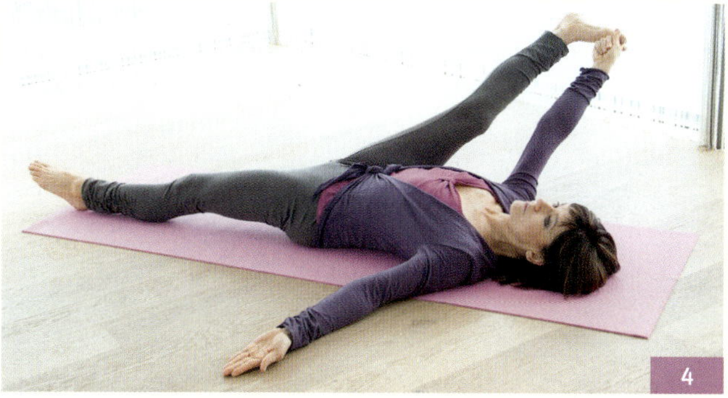

4 Führen Sie das rechte Bein zur Seite. Den linken Arm legen Sie entspannt zur Seite ab, die Handfläche zeigt nach oben. Verweilen Sie für fünf Atemzüge (Seite 50).

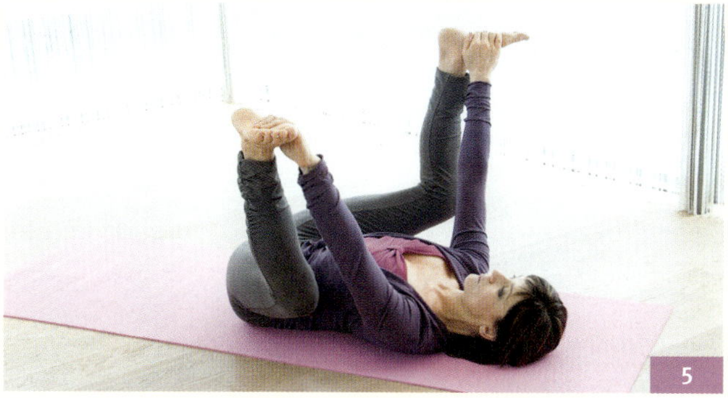

5 Stellen Sie abschließend beide Füße vor dem Becken auf und begeben Sie sich für ein paar Atemzüge in die Haltung des Glücklichen Babys. Dann wiederholen Sie alles mit links.

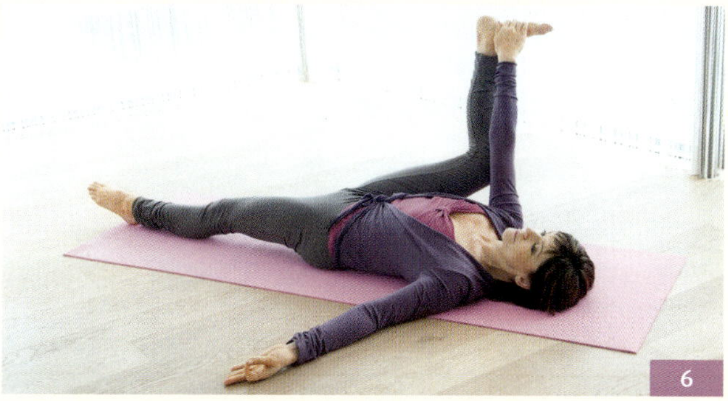

6 Stellen Sie den linken Fuß auf und lassen Sie ihn von sich weggleiten. Den linken Arm legen Sie zur Seite ab. Dasselbe mit rechts wiederholen. Beenden Sie die Sequenz wieder im Shanti-Asana, einer entspannten Rückenlage.

Medizinische Aspekte der Asanas

Jede Asana hat spezifische Wirkungen auf den Körper. Die folgende Tabelle gibt einen Überblick, bei welchen gesundheitlichen Themen die Asanas besonders hilfreich sein können und bei welchen sie nur mit Vorsicht – oder in wenigen Fällen besser gar nicht – praktiziert werden sollten. Eine ausführlichere Erläuterung finden Sie in der Rubrik Medizin bei der Beschreibung der jeweiligen Asana. Die Tabelle auf den Seiten 159 bis 160 ordnet im umgekehrten Sinn einem bestimmten gesundheitlichen Thema die besonders hilfreichen Asanas zu.

Anwendungsbeispiele und Vorsichtsmaßnahmen

Asana	Ideal bei:	Mit Vorsicht anwenden bei:
Baum Seite 29	Leichte Gleichgewichtsstörungen ohne Sturzgefahr, Beinachsentraining bei Knickfüßen, X-Beinen, Kniegelenkschmerzen, verringerte Hüftbeweglichkeit	Vorsicht bei massiven Gleichgewichtsstörungen mit Sturzgefahr im Stehen, z. B. bei Ruderbewegungen der Arme, Stolperbewegungen der Füße. Bei starken Krampfadern ist langes statisches Stehen belastend, Variationen wie Einbeinstand und Zehenstand aktivieren die Muskelpumpe im Fuß und fördern den Rückfluss des Blutes zum Herz
Held Seite 35	Beinachsentraining bei Knickfüßen, X-Beinen, Kniegelenkschmerzen, beginnender Hüftarthrose, Beckenschiefstand, Hohlkreuz, unbeweglichem Brustkorb oder bei steifen Schultern. Auch für Kinder mit eingedrehten Hüften und konvergierenden Fußachsen	Vorsicht bei massiver Schwäche oder gar Lähmungen der Beinmuskulatur
Dreieck Seite 41	Fehlende Stabilität der Lendenwirbelsäule, Beckenschiefstand, Skoliose, Hüftarthrose, Beckenbodenschwäche mit Senkungserscheinung und Inkontinenz. Zur Kräftigung der tiefen Bauchmuskulatur und Steigerung der Belastbarkeit des unteren Rückens	Vorsicht bei Bandscheibenproblemen und stark verkürzter rückseitiger Beinmuskulatur (das Becken kann nicht vorkippen, was den Druck auf die Bandscheiben erhöht)
Beinstretch Seite 47	Verkürzte Hüftmuskeln. Für Kraft und Geschmeidigkeit, als Ausgleich für Sportarten mit zyklischen Bewegungen wie Walking, Jogging, Schwimmen oder Radfahren	Vorsicht bei akuten Bandscheibenproblemen

Asana	Ideal bei:	Mit Vorsicht anwenden bei:
Glückliches Baby Seite 53	Bei Blockierung der Kreuz-Darmbein-Gelenke, Verkrampfungen des Beckenbodens, Verstopfung, Hämorrhoiden, Senkungserscheinungen; zur Geburtsvorbereitung	Keine
Ruhender See Seite 59	Zum Ausruhen und Schlafen, zur Regeneration, bei Konzentrationsschwierigkeit, Nervosität oder nach einem intensiven Arbeitstag, v. a. bei Stehberufen	Keine
Herabschauender Hund Seite 67	Bei Beschwerden der Achillessehne, Verkürzungen der Wadenmuskulatur und der rückseitigen Beinmuskeln. Begradigt Hohlkreuz und Rundrücken, Schultergelenke werden über Kopf mobilisiert, Arm- und Schultermuskeln gekräftigt	Vorsicht bei Bandscheibenproblemen und stark verkürzter rückseitiger Beinmuskulatur (das Becken kann nicht vorkippen, was den Druck auf die Bandscheiben erhöht)
Brett Seite 73	Ungenügende Rumpfstabilität, schwache Bauchmuskulatur, Rückenschmerz bei Überlastung der Lendenwirbelsäule, chronischen Bandscheibenprobleme, Hohlkreuz, Beckenbodenschwäche. Kräftigt die Schulter- und Armmuskulatur. Gut bei Steh- und Sitzberufen	Vorsicht: Nicht ins Hohlkreuz absinken!
Krähe Seite 79	Verminderte Beweglichkeit der Hüft-, Knie- und Sprunggelenke, zur Sturzprävention, bei Verstopfung und Darmträgheit. Entspannung für den Beckenboden, Kräftigung der Bauchmuskulatur	Vorsicht bei massiven Gleichgewichtsstörungen mit Sturzgefahr und/oder bei fehlender Kraft der Arme. Die Übung ist anspruchsvoll
Läufer gedreht Seite 85	Rundrücken, Skoliose, starrer Brustkorb, unbewegliche Schultergelenke und Schwierigkeiten mit Arme-über-Kopf-Bewegungen	Bei Skoliose wirkt der Läufer nur auf eine Seite hin korrigierend, diese Seite intensiver trainieren (s. Drehsitz)
Drehsitz Seite 91	Behandlung und Vorbeugung chronischer Kreuzschmerzen	Richtig ausgeführt, gibt es keine Gegenanzeigen. Bei Skoliose wirkt der Drehsitz nur auf eine Seite hin korrigierend, diese Seite intensiver trainieren (z. B. Skoliose thorakal rechts-konvex: Oberkörperdrehung nach links üben)
Krokodil Seite 97	Verkürzte Strukturen im Hüft- und Beckenbereich, intensive Dehnung v. a. für Hüftaußenroller (z. B. Piriformis-Muskel) und Hüftbeuger (z. B. Psoas- und Traktus-Muskel)	Vorsicht bei Überlastung der kleinen Wirbelgelenke (Facettengelenk-Syndrom): Hohlkreuz strikt vermeiden, Drehbewegung dosiert und kontrolliert langsam ausführen

Asana	Ideal bei:	Mit Vorsicht anwenden bei:
Vorbeuge Seite 105	Intensive Dehnung der Rückseite, v. a. Achillessehnen, Wadenmuskulatur und hintere Beinmuskulatur. Ideal bei Schmerzen und Verkürzungen in dieser Muskulatur, bei Hohlkreuz, Flachrücken oder Rundrücken. Lockert verspannte Nackenmuskeln, hilft bei Spannungskopfschmerzen	Vorsicht: Bei chronischen Bandscheibenproblemen können Vorbeugen gefährlich sein, bei akuten Bandscheibenproblemen dürfen keine Vorbeugen ausgeführt werden!
Zange Seite 111	Intensive Dehnung der Beinmuskulatur. Hilft bei Hohlkreuz, Rundrücken und Nackenproblemen. Zange und Kobra bilden ein Übungspaar für eine bewegliche Wirbelsäule, wirkt präventiv gegen viele Rückenleiden	Vorsicht: Bei chronischen Bandscheibenproblemen können Verbeugeübungen gefährlich sein, bei akuten Bandscheibenproblemen dürfen keine Vorbeugen ausgeführt werden!
Pflug Seite 117	Nacken wird intensiv gedehnt, aktiviert die Schilddrüse und damit die Thermoregulation hilfreich bei wiederkehrenden Erkältungen, Nasennebenhöhlenentzündung und zur Stärkung des vegetativen Nervensystems	Vorsicht: Bei chronischen Bandscheibenproblemen können Vorbeugeübungen gefährlich sein, bei akuten Bandscheibenproblemen dürfen keine Vorbeugen ausgeführt werden! Bei Nackenbeschwerden oder stark verkürzter Nackenmuskulatur unbedingt eine oder mehrere Decken unter die Schultern legen. Nur die Schultern liegen auf, der Kopf liegt tiefer als die Schultern, was den Nacken entlastet. Vorsicht auch bei Schilddrüsenüberfunktion
Kobra Seite 123	Chronische Muskelverspannungen in Rücken und Nacken, chronische Bandscheibenprobleme, Spannungskopfschmerz und Schulterprobleme	Vorsicht bei Überlastung der kleinen Wirbelgelenke (Facettengelenk-Syndrom)
Kamel Seite 129	Ideal als Ausgleich für Sitzberufe, zur Prävention von Bandscheibenproblemen, Rundrücken und unspezifischen Schmerzen des oberen und unteren Rückens	Vorsicht bei Überlastung der kleinen Wirbelgelenke (Facettengelenk-Syndrom)
Königstaube Seite 135	Ideal bei verkürzten Strukturen, z. B. vorgebeugtem Oberkörper und Rundrücken, bei fehlender Rotationflexibilität der Hüftgelenke. Ideal zur Erhaltung der Hüftbeweglichkeit	Kritisch bei manifesten Hüftproblemen. Bei beginnender oder fortgeschrittener Hüftarthrose den vorhandenen Bewegungsspielraum vorsichtig ausloten und Überforderungen des Gelenks strikt vermeiden

Symptome und Körperregionen und besonders hilfreiche Asanas

Gesundheitsthema	Asana
Achillessehne	– Hund – Vorbeuge – Dreieck
Armmuskulatur	– Hund – Brett – Krähe
Arthrose	– *Siehe Hüfte*
Bandscheibenprobleme, chronische	– Dreieck – Drehsitz – Hund – Brett – Kobra und Kamel
Bei akuten Bandscheibenproblemen nur unter therapeutischer Anleitung üben!	
Bauchmuskulatur	– Dreieck – Brett – Kamel
Beckenboden	– Dreieck – Brett – Krähe – Glückliches Baby
Beckenschiefstand	– Held – Dreieck – Baum
Beinachsen	– Baum – Held
Beinmuskulatur	– Held – Hund – Vorbeuge – Beinstretch – Läufer – Taube
Brustkorb unbeweglich	– Held – Läufer gedreht – Drehsitz

Gesundheitsthema	Asana
Darmträgheit	– *Siehe Verstopfung*
Flachrücken	– Vorbeuge – Läufer – Drehsitz
Fußachsen, konvergierende	– Held
Geburtsvorbereitung	– Glückliches Baby – Held – Dreieck
Gleichgewicht	– Baum – Krähe – Vorbeuge
Inkontinenz	– *Siehe Beckenboden*
Hohlkreuz	– *Siehe Kreuz*
Hüftarthrose	– Held – Dreieck
Hüftmuskulatur, tiefe (Piriformis-Muskel)	– Krokodil – Taube
Hüftmuskulatur, vordere (Psoas-Muskel)	– Krokodil – Baum – Läufer gedreht – Kamel
Hüftunbeweglichkeit	– Baum – Krähe – Drehsitz – Taube – Beinstretch
Hüften eingedreht	– Held
Iliosakralgelenke	– Drehsitz – Krokodil – Dreieck – Glückliches Baby
Knickfüße	– Baum – Held – Dreieck

Gesundheitsthema	Asana
Kniegelenke	– Baum und Vorbeuge – Held – Krähe und Hund
Konzentration	– Baum – Ruhender See – Pflug
Kreuzbeschwerden	– Dreieck – Drehsitz – Hund – Brett – Vorbeuge und Zange – Zange und Kobra – Kobra und Kamel
Nackenmuskulatur	– Hund, Vorbeuge und Zange – Pflug – Kobra
Nervensystem	– Pflug – Baum – Ruhender See
Regeneration	– Ruhender See
Rumpfstabilität, ungenügend	– Brett
Rundrücken	– Läufer gedreht – Drehsitz – Hund – Kobra und Kamel – Kobra
Schilddrüse	– Pflug
Schlafen	– Ruhender See
Schulterunbeweglichkeit	– Läufer gedreht – Hund
Senkungserscheinung	– *Siehe Beckenboden*

Gesundheitsthema	Asana
Sitzberufe	– Dreieck – Drehsitz – Hund, Vorbeuge und Zange – Brett – Kobra und Kamel – Ruhender See – Vorbeuge und Hund
Skoliose	– Dreieck – Läufer gedreht – Drehsitz
Spannungskopfschmerz	– Hund – Vorbeuge – Kobra – Ruhender See
Sprunggelenk	– Baum – Krähe – Dreieck – Held – Vorbeuge
Stehberufe	– Baum-Variationen – Hund – Kamel
Sturzprävention	– Baum – Krähe
Verstopfung	– Krähe – Kobra – Vorbeuge – Zange – Pflug – Krokodil – Baby
Venenprobleme	– Baum-Variationen – Ruhender See – Hund
Wadenmuskel	– Hund – Vorbeuge – Zange – Läufer – Dreieck

Yoga im Internet

Die Autoren

www.christiane-wolff.de

www.spiraldynamik-yoga.at

www.spiraldynamik.com

Spiraldynamik® und Yoga

Spiraldynamik Akademie
Südstrasse 113
CH-8008 Zürich
info@spiraldynamik.com

Yoga-Lehrer

Berufsverband der deutschen Yogalehrer: www.yoga.de

Berufsverband Yoga Schweiz: www.yoga.ch

Triyoga-Lehrer (Yoga-Flows): www.triyoga.com

Iyengar-Yoga-Lehrer: www.iyengar-yoga-deutschland.de

Yoga-Zubehör

www.yogishop.de

www.yogistar.de

www.yogamatters.de

Yoga-Kleidung

www.kamahyoga.com

www.curare-yogawear.com

Literatur

Gabriela Bozic, Patrick Broome: **Yoga fürs Leben**. München: Gräfe und Unzer 2006

Christian Larsen: **Gut zu Fuß ein Leben lang**. Stuttgart: TRIAS 2007

Christian Larsen, Claudia Larsen, Oliver Hartelt: **Körperhaltungen analysieren und verbessern**. Stuttgart: TRIAS 2008

Christian Larsen, Karin Rosmann-Reif: **Skoliose: Hilfe durch Bewegung**. Stuttgart: TRIAS 2010

Anna Trökes, Detlef Grunert: **Das Yoga Gesundheitsbuch**. München: Gräfe und Unzer 2007

Christiane Wolff: **Mein Yoga-Jahr**. Stuttgart: TRIAS 2009

Christiane Wolff, Gabriele Burkert: **Yoga für den Beckenboden** (mit DVD). München: Gräfe und Unzer 2012

DVD

Remo Rettiner, Eva Hager-Forstenlechner: **Yoga für Nacken und Schultern**. Petersberg: Via Nova 2012

Christiane Wolff: **Yoga jetzt!** Die besten Flows aus Yoga und Pilates. Hamburg: WVG Medien 2007

Christiane Wolff: **YogaPilates.** Die besten Flows perfekt kombiniert. Hamburg: WVG Medien 2009

Sachwortverzeichnis

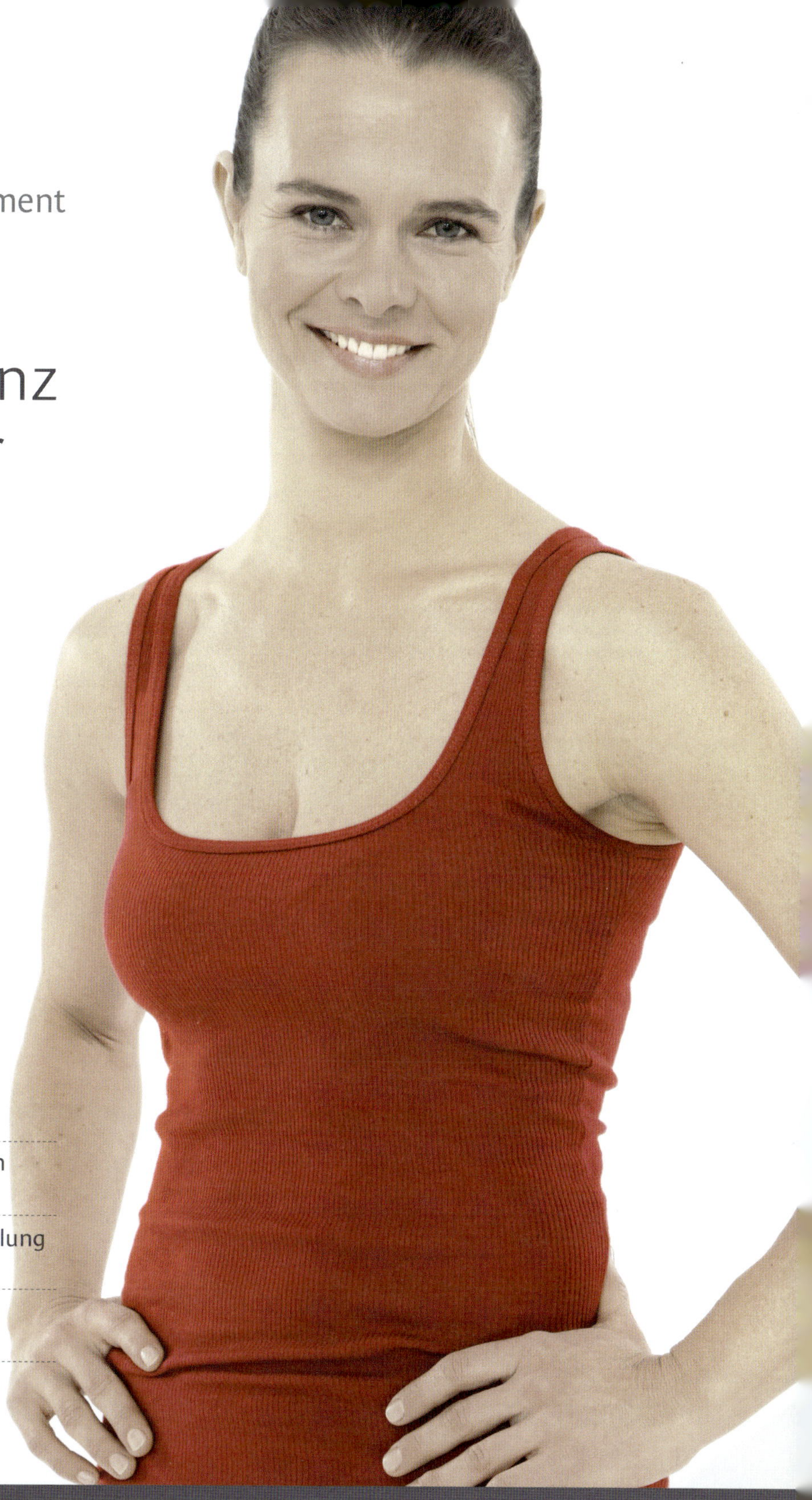

Bibliografische Information der Deutschen Nationalbibliothek
Die Deutsche Nationalbibliothek verzeichnet diese Publikation in der Deutschen Nationalbibliografie; detaillierte bibliografische Daten sind im Internet über http://dnb.d-nb.de abrufbar.

Programmplanung: Sibylle Duelli

Redaktion: Frauke Bahle, Karlsruhe
Bildredaktion: Christoph Frick

Umschlaggestaltung und Layout: CYCLUS Visuelle Kommunikation, Stuttgart

Bildnachweis:
Umschlagfoto vorn: Claudia Larsen, Zürich
Umschlagfoto hinten: Claudia Larsen, Zürich
Fotos im Innenteil: Claudia Larsen, Zürich

Spiraldynamik® ist eine international eingetragene und geschützte Marke.

Die abgebildeten Personen haben in keiner Weise etwas mit der Krankheit zu tun.

Zeichnungen: Ingrid Schobel, München

1. Auflage 2012, korrigierter Nachdruck 2013

Oswald-Hesse-Straße 50, 70469 Stuttgart

Printed in Germany

Repro: Repro Ludwig Prepress & Multimedia GmbH, Zell am See
Satz: CYCLUS Media Produktion, Stuttgart
gesetzt in: InDesign CS 5
Druck: AZ Druck und Datentechnik GmbH, Kempten

Gedruckt auf chlorfrei gebleichtem Papier

ISBN 978-3-8304-3851-9 2 3 4 5 6

Auch erhältlich als E-Book:
eISBN (PDF) 978-3-8304-6094-7
eISBN (ePub) 978-3-8304-6420-4

Wichtiger Hinweis: Wie jede Wissenschaft ist die Medizin ständigen Entwicklungen unterworfen. Forschung und klinische Erfahrung erweitern unsere Erkenntnisse, insbesondere was Behandlung und medikamentöse Therapie anbelangt. Soweit in diesem Werk eine Dosierung oder eine Applikation erwähnt wird oder Ratschläge und Empfehlungen gegeben werden, darf der Leser zwar darauf vertrauen, dass Autoren, Herausgeber und Verlag große Sorgfalt darauf verwandt haben, dass diese Angaben dem Wissensstand bei Fertigstellung des Werkes entsprechen, jedoch kann eine Garantie nicht übernommen werden. Eine Haftung des Autors, des Verlags oder seiner Beauftragten für Personen-, Sach- oder Vermögensschäden ist ausgeschlossen.

Geschützte Warennamen (Warenzeichen) werden nicht besonders kenntlich gemacht. Aus dem Fehlen eines solchen Hinweises kann also nicht geschlossen werden, dass es sich um einen freien Warennamen handelt.

SERVICE

Liebe Leserin, lieber Leser,

hat Ihnen dieses Buch weitergeholfen? Für Anregungen, Kritik, aber auch für Lob sind wir offen. So können wir in Zukunft noch besser auf Ihre Wünsche eingehen. Schreiben Sie uns, denn Ihre Meinung zählt!

Ihr TRIAS Verlag
E-Mail Leserservice: heike.schmid@medizinverlage.de
Lektorat TRIAS Verlag, Postfach 30 05 04, 70445 Stuttgart,
Fax: 0711 89 31-748